さよなら、うつ。

感動コミックエッセイ

作・一色伸幸
画・橘山聡

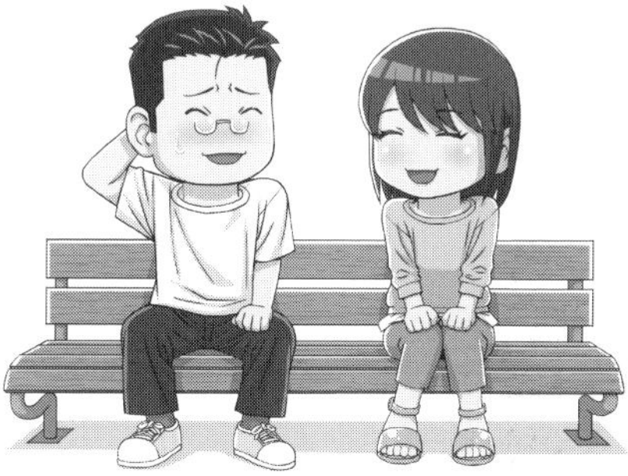

アスコム

うつから帰って参りました　２０１８夏　一色伸幸

かつて、うつ病を患《わずら》った。
不謹慎《ふきんしん》な話だが、作家にとって、転ぶことほどありがたいネタはない。かといって、振り返る作業のせいで再発したらアホだ。『うつから帰って参りました』（'07年・アスコム）を書く気になるには、寛解《かんかい》から十年の時間を必要とした。
それを原作とし、ドラマ要素を高め、読む抗うつ剤としてお届けするのがこの本だ。編集者がコミック化を考えたのは、「すばらしい本をもっと広めたい」と願ったからに違いない。僕のエピソードも収録された田中圭一さんの漫画『うつヌケ』（KADOKAWA）が売れたからではないと、固く信じている。
「うつ病って、治るの？」

答えのかわりに、空白の日々から二十数年を経た近況を綴《つづ》る。
この本の構成を橘山聡《きつやまさとし》さんに渡し、僕は北海道で遊び、取材でベトナムを這《は》い回り、さらにひと月間、仕事絡《がら》みで客船に乗ってインド洋と地中海を横断し、最後は美食の都バスクでピンチョスを口から溢《あふ》れるほど食べた。元気だ。この間、寝食を削って漫画を描いていた橘山さんの方が、はるかに病んだ顔色をしていたはずだ。
うつ病が治るかどうか、正直を言えば分からない。ただ本作に書いたように、その人なりに対処していくことは必ず、絶対にできるのだと、実感している。
本書には、僕が脚本を書いた多くの映像作品を引用した。その時期の精神状態を表すには、作品で語るのが早道だからだ。当然ながらこれらは、プロデューサーや監督、スタッフや俳優というチームで作ったものだ。数多《あまた》のきらめく才能が、稚拙《ちせつ》な脚本を「作品」に昇華《しょうか》させてくれた。あらためて感謝したい。
膨大《ぼうだい》な書籍の中から、なぜかこの本を手に取ってくれたあなたにも、特大のありがとうを。レジに向かうかどうかはさて置いて、いま、この巡り合わせに。

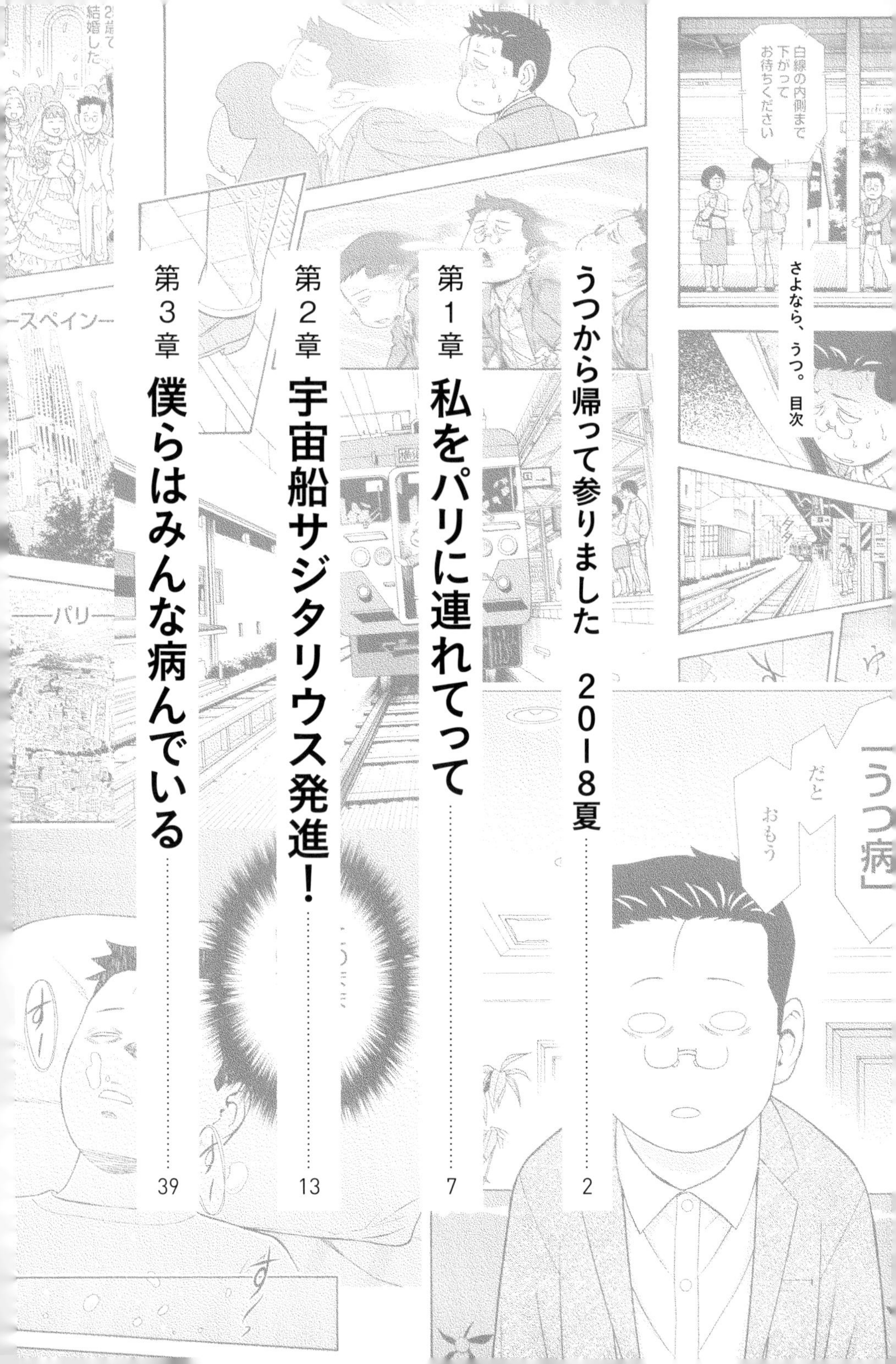

さよなら、うつ。 目次

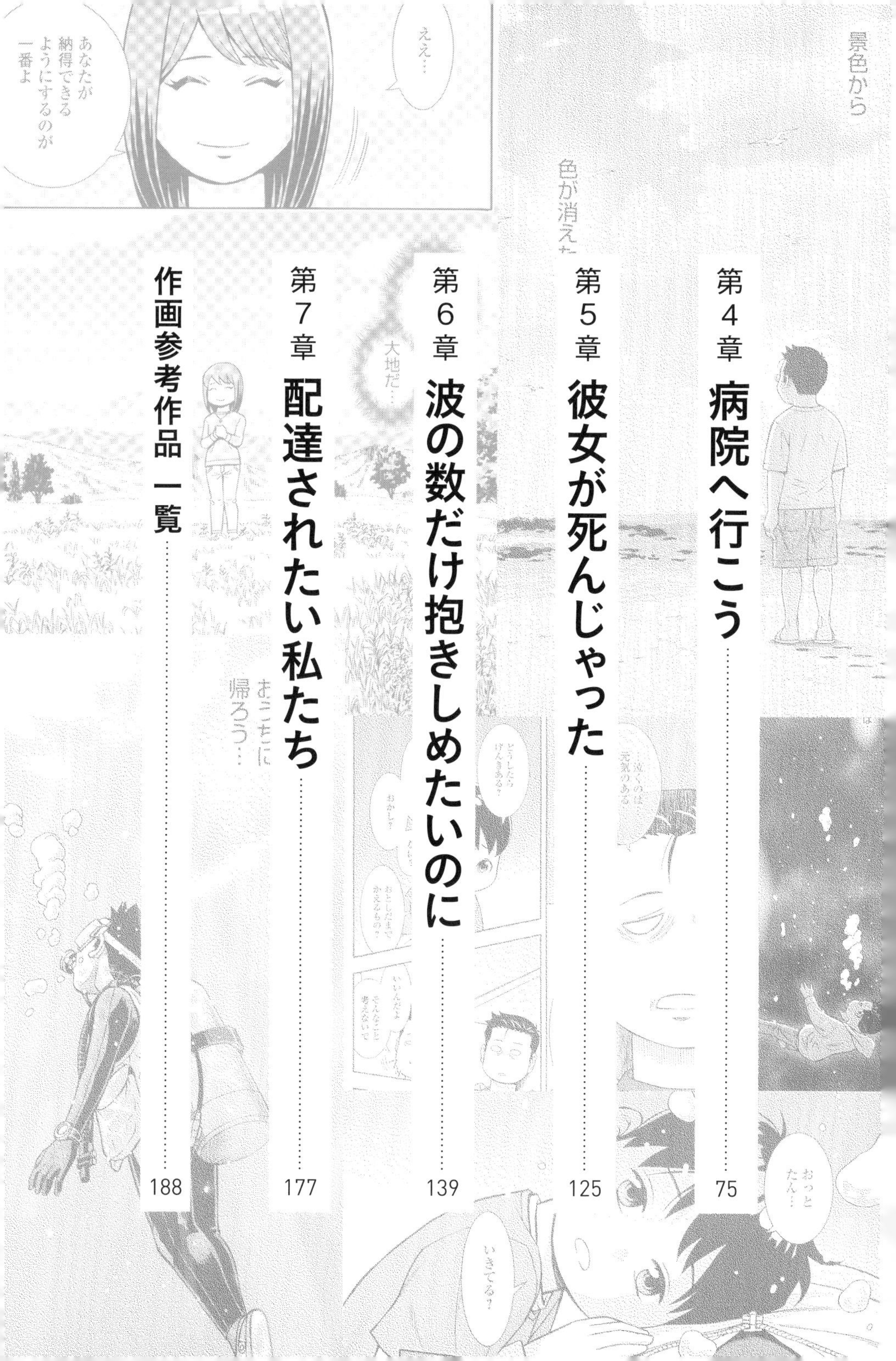

あなたが納得できるようにするのが一番よ
ええ…
景色から
色が消えた
大地だ…
いきてる?

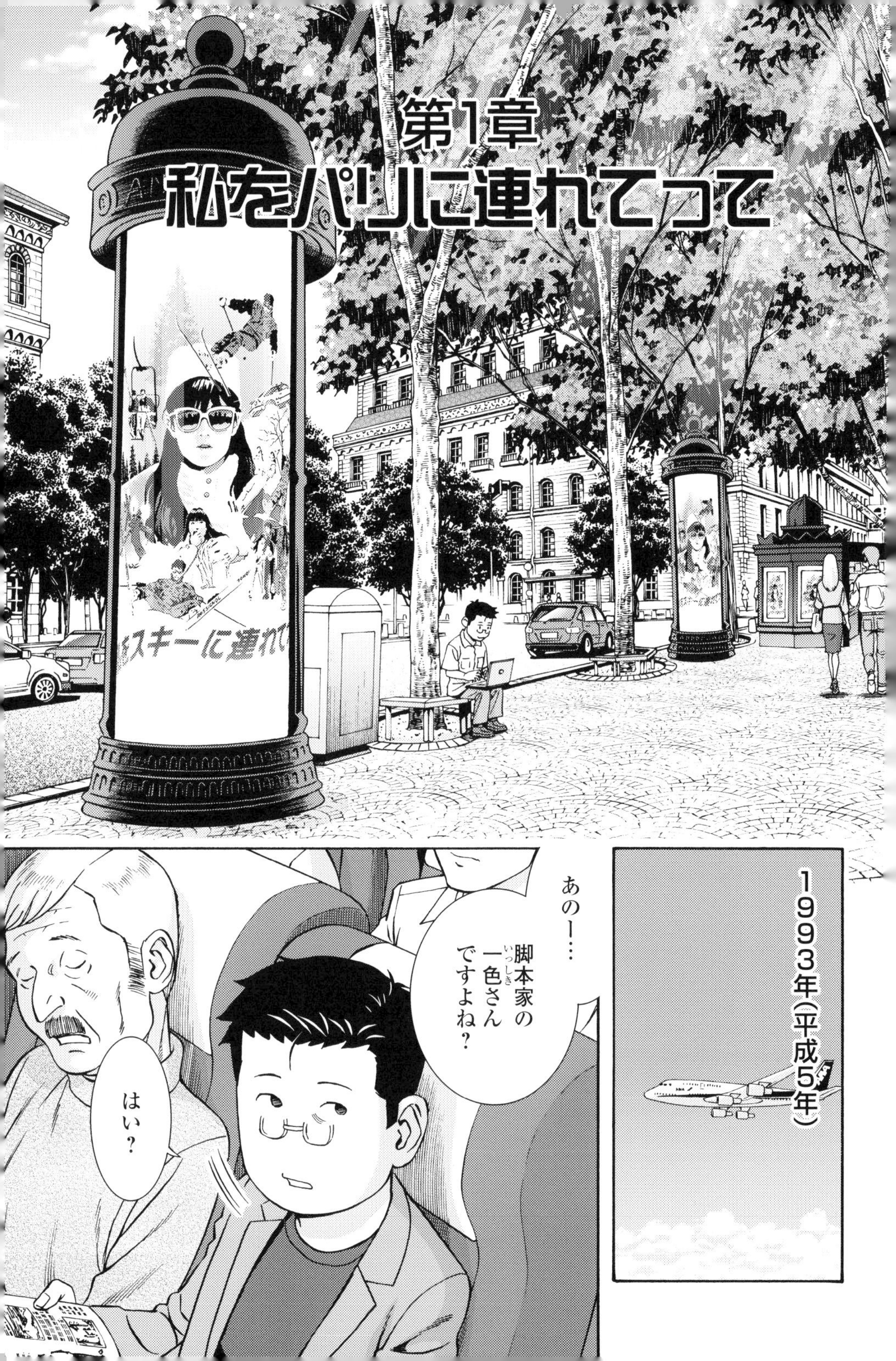
第1章
私をパリに連れてって
スキーに連れて
1993年(平成5年)
あのー…
脚本家の一色《いっしき》さんですよね?
はい?

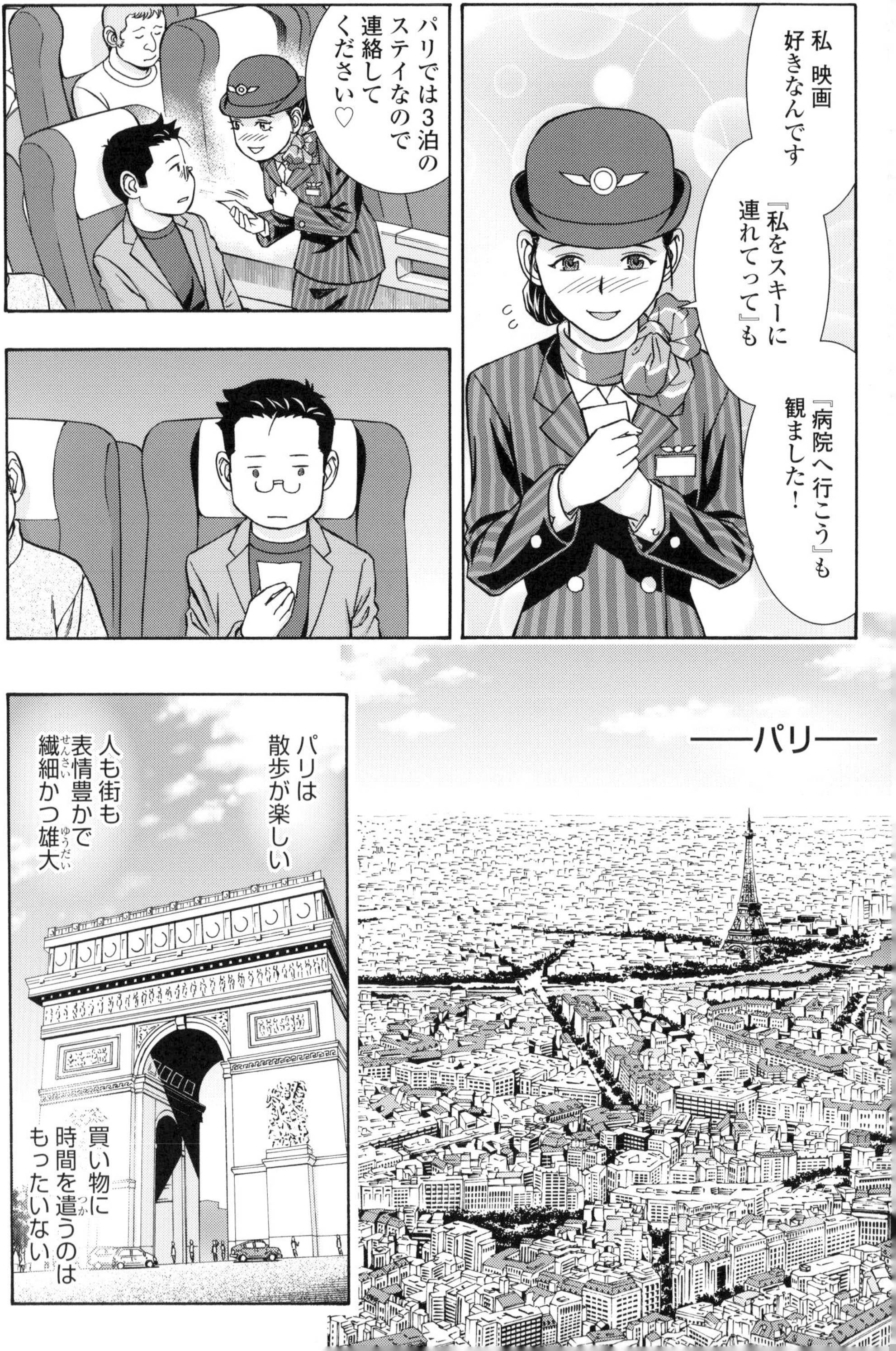
私 映画好きなんです
『私をスキーに連れてって』も
『病院へ行こう』も観ました!
パリでは3泊のステイなので連絡してください♡
——パリ——
パリは散歩が楽しい
人も街も表情豊かで繊細《せんさい》かつ雄大《ゆうだい》
買い物に時間を遣《つか》うのはもったいない

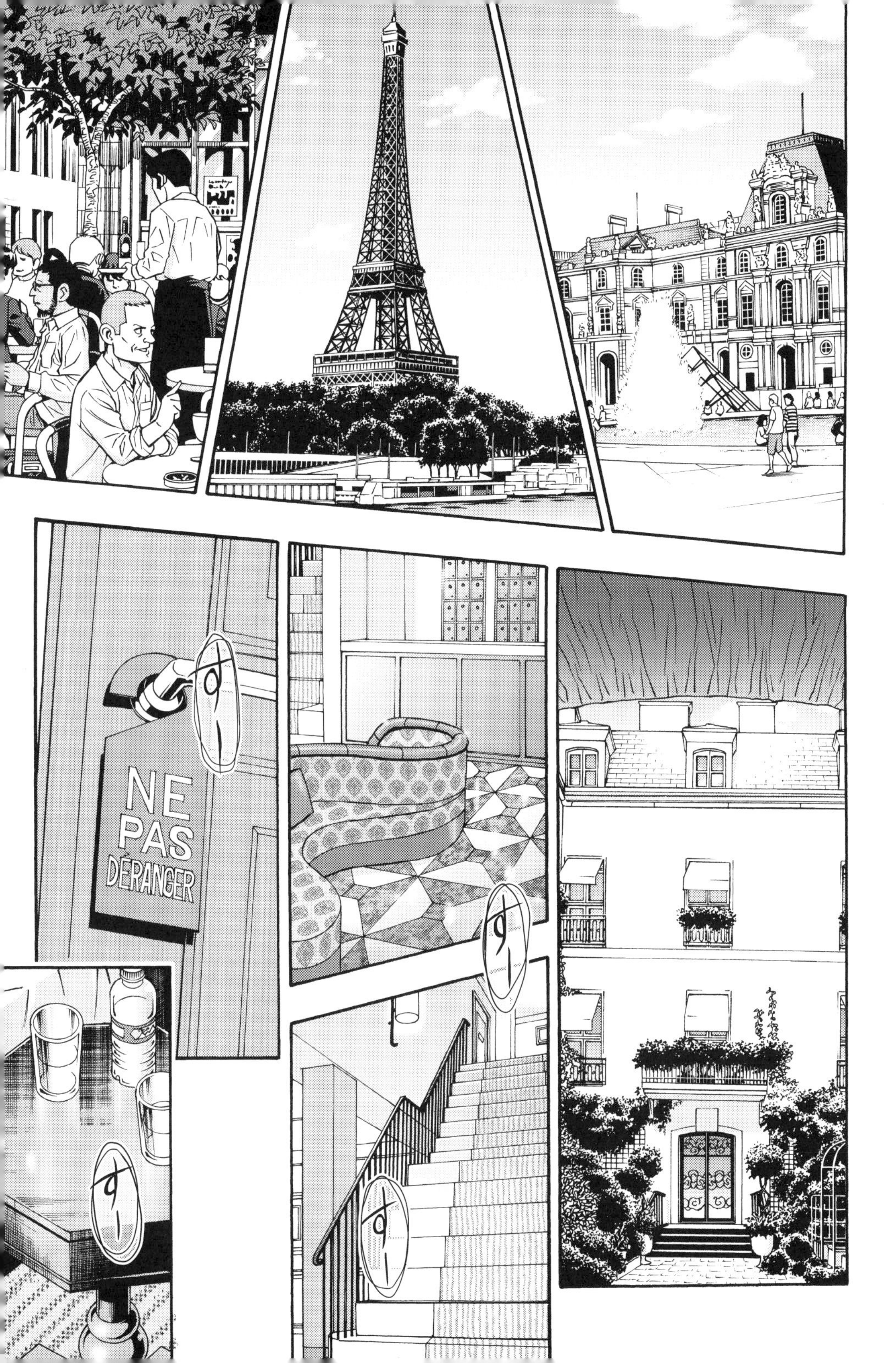

NE PAS DÉRANGER
すー
すー
すー
すー

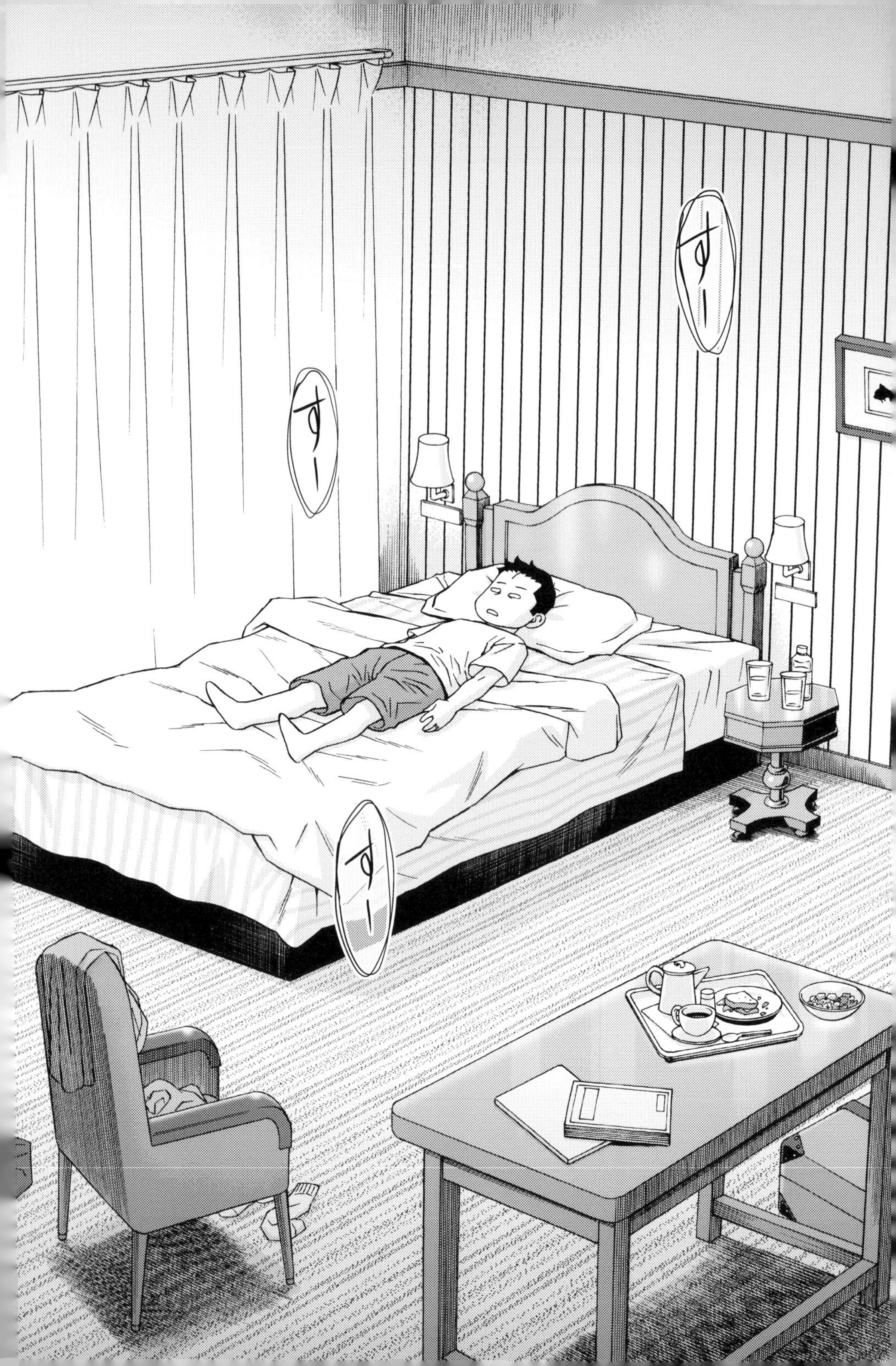
すー
すー
すー

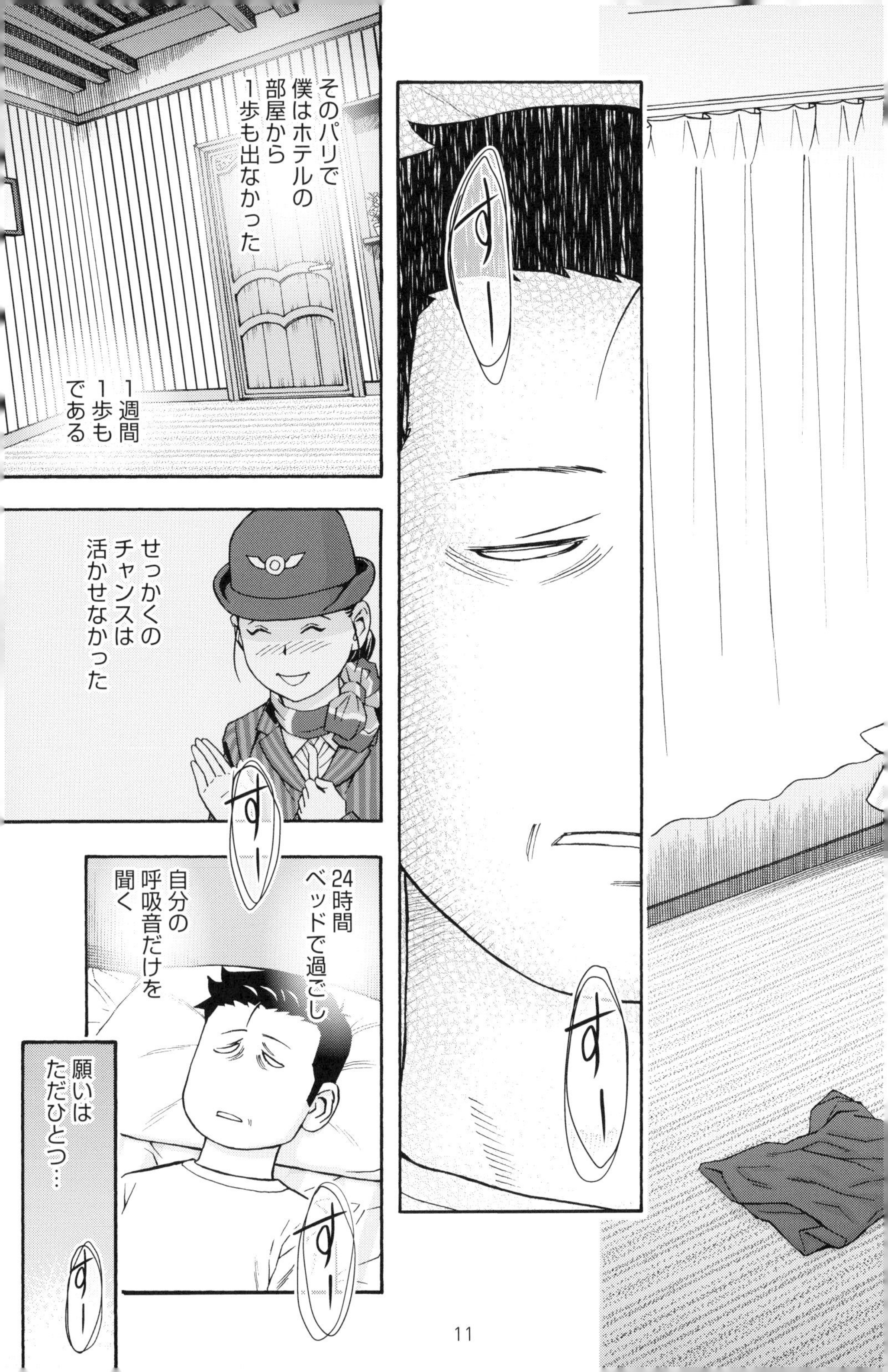
すー
すー
そのパリで僕はホテルの部屋から1歩も出なかった
1週間1歩もである
せっかくのチャンスは活かせなかった
すー
24時間ベッドで過ごし
自分の呼吸音だけを聞く
すー
願いはただひとつ…
すー

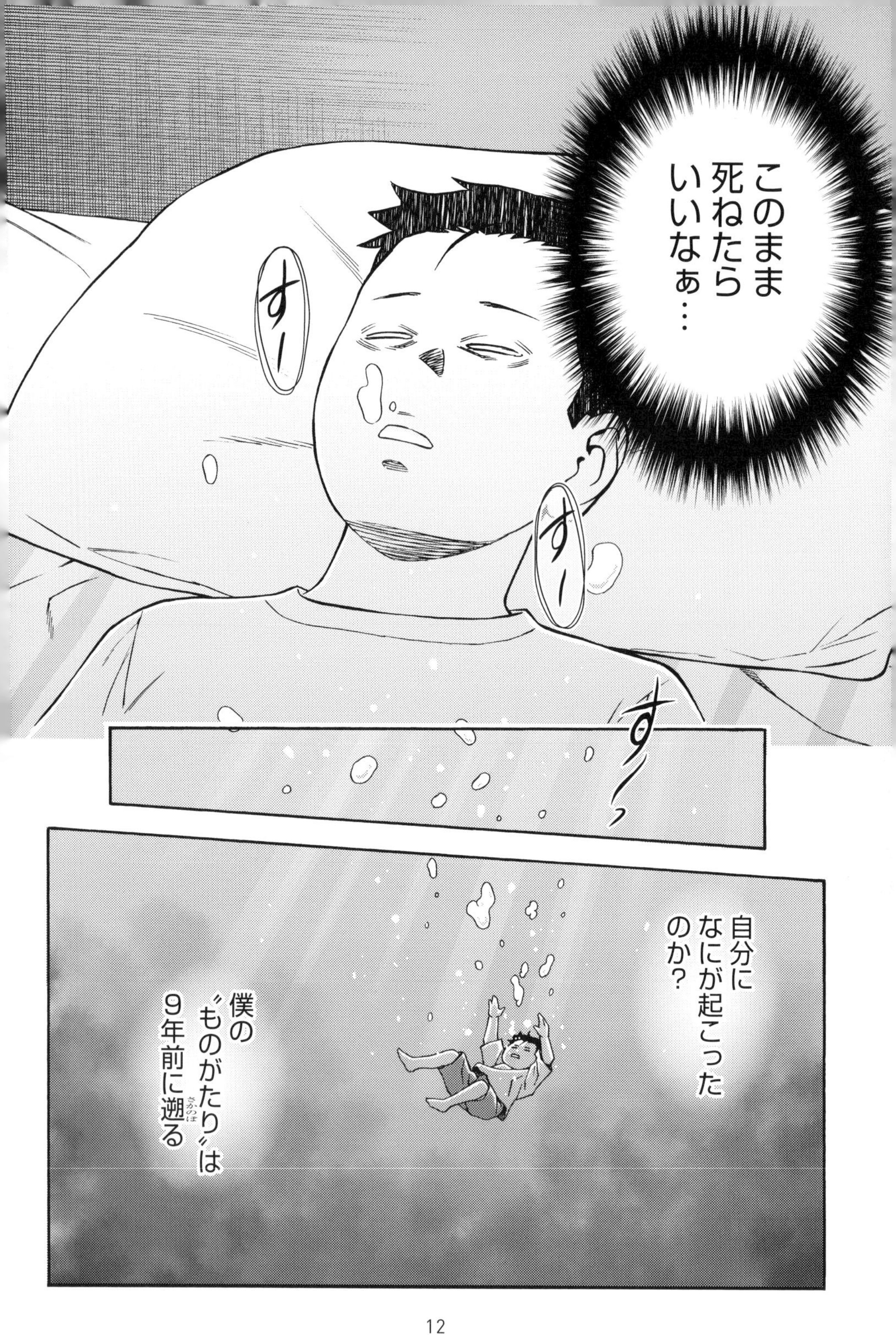
このまま死ねたらいいなぁ…
すー
すー
すー…
自分になにが起こったのか？
僕の〝ものがたり〟は9年前に遡《さかのぼ》る

第2章
宇宙船サジタリウス発進!

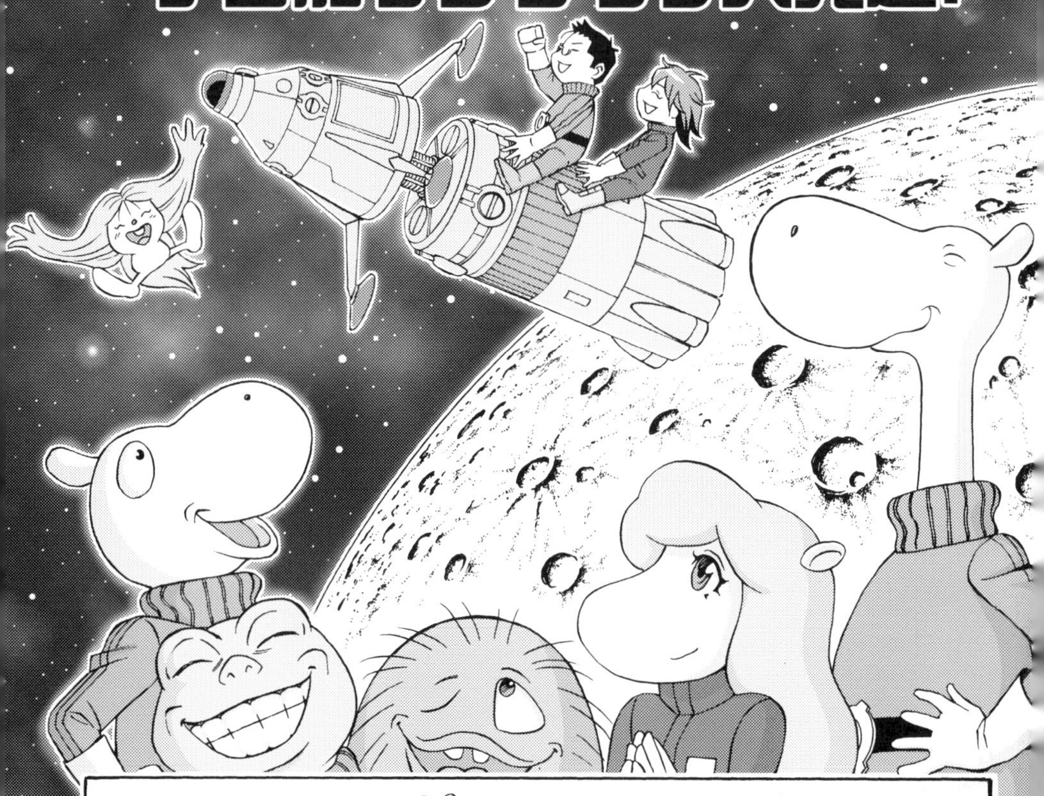

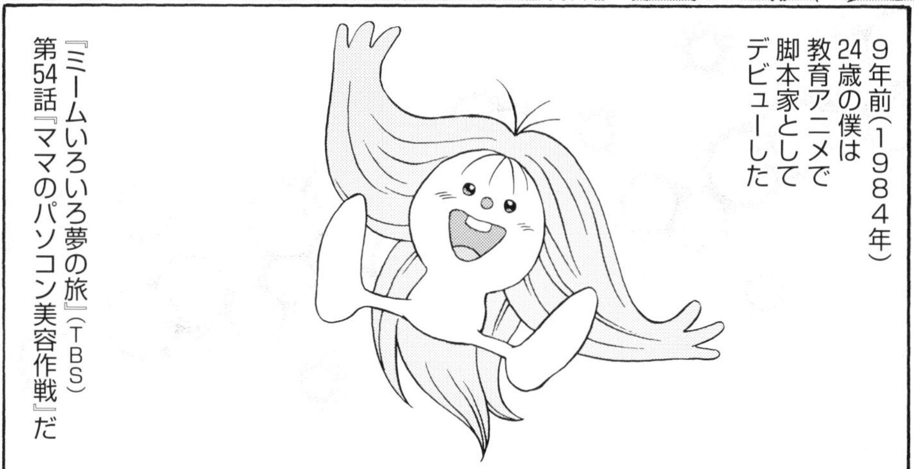
9年前（1984年）
24歳の僕は
教育アニメで
脚本家として
デビューした
『ミームいろいろ夢の旅』（TBS）
第54話『ママのパソコン美容作戦』だ

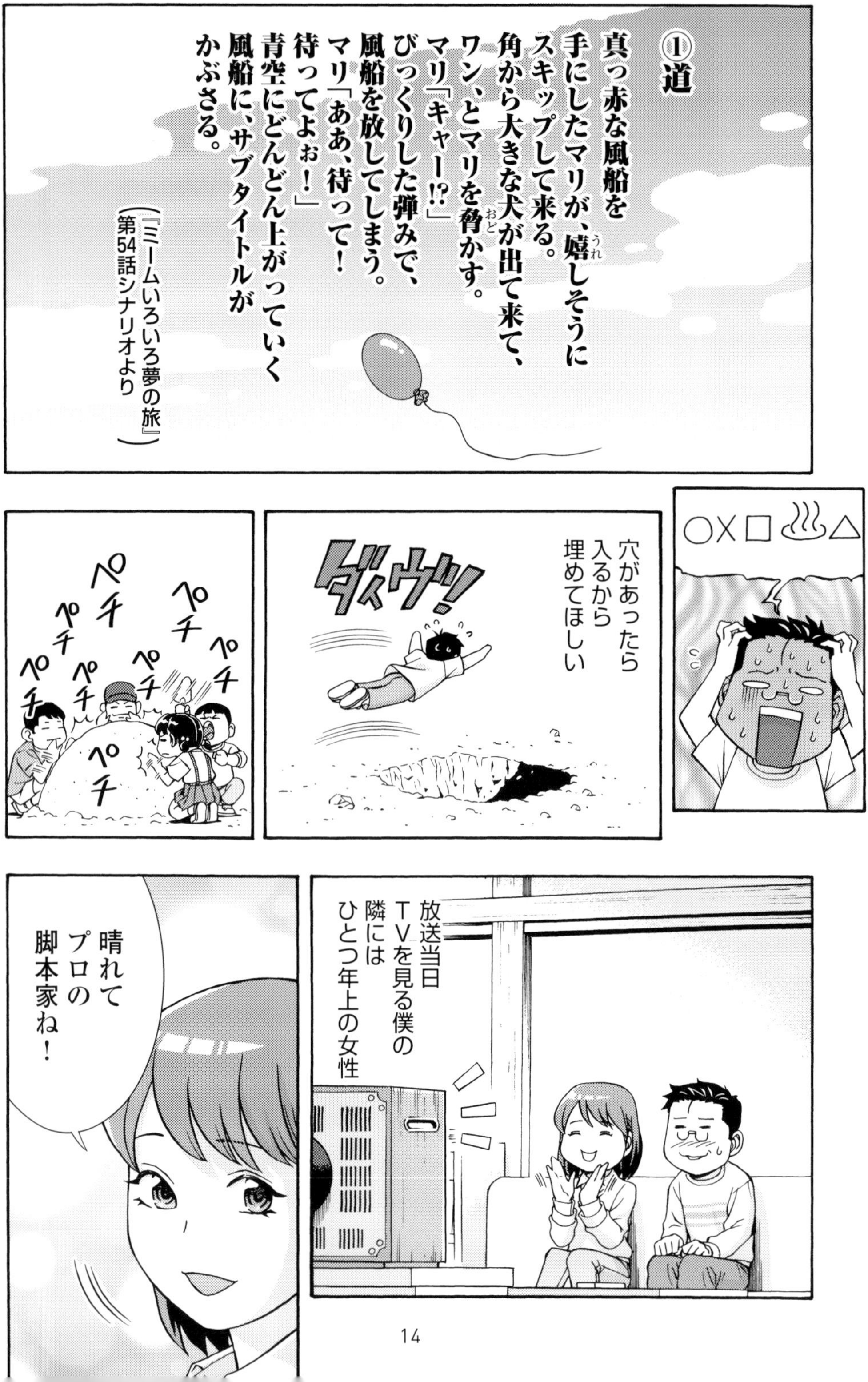
①道
真っ赤な風船を
手にしたマリが、嬉《うれ》しそうに
スキップして来る。
角から大きな犬が出て来て、
ワン、とマリを脅《おど》かす。
マリ「キャー!?」
びっくりした弾みで、
風船を放してしまう。
マリ「ああ、待って!
待ってよぉ!」
青空にどんどん上がっていく
風船に、サブタイトルが
かぶさる。
(『ミームいろいろ夢の旅』第54話シナリオより)
○×□♨△
穴があったら入るから埋めてほしい
ダクウッ!
ペチ ペチ ペチ ペチ ペチ ペチ ペチ
放送当日 TVを見る僕の隣にはひとつ年上の女性
晴れてプロの脚本家ね!

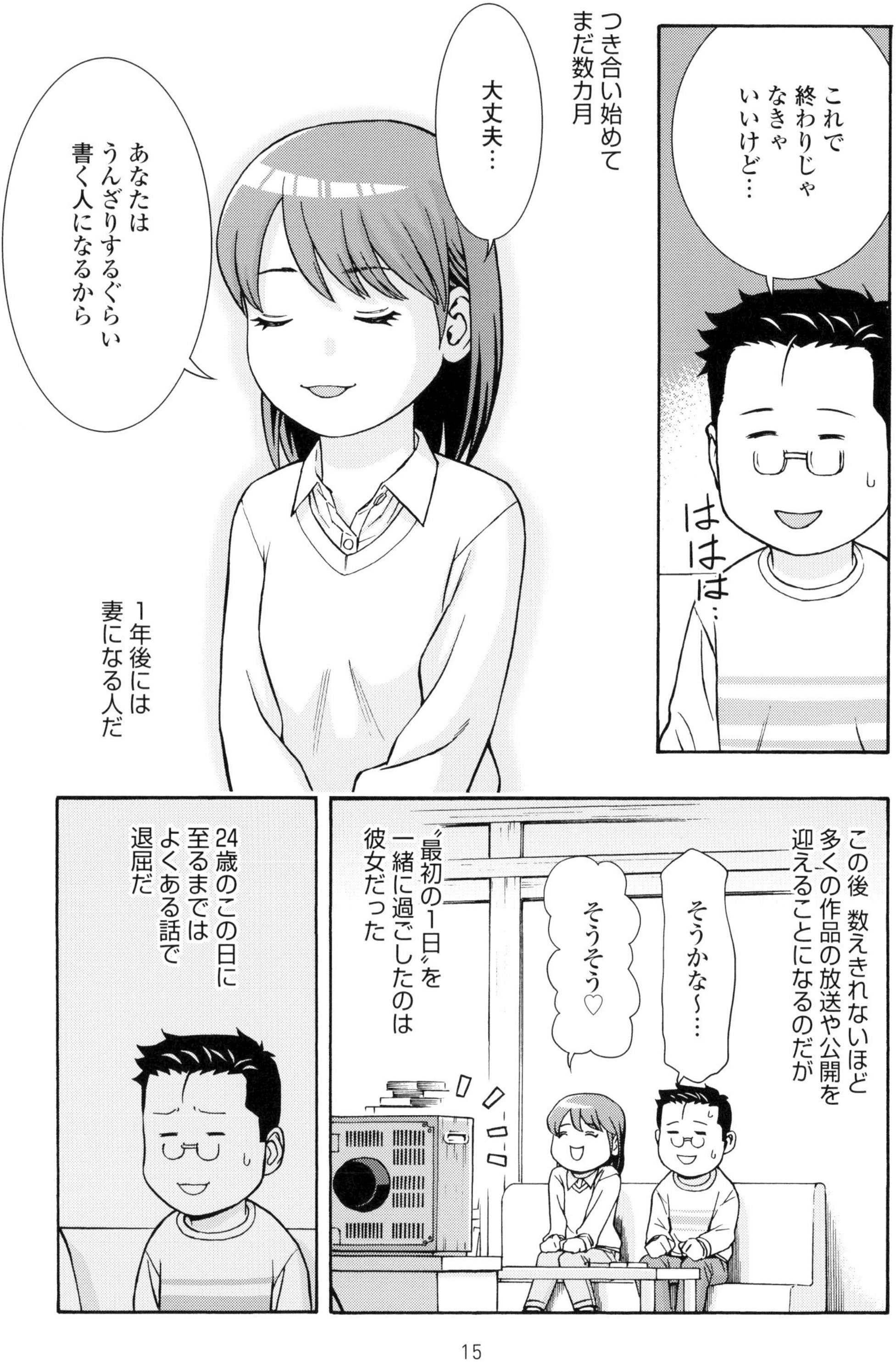

これで終わりじゃなきゃいいけど…
ははは…
つき合い始めてまだ数カ月
大丈夫…
あなたはうんざりするぐらい書く人になるから
1年後には妻になる人だ
この後 数えきれないほど多くの作品の放送や公開を迎えることになるのだが
そうかな～…
そうそう♡
〝最初の1日〟を一緒に過ごしたのは彼女だった
24歳のこの日に至るまではよくある話で退屈だ

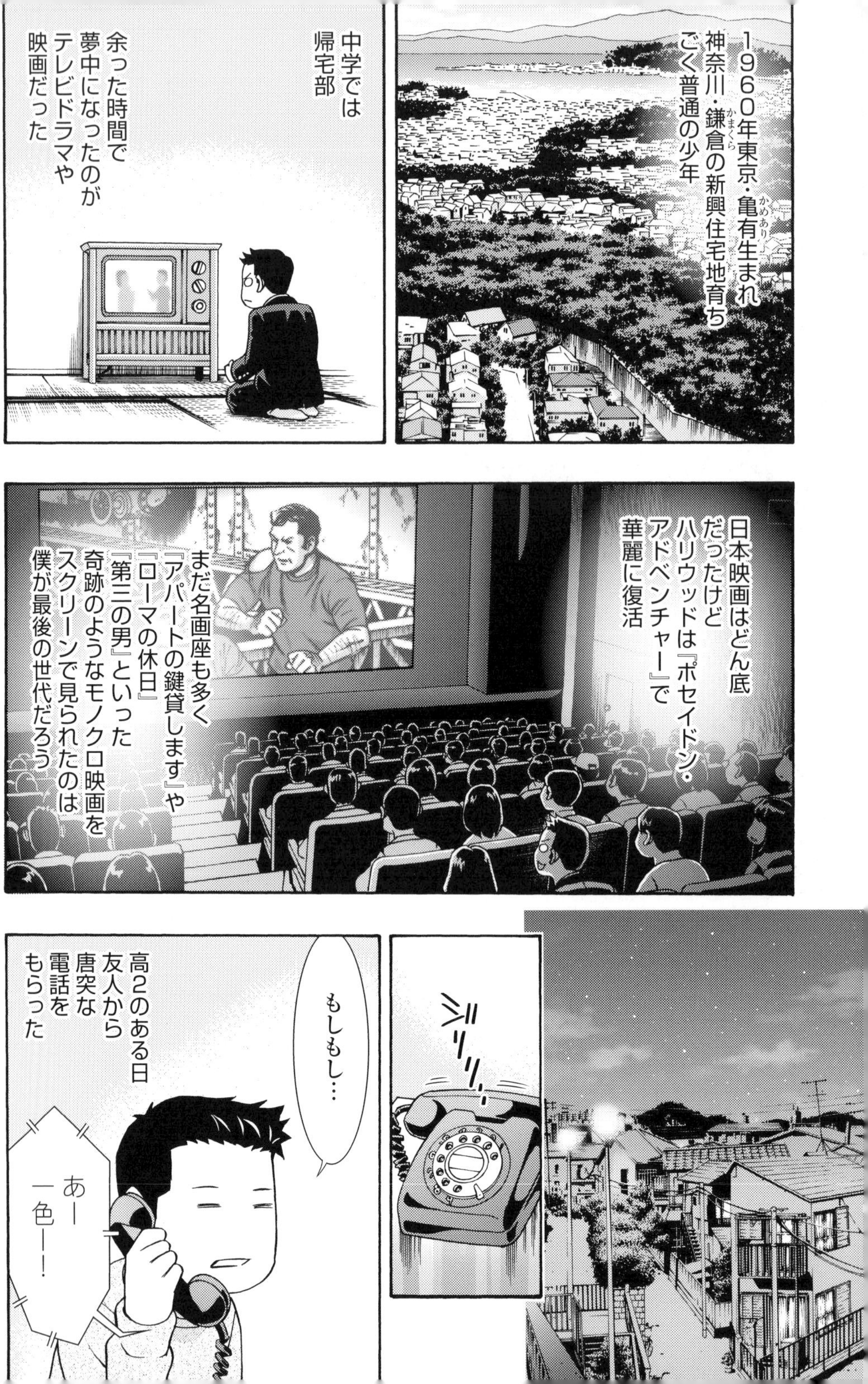
1960年東京・亀有《かめあり》生まれ
神奈川・鎌倉《かまくら》の新興住宅地育ち
ごく普通の少年
中学では
帰宅部
余った時間で
夢中になったのが
テレビドラマや
映画だった
日本映画はどん底
だったけど
ハリウッドは『ポセイドン・アドベンチャー』で
華麗に復活
まだ名画座も多く
『アパートの鍵貸します』や
『ローマの休日』
『第三の男』といった
奇跡のようなモノクロ映画を
スクリーンで見られたのは
僕が最後の世代だろう
ジリリリ
高2のある日
友人から
唐突な
電話を
もらった
もしもし…
あー
一色ー!

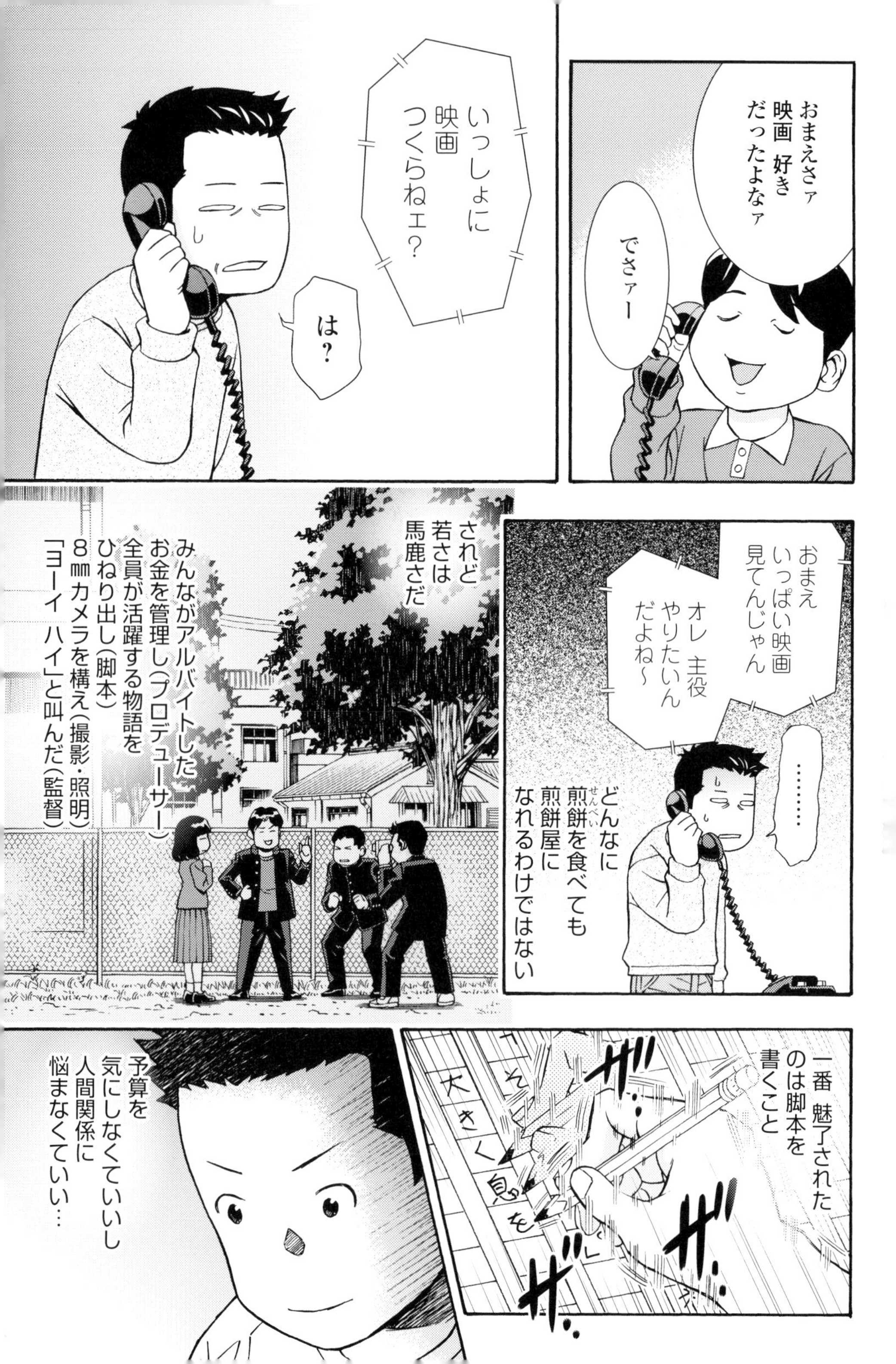

おまえさァ 映画 好きだったよなァ
でさァー
いっしょに 映画 つくらねェ?
は?
おまえ いっぱい映画 見てんじゃん
オレ 主役 やりたいんだよね~
………
どんなに 煎餅《せんべい》を食べても 煎餅屋に なれるわけではない
されど 若さは 馬鹿さだ
みんながアルバイトした お金を管理し(プロデューサー) 全員が活躍する物語を ひねり出し(脚本) 8㎜カメラを構え(撮影・照明) 「ヨーイ ハイ」と叫んだ(監督)
一番 魅了された のは脚本を 書くこと
予算を 気にしなくていいし 人間関係に 悩まなくていい…

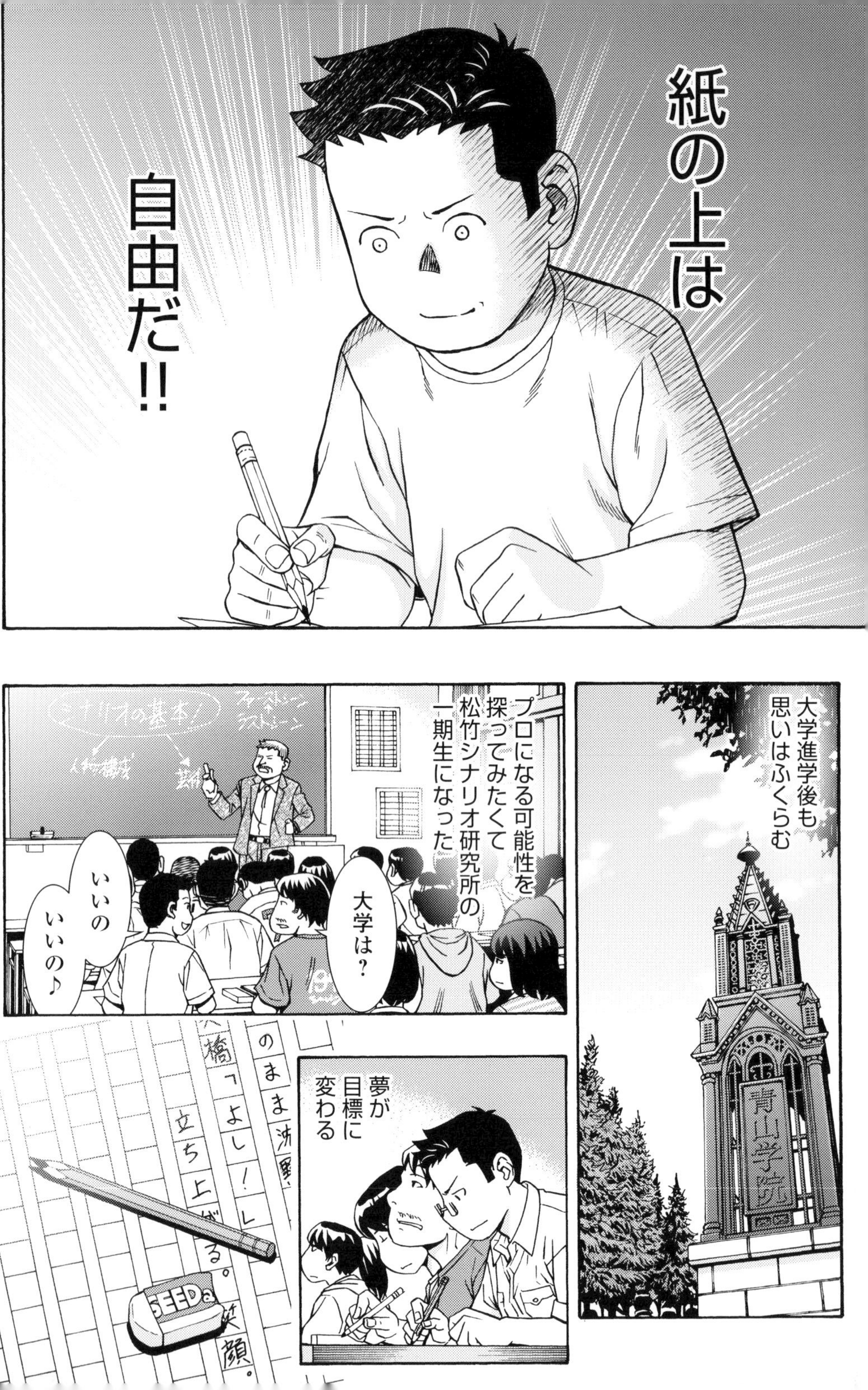
紙の上は
自由だ!!
大学進学後も思いはふくらむ
青山学院
プロになる可能性を探ってみたくて松竹シナリオ研究所の一期生になった
大学は？
いいのいいの♪
夢が目標に変わる
のまま
「よし！」
立ち上がる。
顔。

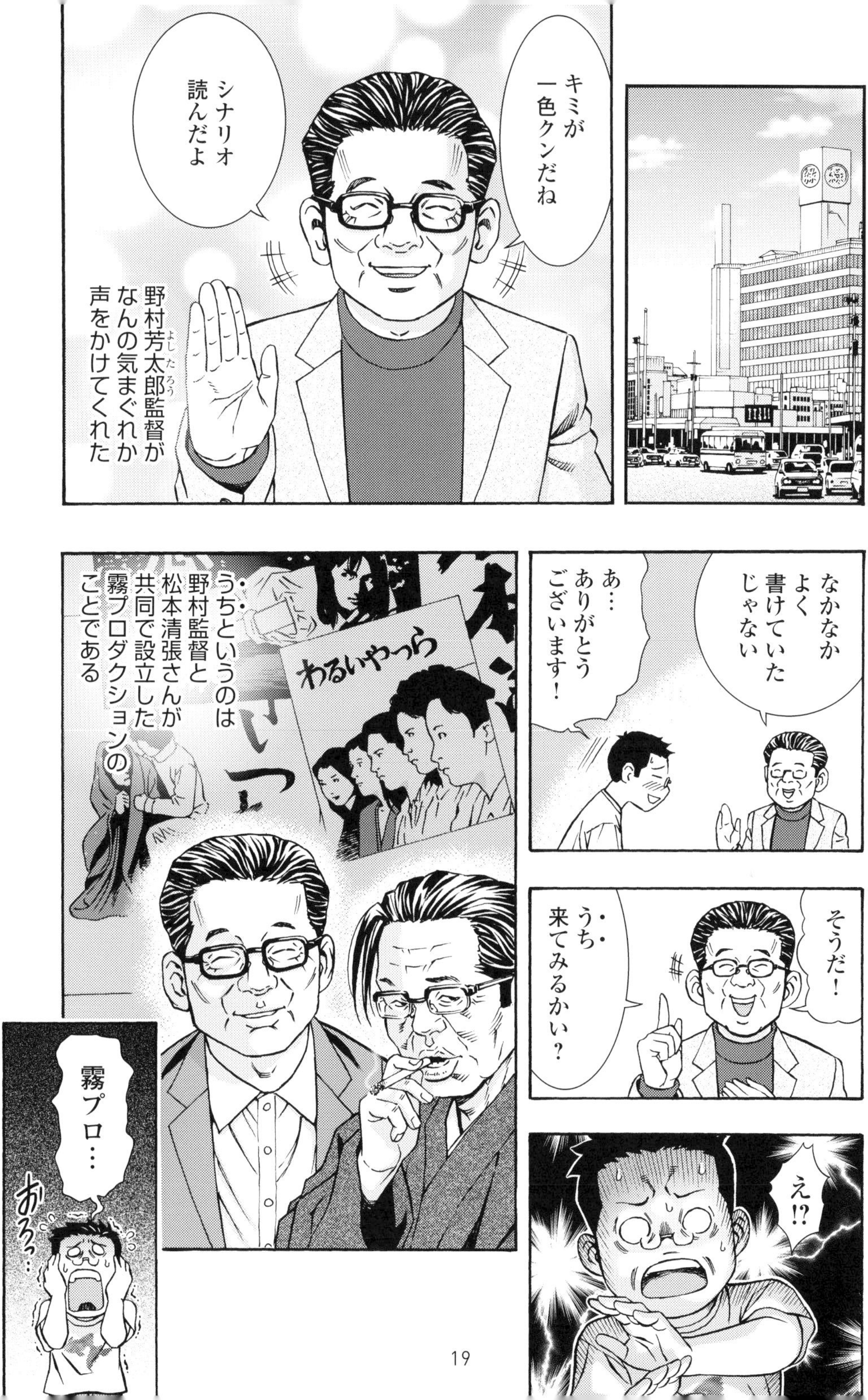
キミが一色クンだね
シナリオ読んだよ
野村芳太郎《よしたろう》監督がなんの気まぐれか声をかけてくれた
なかなかよく書けていたじゃない
あ…ありがとうございます!
そうだ!
うち…来てみるかい?
うち…というのは野村監督と松本清張さんが共同で設立した霧プロダクションのことである
わるいやつら
え!?
霧プロ…
おろ…

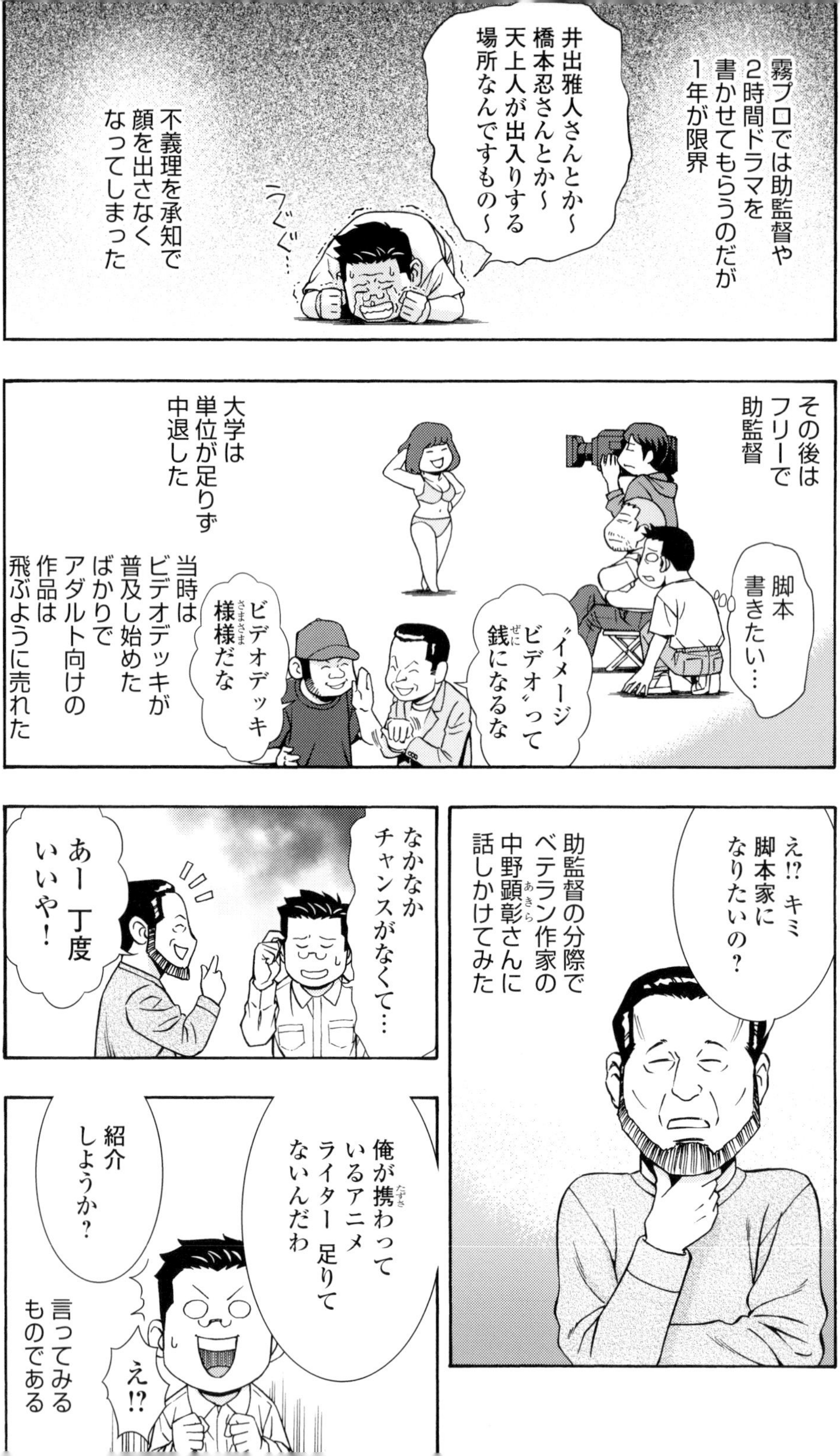
霧プロでは助監督や
2時間ドラマを
書かせてもらうのだが
1年が限界
井出雅人さんとか～
橋本忍さんとか～
天上人が出入りする
場所なんですもの～
うぐぐ…
不義理を承知で
顔を出さなく
なってしまった
その後は
フリーで
助監督
脚本
書きたい…
〝イメージ
ビデオ〟って
銭《ぜに》になるな
ビデオデッキ
様様《さまさま》だな
大学は
単位が足りず
中退した
当時は
ビデオデッキが
普及し始めた
ばかりで
アダルト向けの
作品は
飛ぶように売れた
助監督の分際で
ベテラン作家の
中野顕彰《あきら》さんに
話しかけてみた
え!? キミ
脚本家に
なりたいの?
なかなか
チャンスがなくて…
あー 丁度
いいや!
俺が携《たずさ》わって
いるアニメ
ライター 足りて
ないんだわ
紹介
しようか?
え!?
言ってみる
ものである

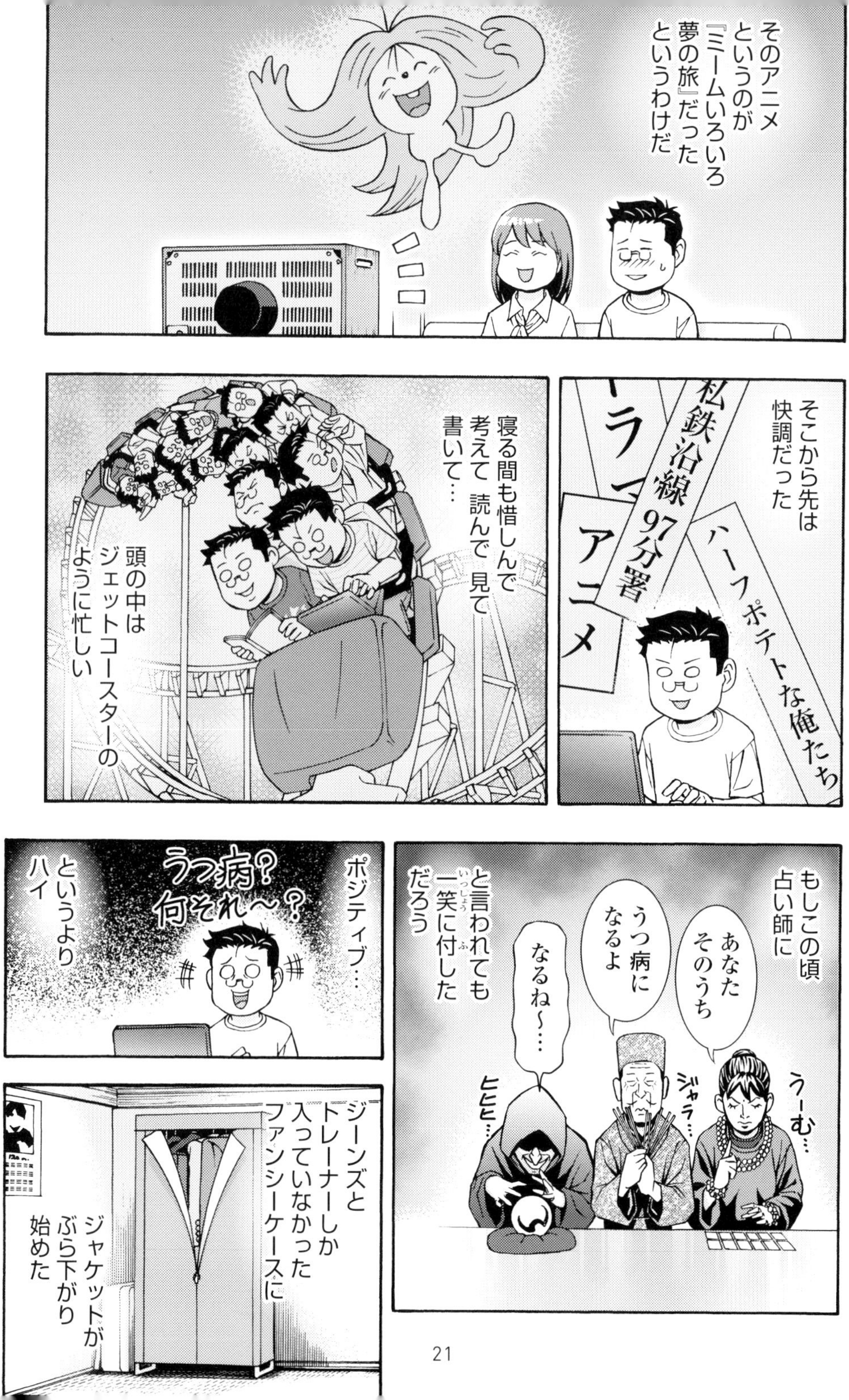
そのアニメ
というのが
『ミームいろいろ
夢の旅』だった
というわけだ
そこから先は
快調だった
私鉄沿線97分署
アニメ
ハーフポテトな俺たち
寝る間も惜しんで
考えて 読んで 見て
書いて…
頭の中は
ジェットコースターの
ように忙しい
もしこの頃
占い師に
あなた
そのうち
うつ病に
なるよ
なるね～…
と言われても
一笑《いっしょう》に付《ふ》した
だろう
うーむ…
ジャラ…
ヒヒヒ…
ポジティブ…
うつ病？
何それ～？
というより
ハイ
ジーンズと
トレーナーしか
入っていなかった
ファンシーケースに
ジャケットが
ぶら下がり
始めた

25歳で
結婚した
――ロンドン――
新婚旅行は
ヨーロッパに
ひと月の貧乏旅行
――スペイン――
――リスボン――
――パリ――
特にパリは
後年 何度かにわたり
僕の精神状態の
リトマス試験紙の
ような役割を
果たすことになる

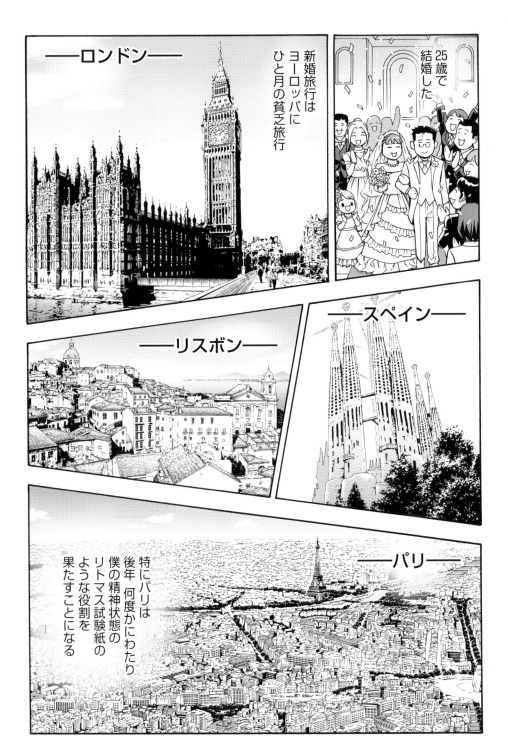

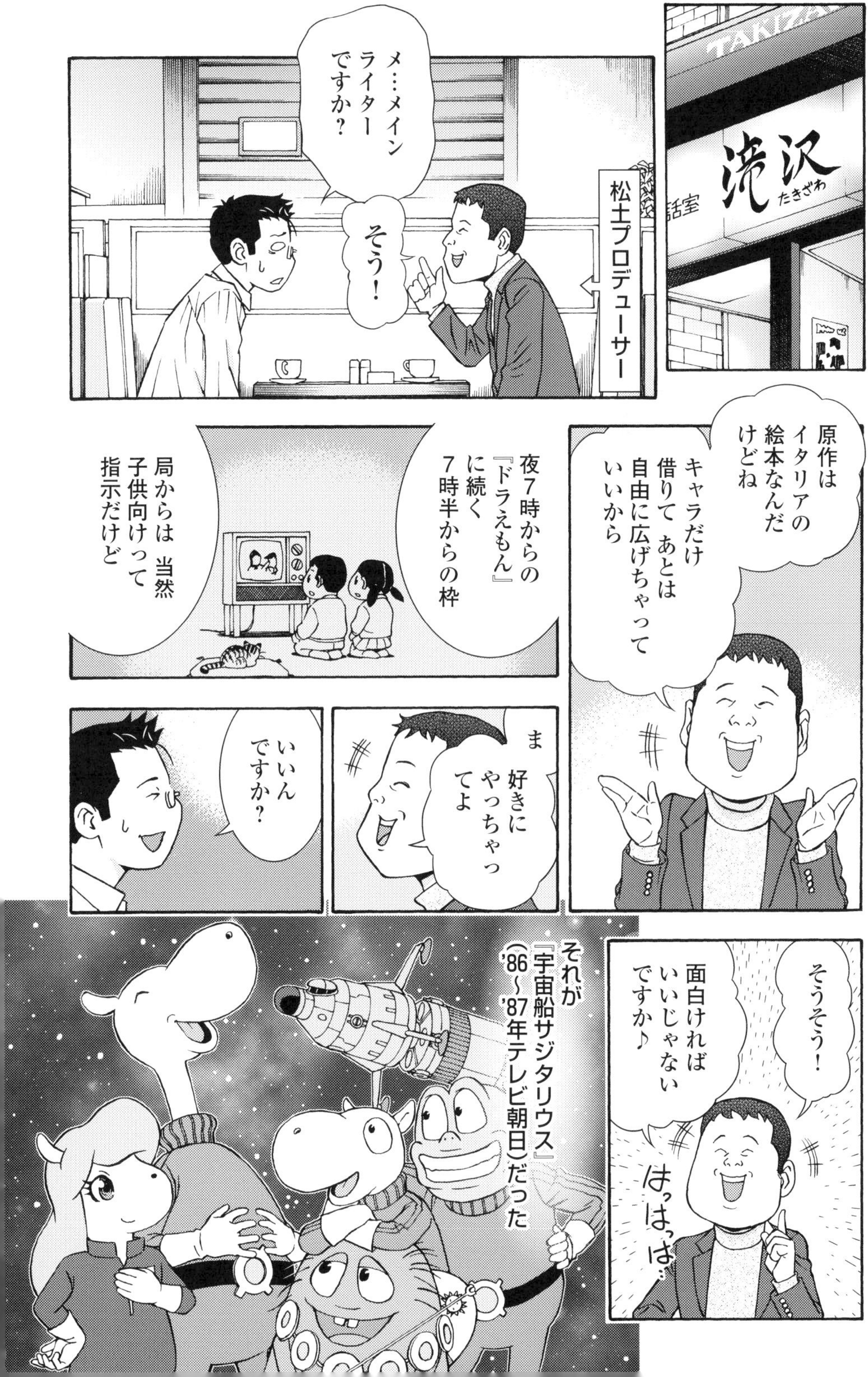

TAKIZA
話室
滝沢《たきざわ》
メ…メインライターですか？
そう！
松土プロデューサー
原作はイタリアの絵本なんだけどね
キャラだけ借りて あとは自由に広げちゃっていいから
夜7時からの『ドラえもん』に続く7時半からの枠
局からは 当然子供向けって指示だけど
ま 好きにやっちゃってよ
いいんですか？
そうそう！
面白ければいいじゃないですか♪
はっはっは…
それが『宇宙船サジタリウス』('86～'87年テレビ朝日)だった

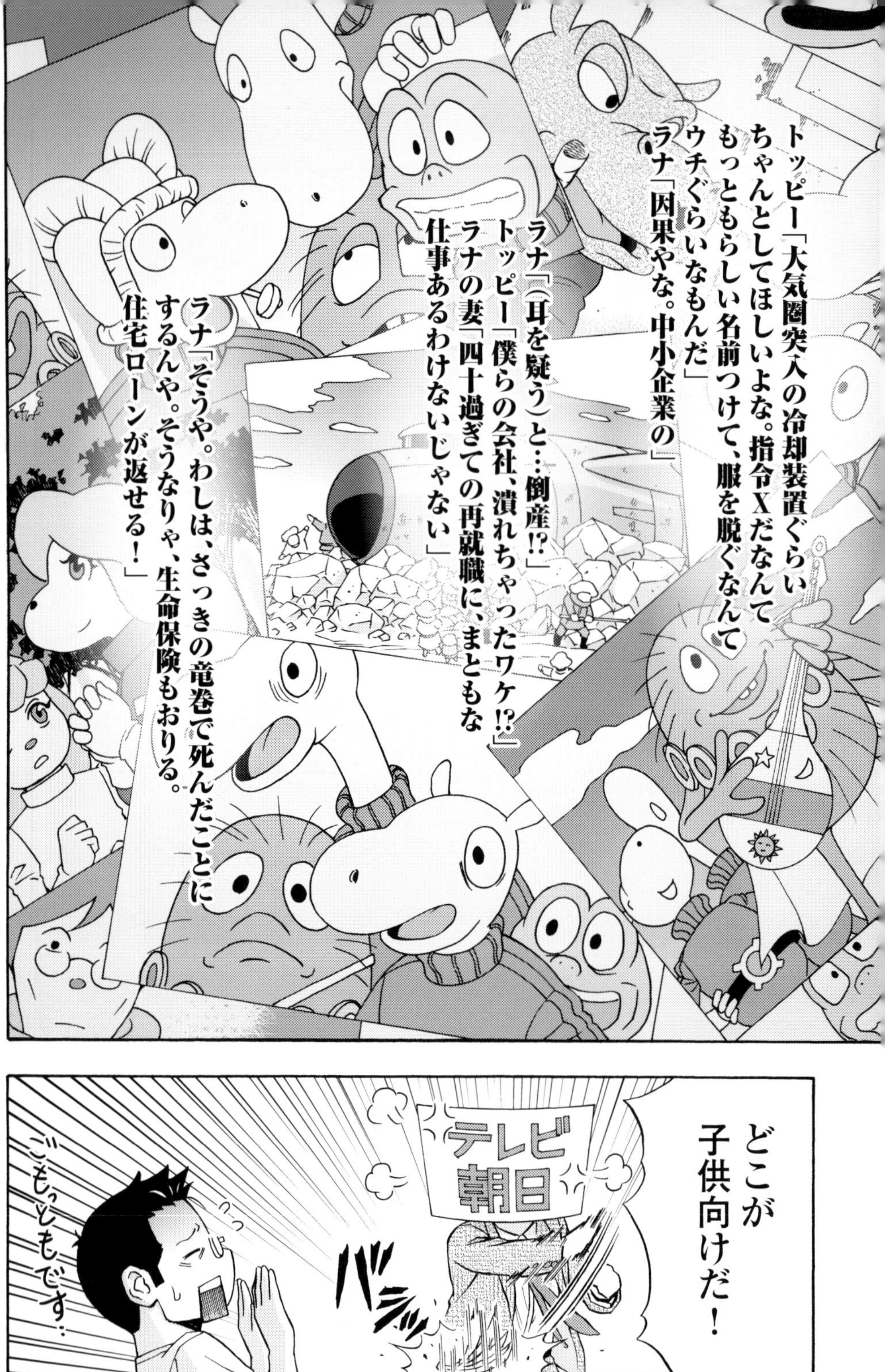
トッピー「大気圏突入の冷却装置ぐらい
ちゃんとしてほしいよな。指令Xだなんて
もっともらしい名前つけて、服を脱ぐなんて
ウチぐらいなもんだ」
ラナ「因果やな。中小企業の」
ラナ「（耳を疑う）と…倒産!?」
トッピー「僕らの会社、潰れちゃったワケ!?」
ラナの妻「四十過ぎての再就職に、まともな
仕事あるわけないじゃない」
ラナ「そうや。わしは、さっきの竜巻で死んだことに
するんや。そうなりゃ、生命保険もおりる。
住宅ローンが返せる！」
どこが子供向けだ！
テレビ朝日
バシッ
ごもっともです…

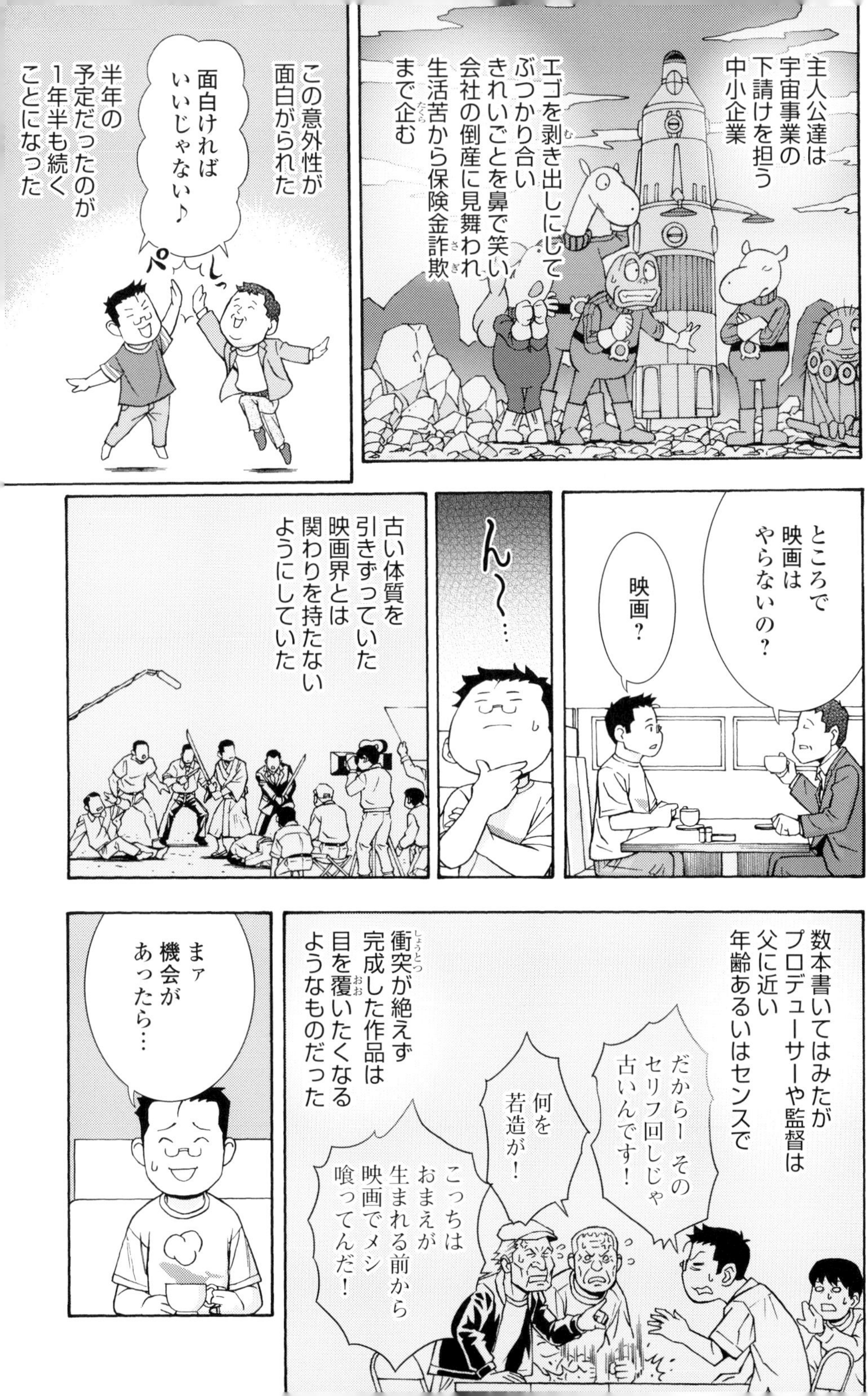
主人公達は宇宙事業の下請けを担う中小企業
エゴを剥《む》き出しにしてぶつかり合いきれいごとを鼻で笑い会社の倒産に見舞われ生活苦から保険金詐欺《さぎ》まで企《たくら》む
この意外性が面白がられた
面白ければいいじゃない♪
パしっ
半年の予定だったのが1年半も続くことになった
ところで映画はやらないの？
映画？
ん〜…
古い体質を引きずっていた映画界とは関わりを持たないようにしていた
数本書いてはみたがプロデューサーや監督は父に近い年齢あるいはセンスで
衝突《しょうとつ》が絶えず完成した作品は目を覆《おお》いたくなるようなものだった
だからー そのセリフ回しじゃ古いんです！
何を若造が！
こっちはおまえが生まれる前から映画でメシ喰ってんだ！
まァ機会があったら…

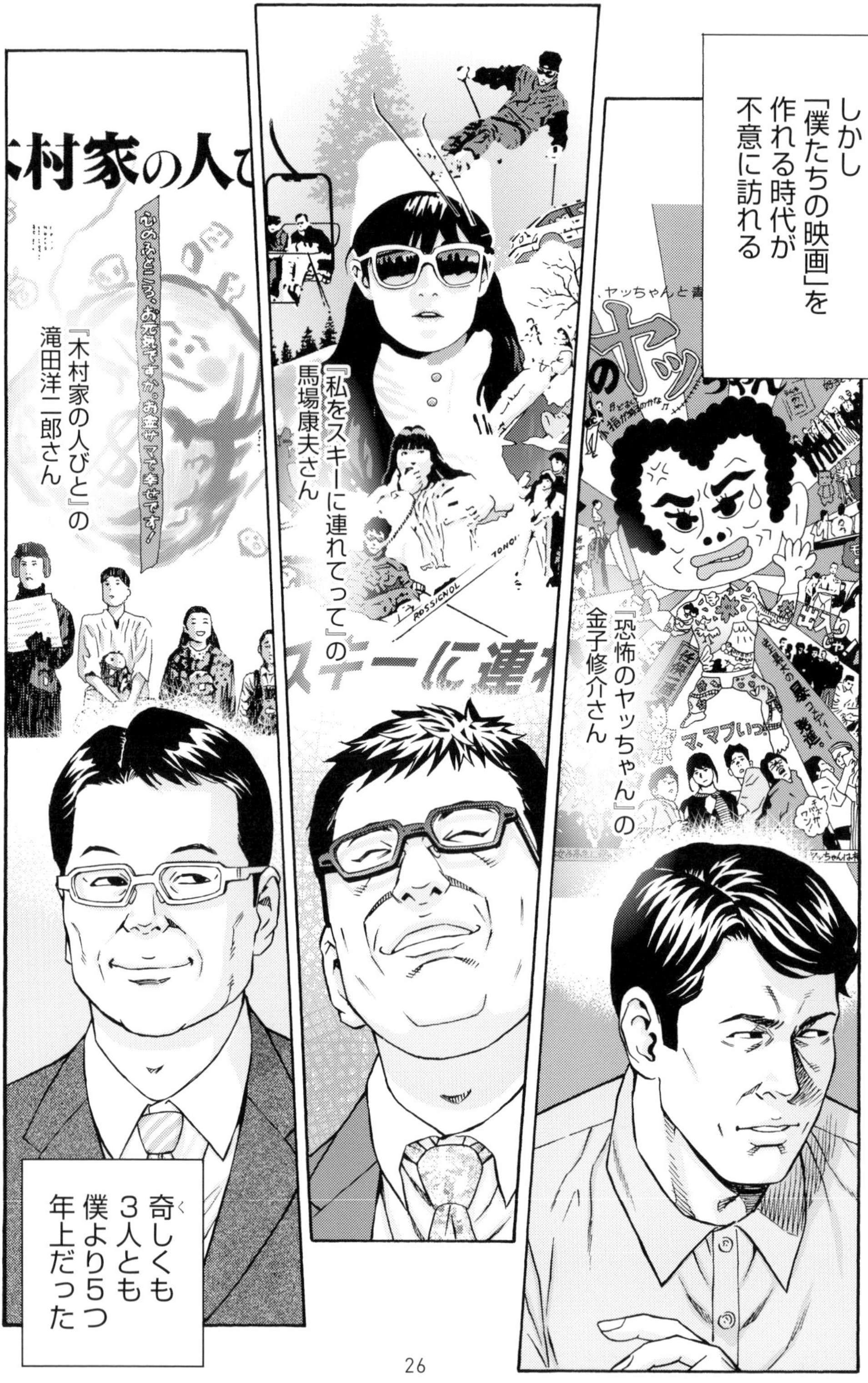
しかし
「僕たちの映画」を
作れる時代が
不意に訪れる
『恐怖のヤッちゃん』の
金子修介さん
『私をスキーに連れてって』の
馬場康夫さん
『木村家の人びと』の
滝田洋二郎さん
奇《く》しくも
3人とも
僕より5つ
年上だった

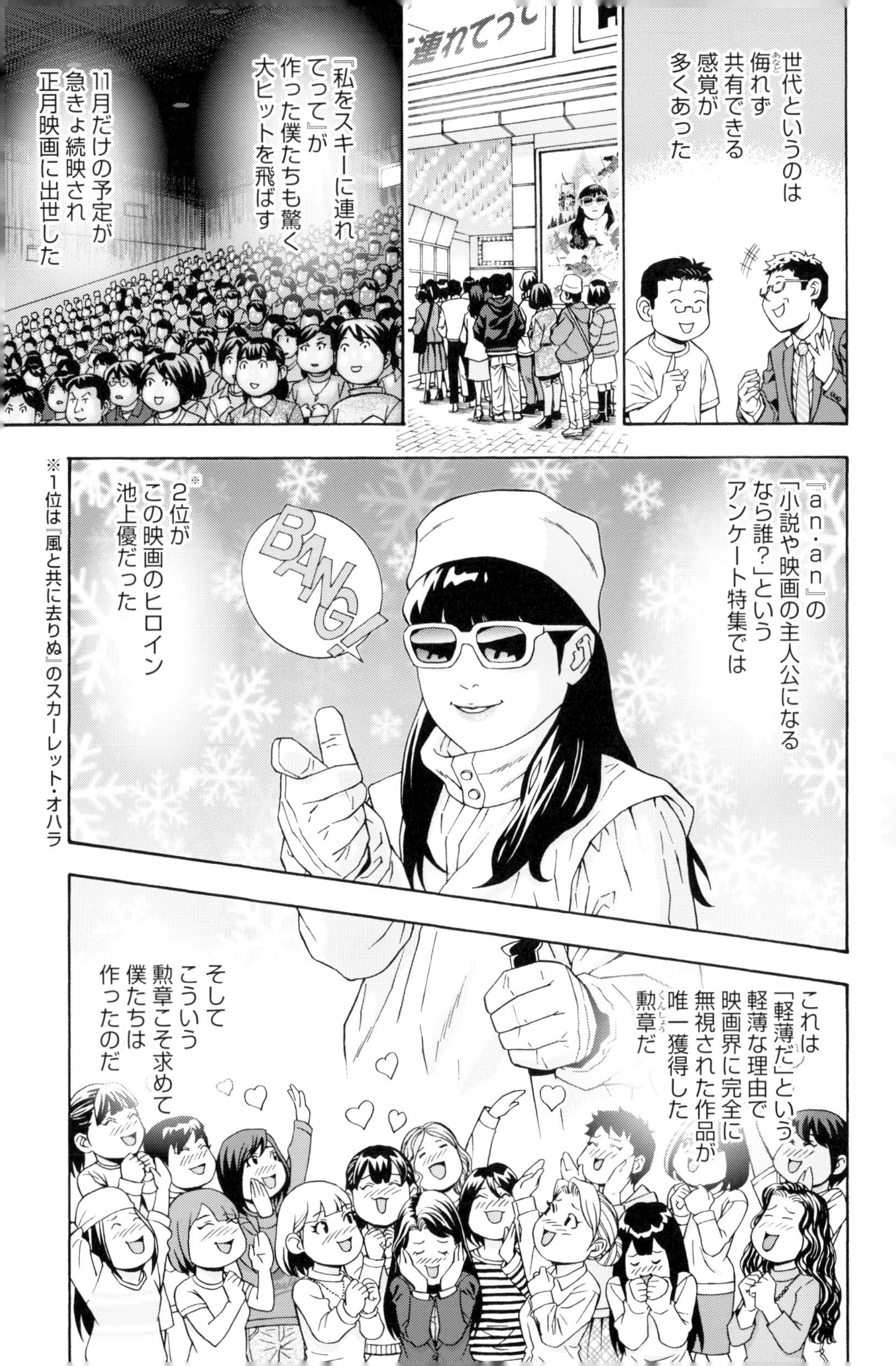
世代というのは
侮《あなど》れず
共有できる
感覚が
多くあった
『私をスキーに連れてって』が
作った僕たちも驚く
大ヒットを飛ばす
11月だけの予定が
急きょ続映され
正月映画に出世した
『an・an』の
「小説や映画の主人公になるなら誰?」という
アンケート特集では
2位※が
この映画のヒロイン
池上優だった
BANG!
※1位は『風と共に去りぬ』のスカーレット・オハラ
これは
「軽薄だ」という
映画界に完全に
無視された作品が
唯一獲得した
勲章《くんしょう》だ
そして
こういう
勲章こそ求めて
僕たちは
作ったのだ

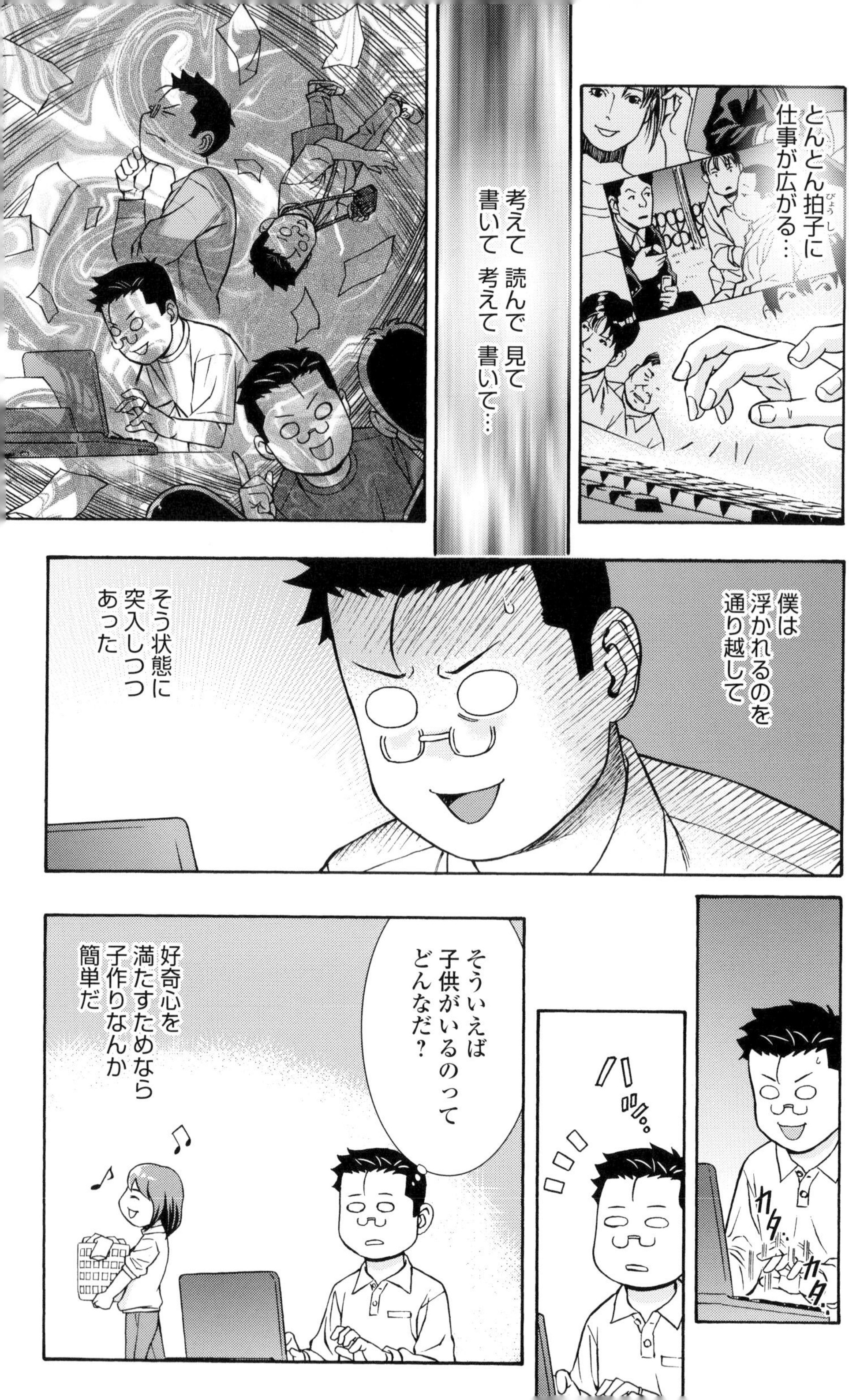
とんとん拍子《びょうし》に仕事が広がる…
考えて 読んで 見て 書いて 考えて 書いて…
僕は浮かれるのを通り越して
そう状態に突入しつつあった
カタ
カタ
そういえば子供がいるのってどんなだ?
好奇心を満たすためなら子作りなんか簡単だ

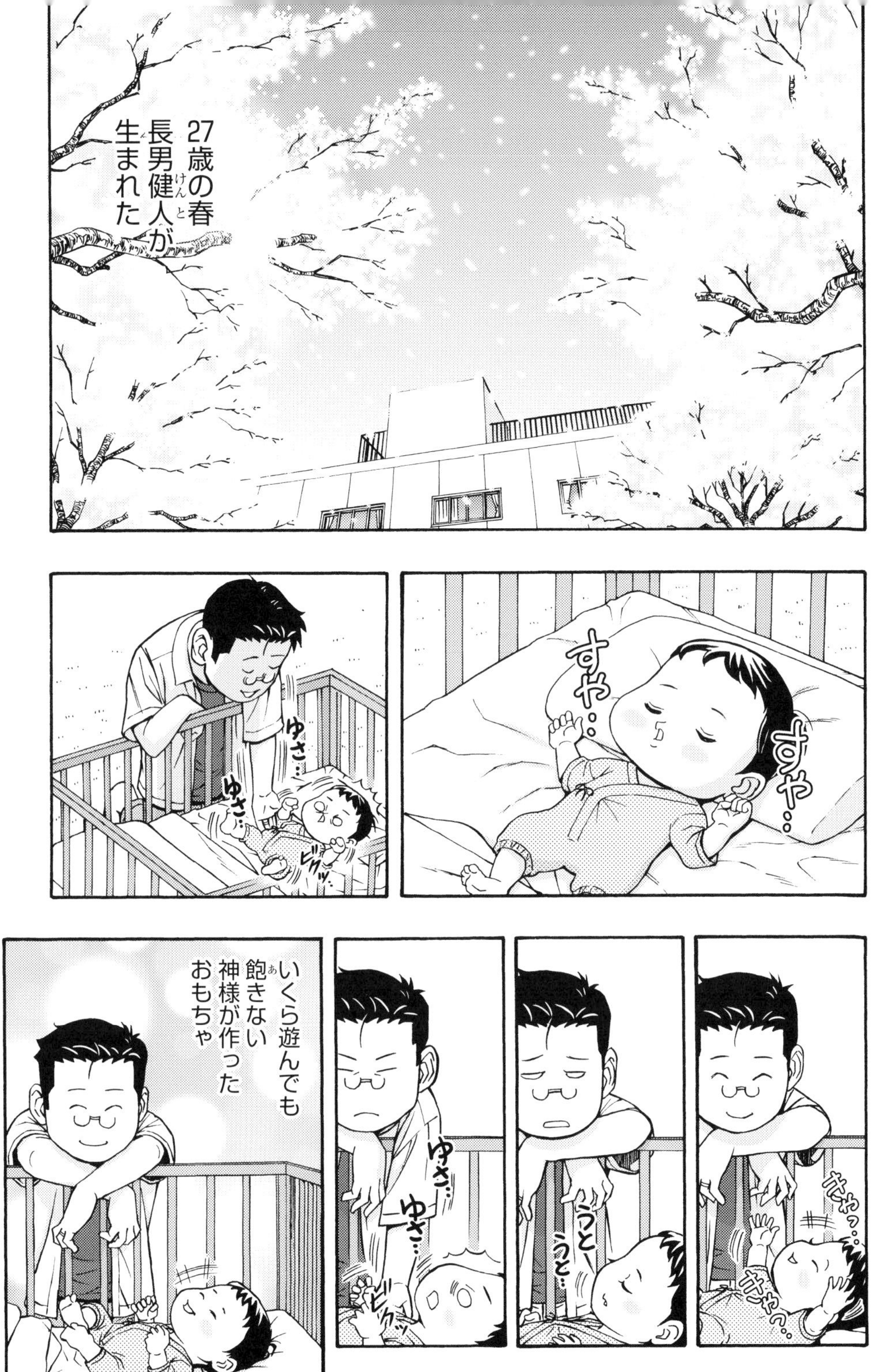
27歳の春
長男健人《けんと》が
生まれた
すや‥
すや‥
ゆさ…
ゆさ…
ビクッ…
きゃっ…
きゃっ…
うと
うと…
ゆさ…
ゆさ…
ビクッ
いくら遊んでも
飽《あ》きない
神様が作った
おもちゃ

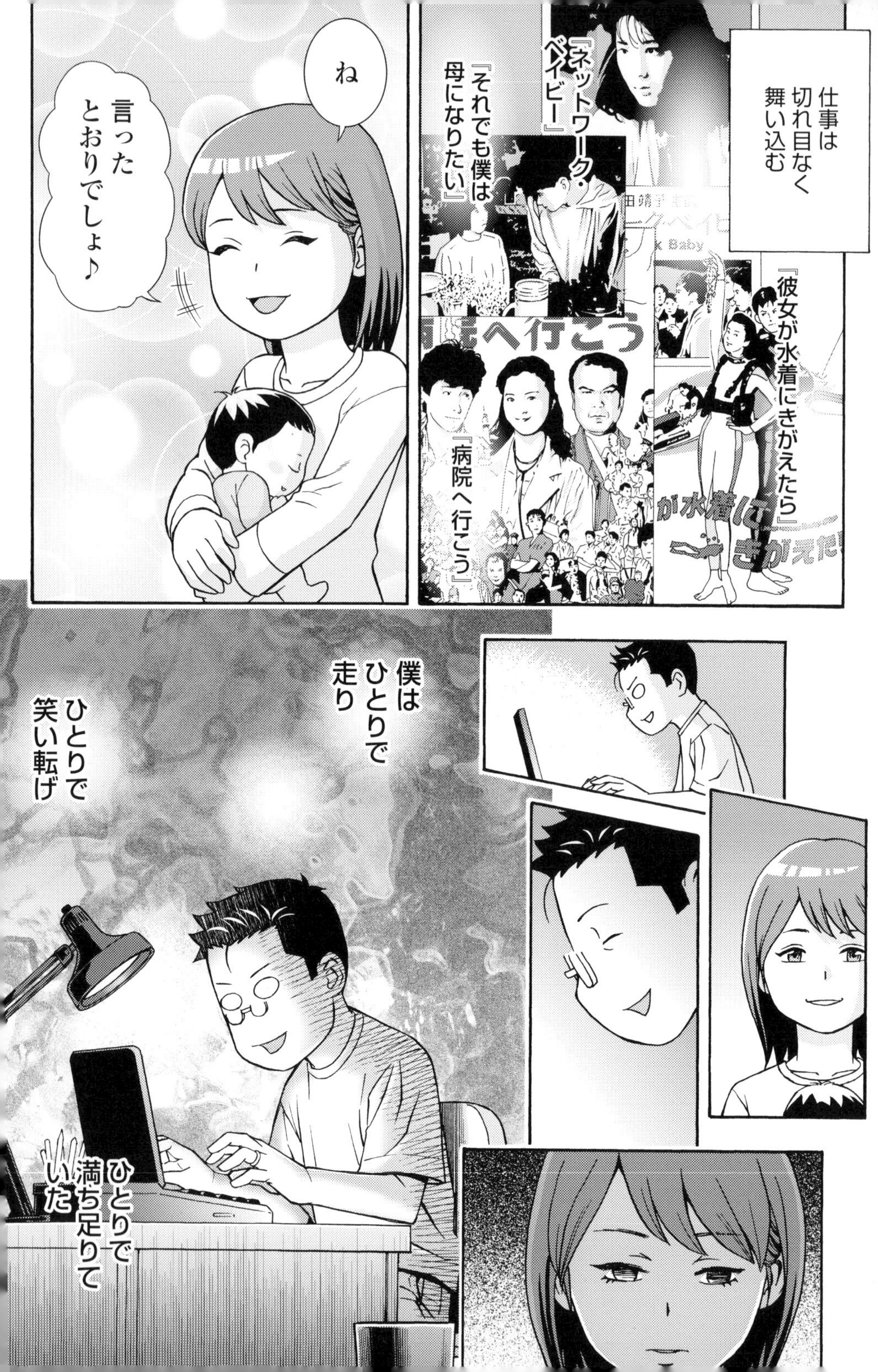
仕事は切れ目なく舞い込む
『ネットワーク・ベイビー』
『それでも僕は母になりたい』
『彼女が水着にきがえたら』
『病院へ行こう』
ね
言ったとおりでしょ♪
僕はひとりで走り
ひとりで笑い転げ
ひとりで満ち足りていた

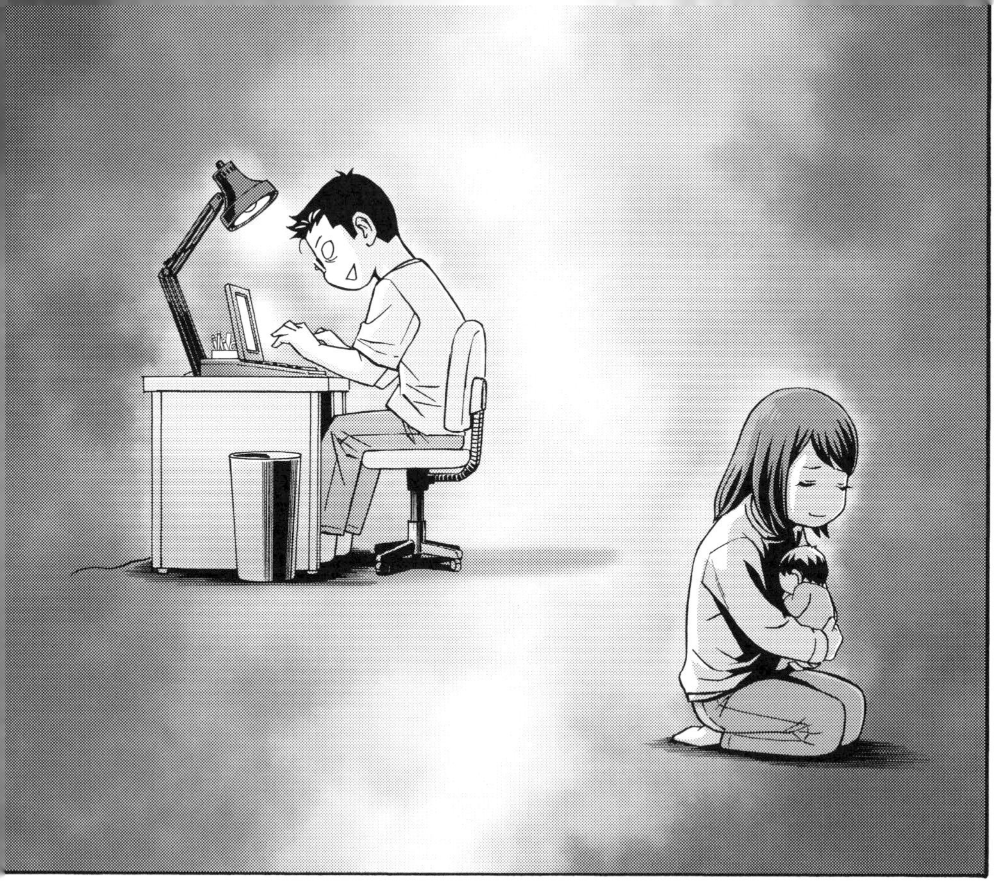

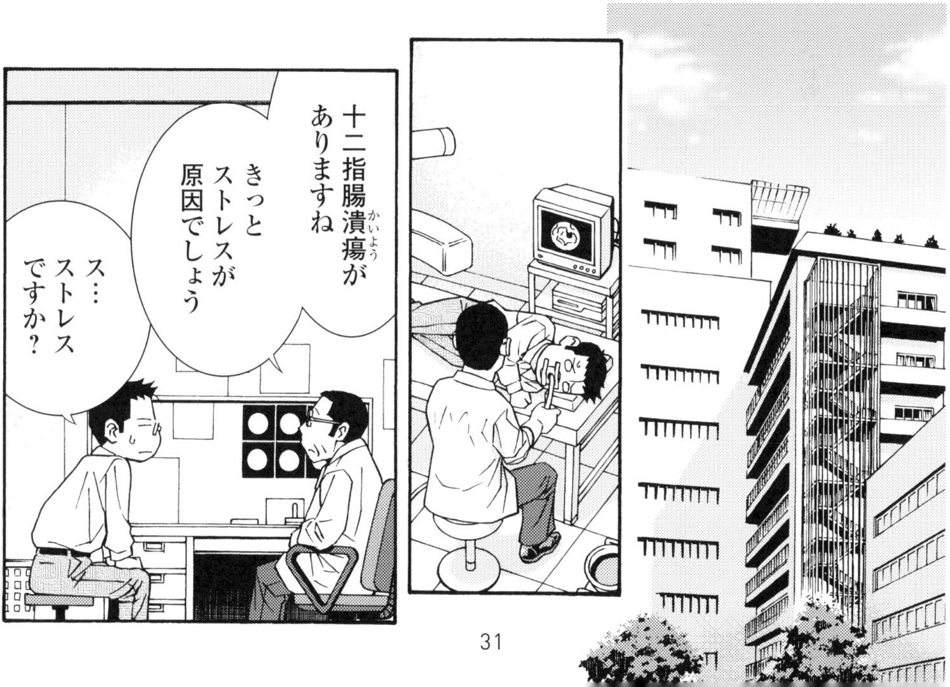
十二指腸潰瘍《かいよう》が
ありますね
きっと
ストレスが
原因でしょう
ス…
ストレス
ですか？

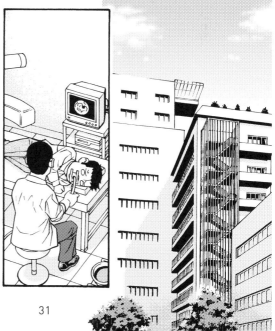

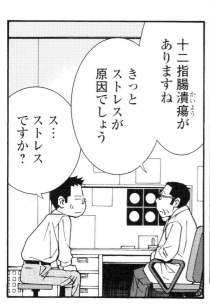

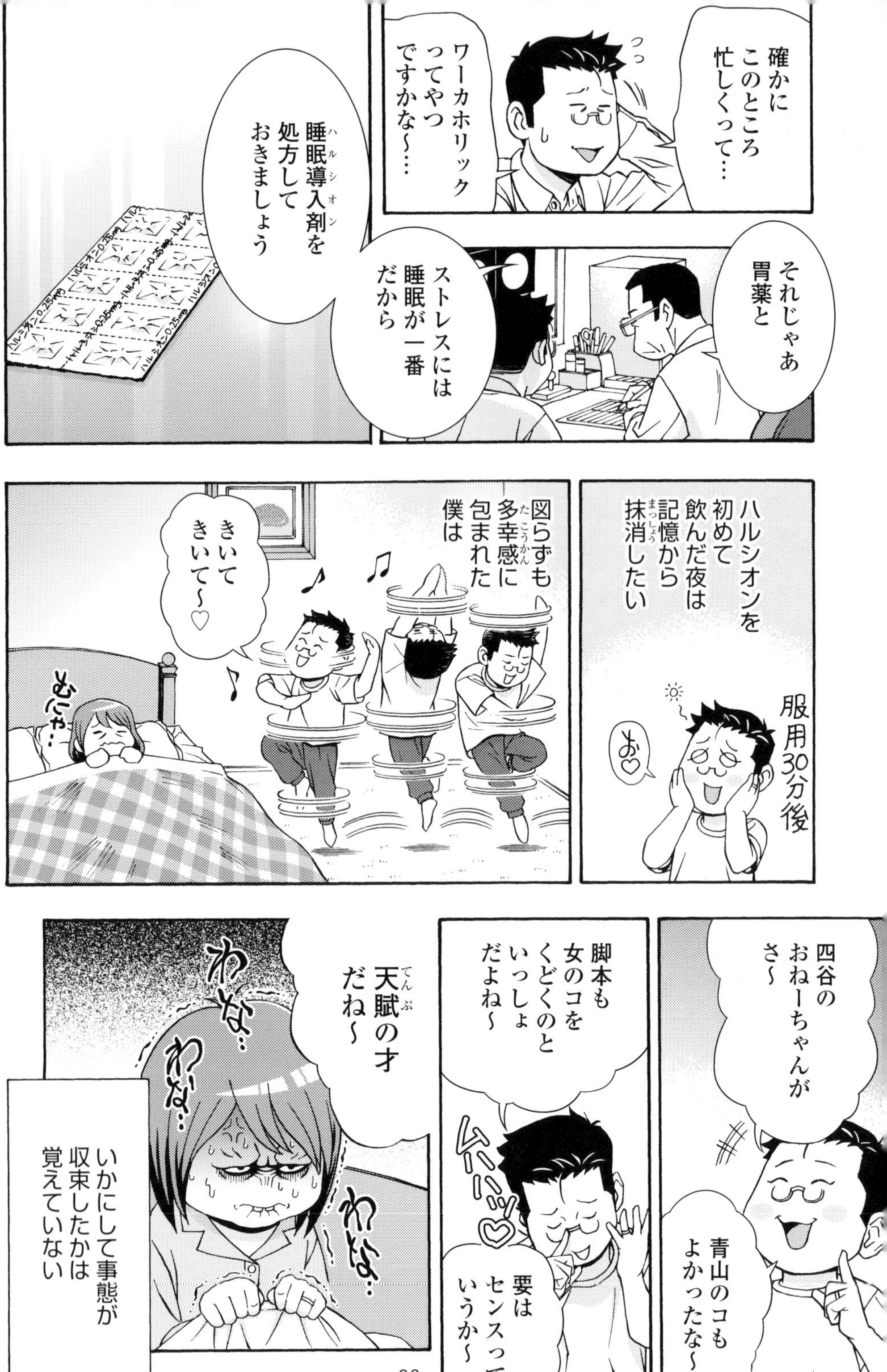
確かに
このところ
忙しくって…
つっ
ワーカホリック
ってやつ
ですかな～…
それじゃあ
胃薬と
ストレスには
睡眠が一番
だから
睡眠導入剤《ハルシオン》を
処方して
おきましょう
ハルシオンを
初めて
飲んだ夜は
記憶から
抹消《まっしょう》したい
服用30分後
お♡
図らずも
多幸感《たこうかん》に
包まれた
僕は
きいて
きいて～♡
むにゃ…
四谷の
おねーちゃんが
さ～
青山のコも
よかったな～
脚本も
女のコを
くどくのと
いっしょ
だよね～
要は
センスって
いうか～
ムハッ♡
天賦《てんぷ》の才
だね～
わな…
わな…
わな…
いかにして事態が
収束したかは
覚えていない

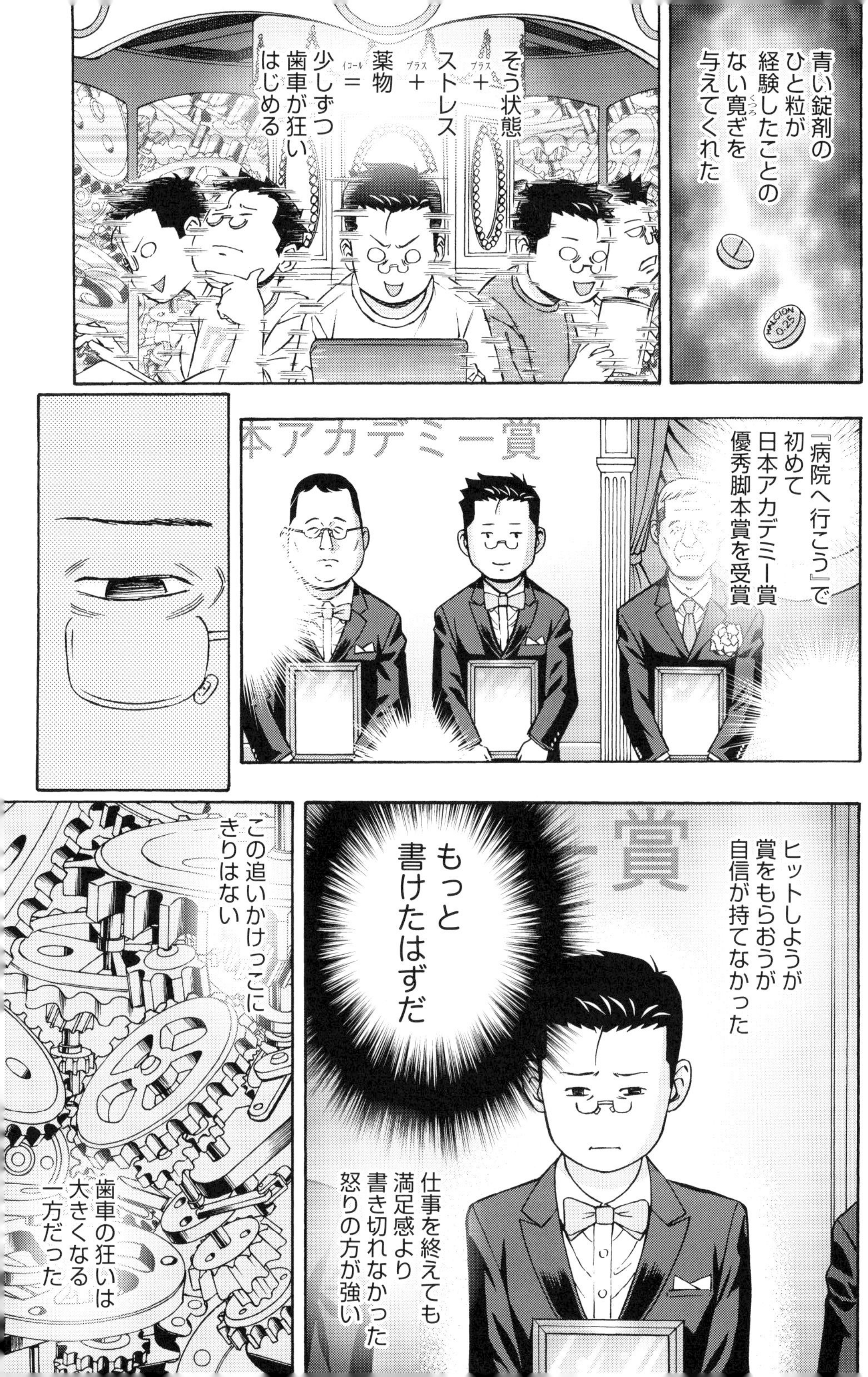
青い錠剤の
ひと粒が
経験したことの
ない寛《くつろ》ぎを
与えてくれた
HALCION 0.25
そう状態
+《プラス》
ストレス
+《プラス》
薬物
=《イコール》
少しずつ
歯車が狂い
はじめる
本アカデミー賞
『病院へ行こう』で
初めて
日本アカデミー賞
優秀脚本賞を受賞
賞
ヒットしようが
賞をもらおうが
自信が持てなかった
もっと
書けたはずだ
仕事を終えても
満足感より
書き切れなかった
怒りの方が強い
この追いかけっこに
きりはない
歯車の狂いは
大きくなる
一方だった

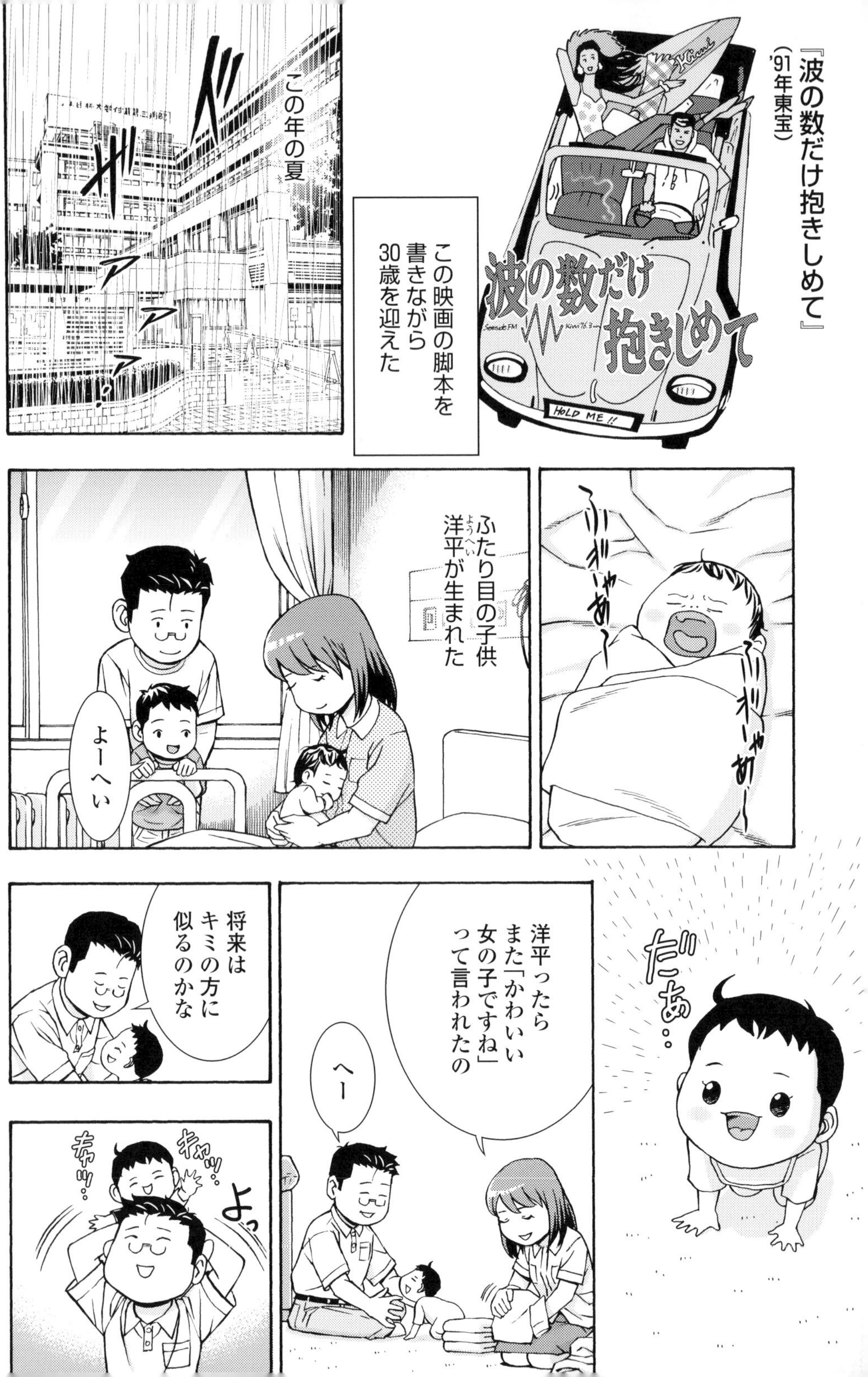
『波の数だけ抱きしめて』
（'91年東宝）
波の数だけ抱きしめて
HOLD ME!!
この映画の脚本を
書きながら
30歳を迎えた
この年の夏
ザザァァァ
ふぎゃあ～
ふぎゃあ～
ふたり目の子供
洋平《ようへい》が生まれた
よーへい
だぁ…
洋平ったら
また「かわいい
女の子ですね」
って言われたの
へー
将来は
キミの方に
似るのかな
キャッ
キャッ
よっ

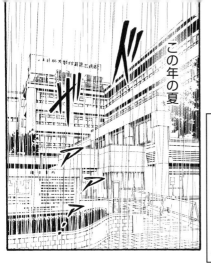

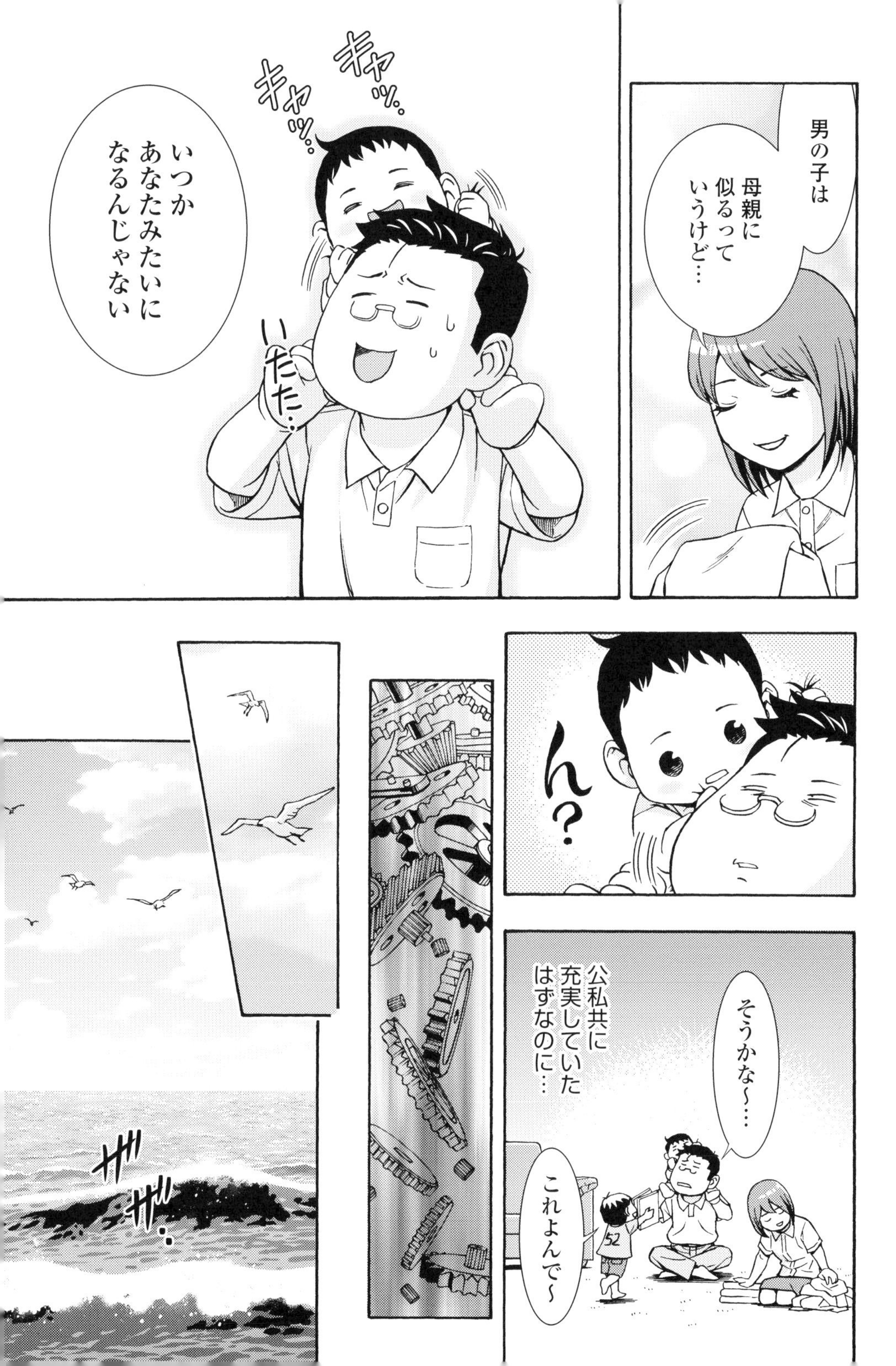
男の子は
母親に
似るって
いうけど…
キャッ
キャッ
いつか
あなたみたいに
なるんじゃない
いたた…
ん？
そうかな～…
これよんで～
公私共に
充実していた
はずなのに…
ザザ
ザザ…

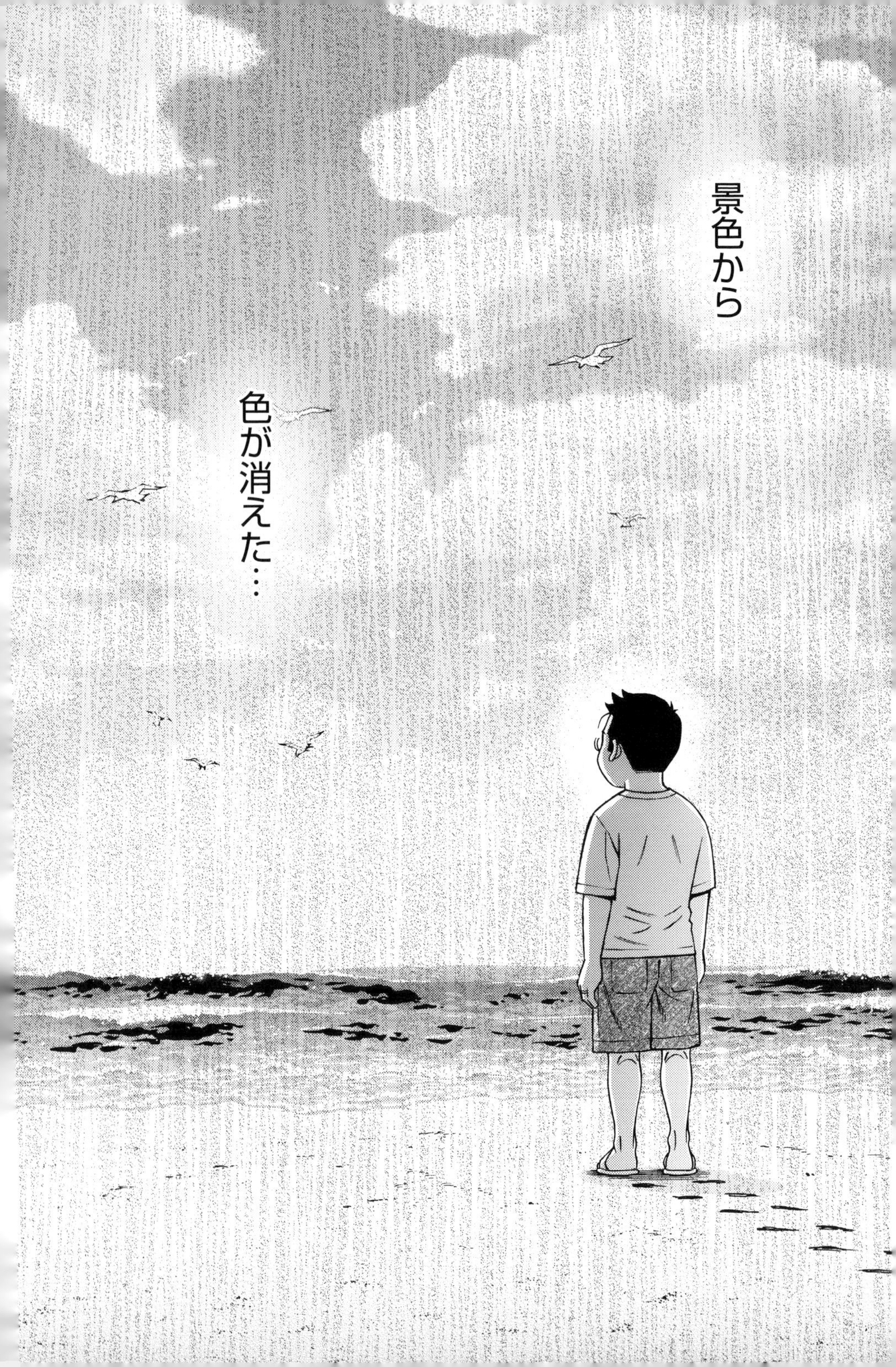
景色から
色が消えた…

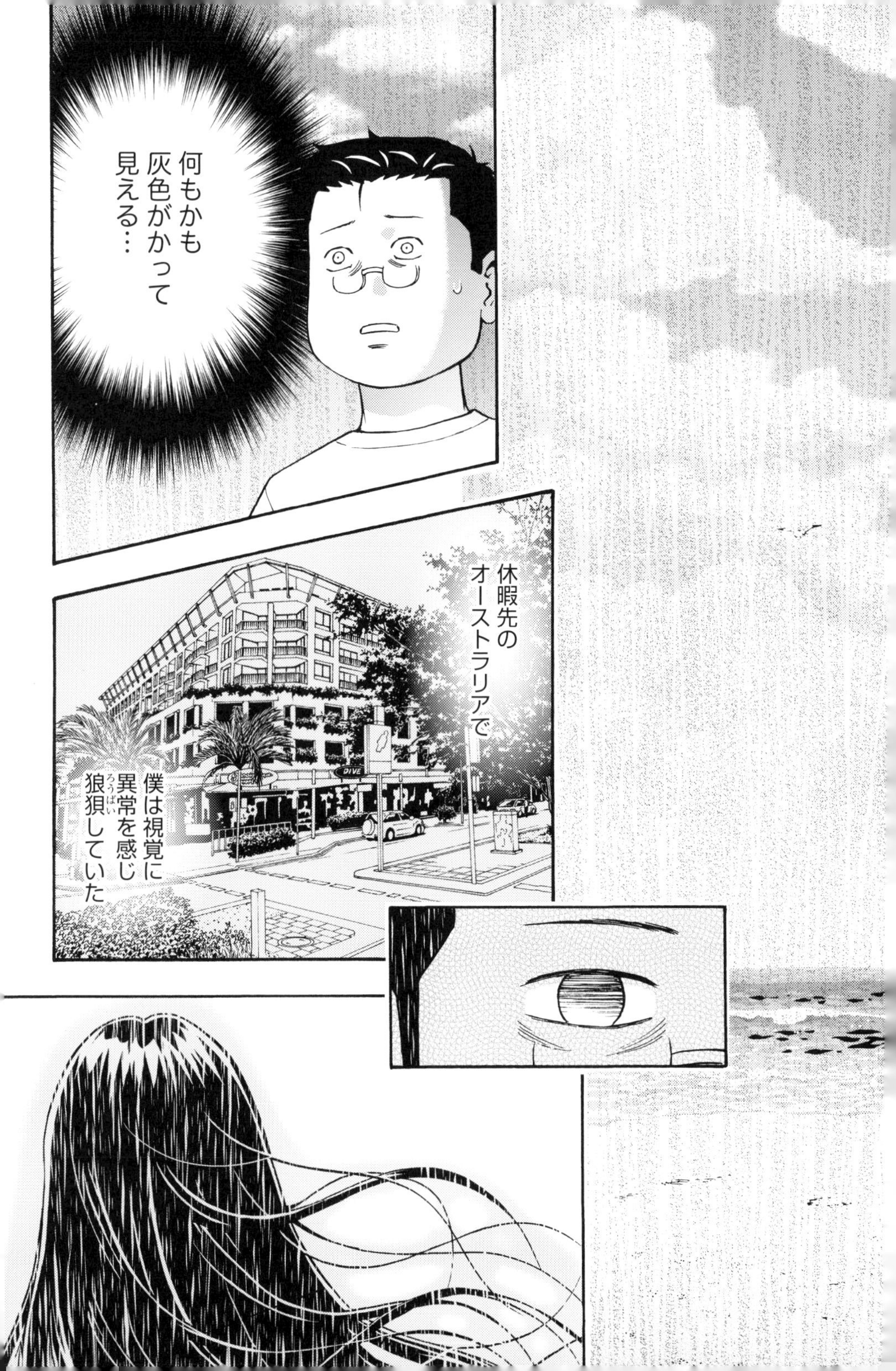
何もかも灰色がかって見える…
休暇先のオーストラリアで
僕は視覚に異常を感じ狼狽《ろうばい》していた
DIVE

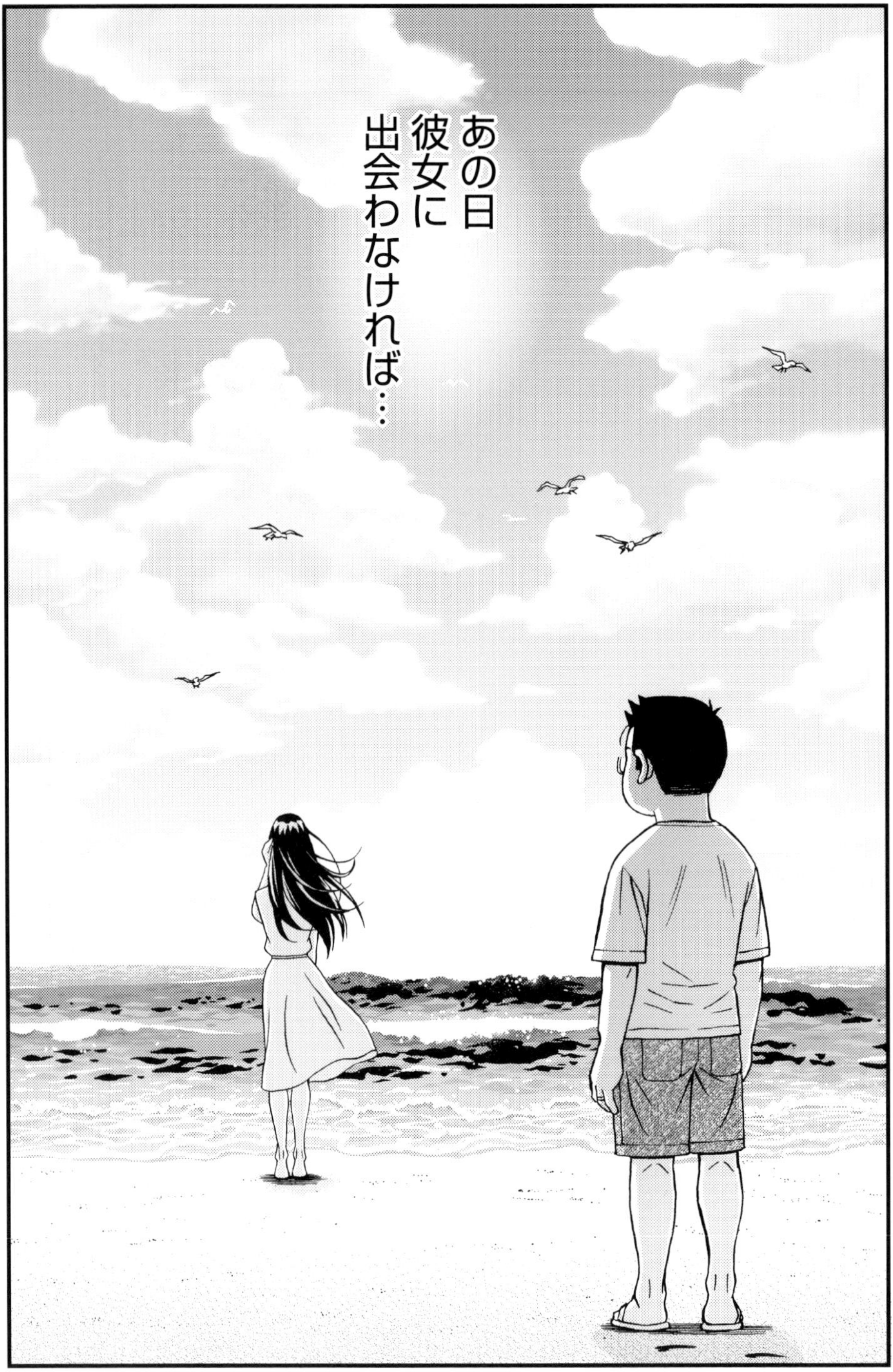
あの日
彼女に
出会わなければ…

第3章 僕らはみんな病んでいる

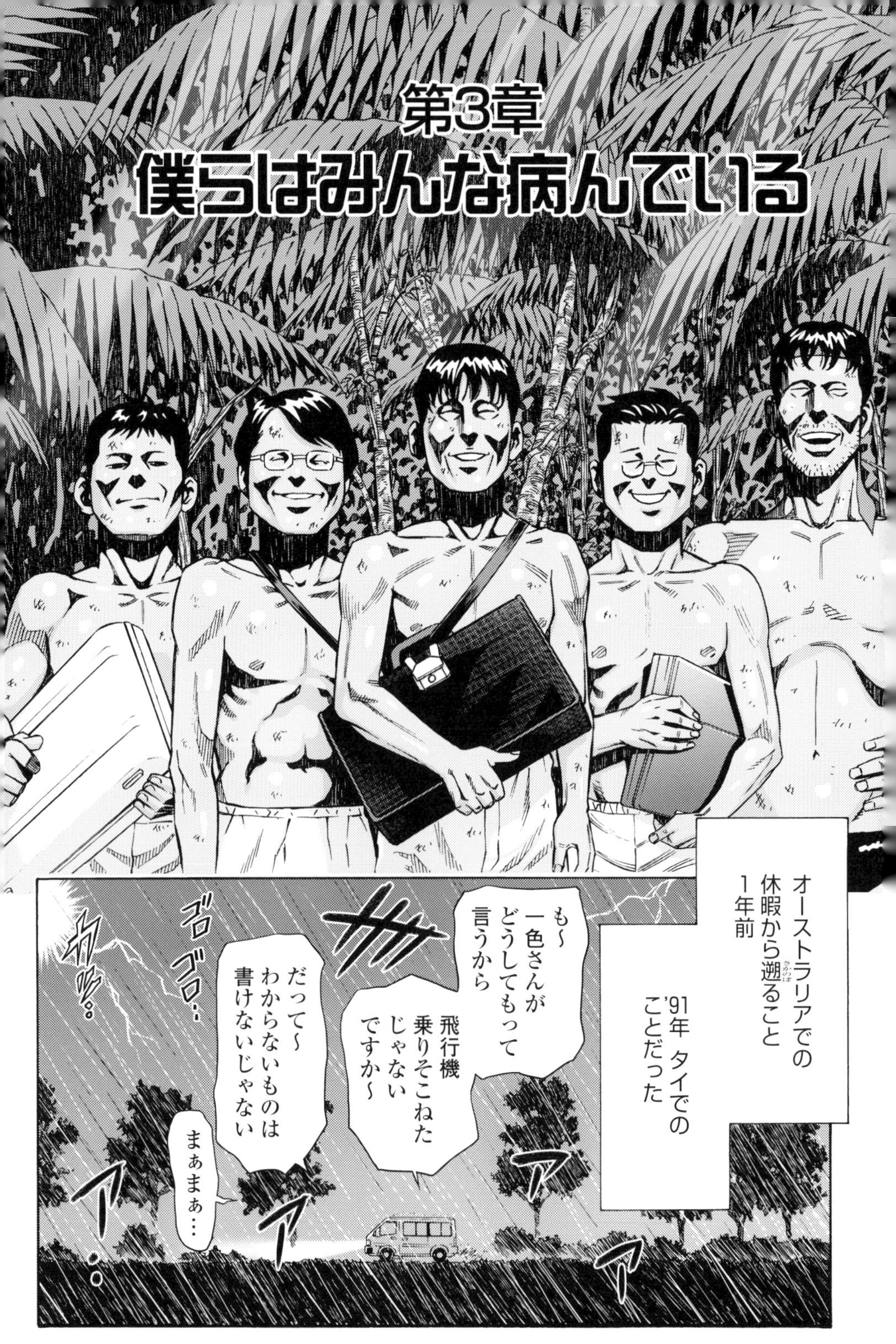
オーストラリアでの休暇から遡《さかのぼ》ること1年前
'91年 タイでのことだった
も～ 一色さんがどうしてもって言うから
飛行機乗りそこねたじゃないですか～
だって～わからないものは書けないじゃない
まぁまぁ…
ゴロゴロ‥

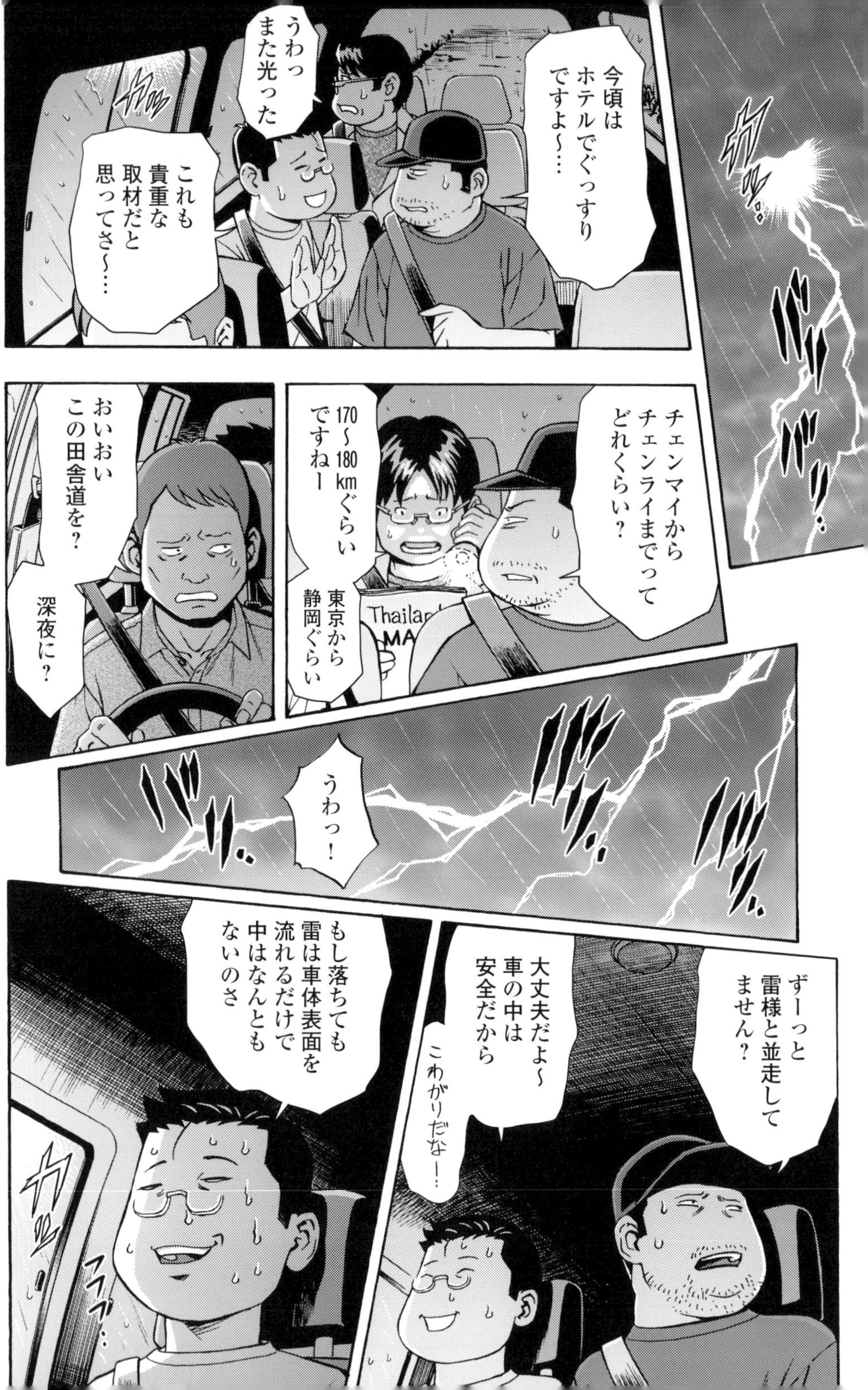
今頃はホテルでぐっすりですよ～…
うわっまた光った
これも貴重な取材だと思ってさ～…
チェンマイからチェンライまでってどれくらい？
170～180kmぐらいですねー
東京から静岡ぐらい
おいおいこの田舎道を？
深夜に？
うわっ！
ずーっと雷様と並走してません？
大丈夫だよ～車の中は安全だから
こわがりだな～！
もし落ちても雷は車体表面を流れるだけで中はなんともないのさ
フフフ…

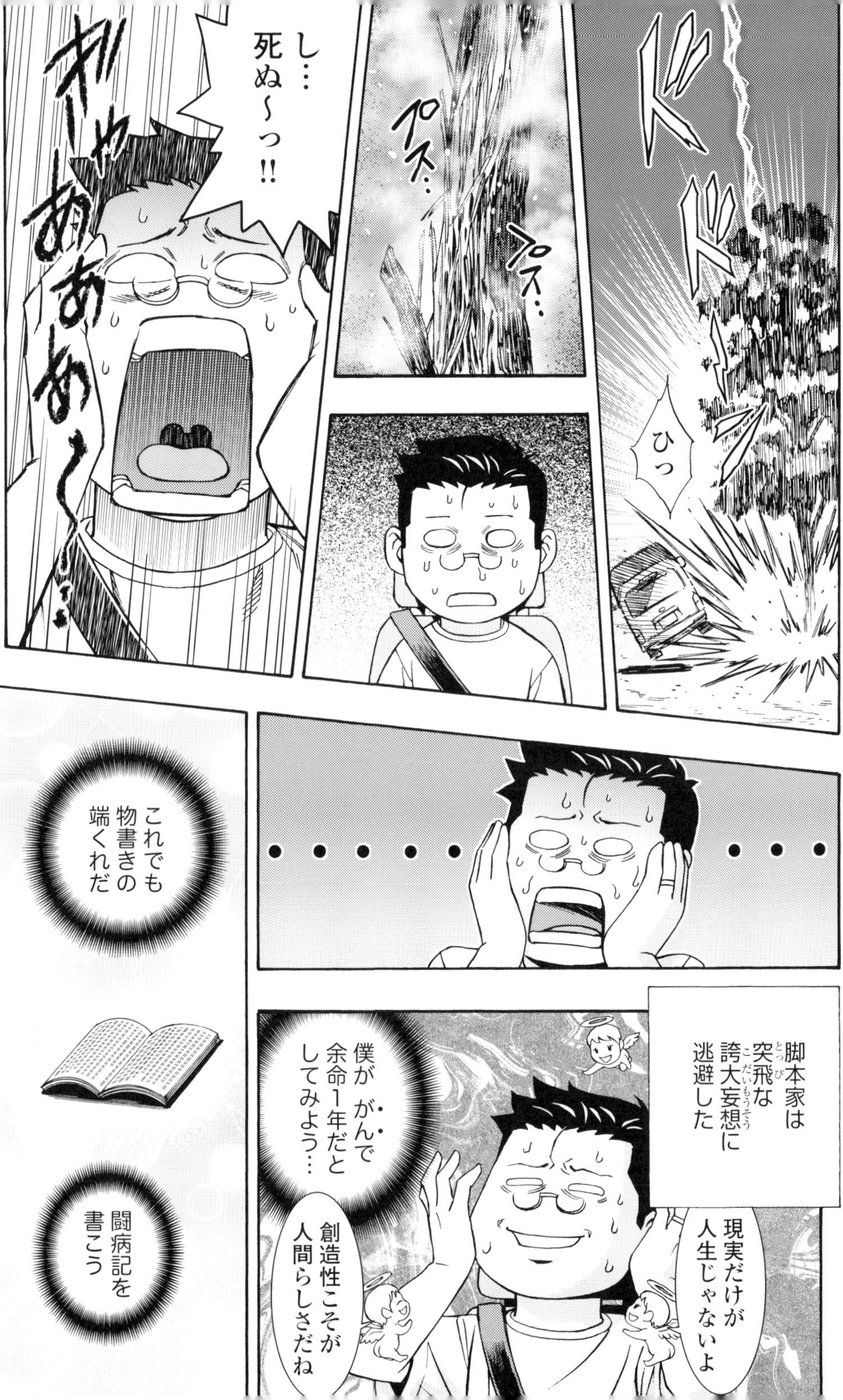
ドドン
ひっ
プス…
プス…
し…
死ぬ～っ!!
ギャーあああ～…
・・・・・・・・
これでも物書きの端くれだ
脚本家は突飛《とっぴ》な誇大妄想《こだいもうそう》に逃避した
現実だけが人生じゃないよ
創造性こそが人間らしさだね
僕が がんで余命1年だとしてみよう…
闘病記を書こう

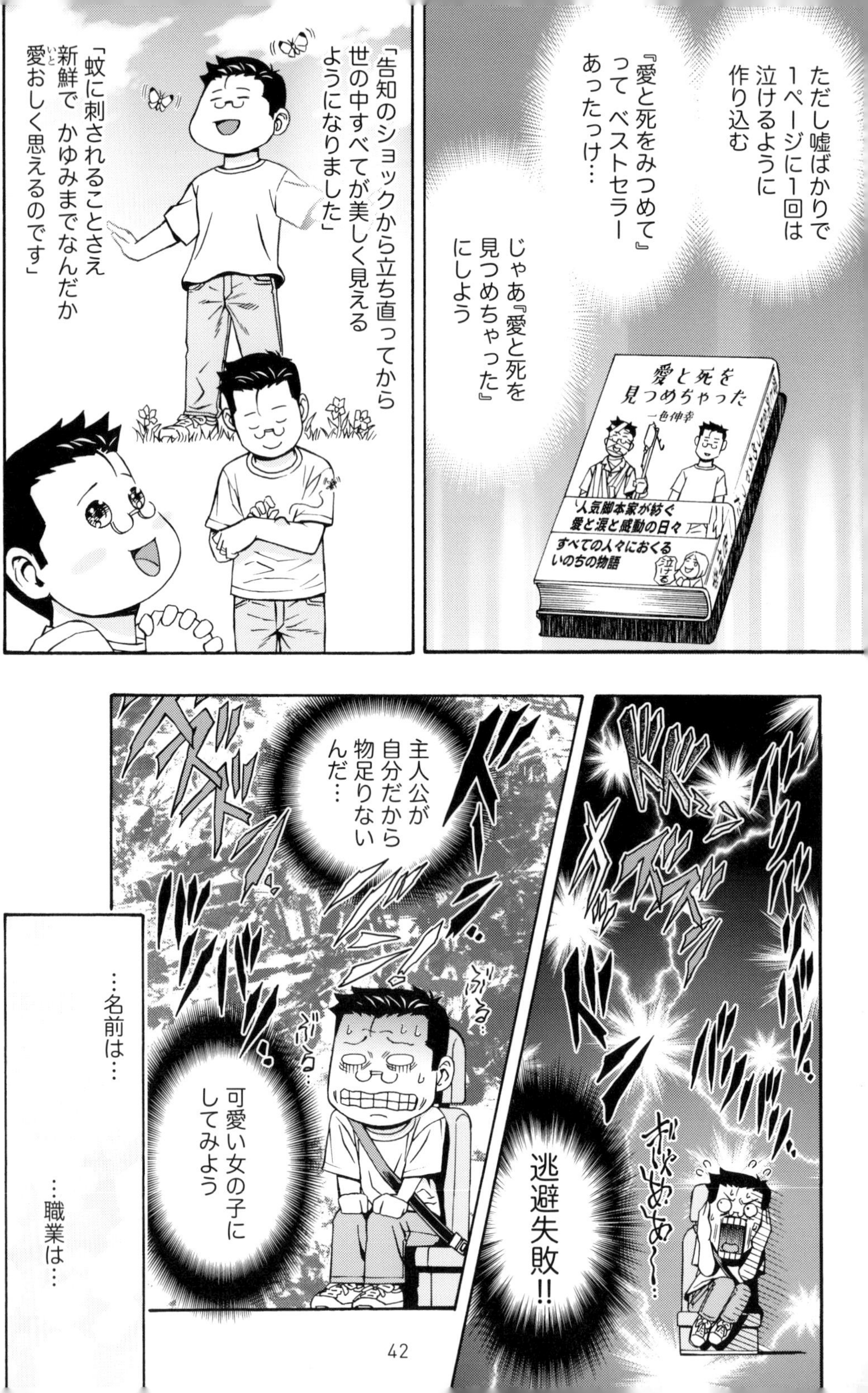
ただし嘘ばかりで
1ページに1回は
泣けるように
作り込む
『愛と死をみつめて』って ベストセラー
あったっけ…
じゃあ『愛と死を見つめちゃった』にしよう
愛と死を見つめちゃった
一色伸幸
人気脚本家が紡ぐ 愛と涙と感動の日々
すべての人々におくる いのちの物語
泣ける
「告知のショックから立ち直ってから
世の中すべてが美しく見える
ようになりました」
「蚊に刺されることさえ
新鮮で かゆみまでなんだか
愛《いと》おしく思えるのです」
逃避失敗!!
おぎゃあ～…
主人公が
自分だから
物足りない
んだ…
ぷる…
ぷる…
可愛い女の子に
してみよう
…名前は…
…職業は…

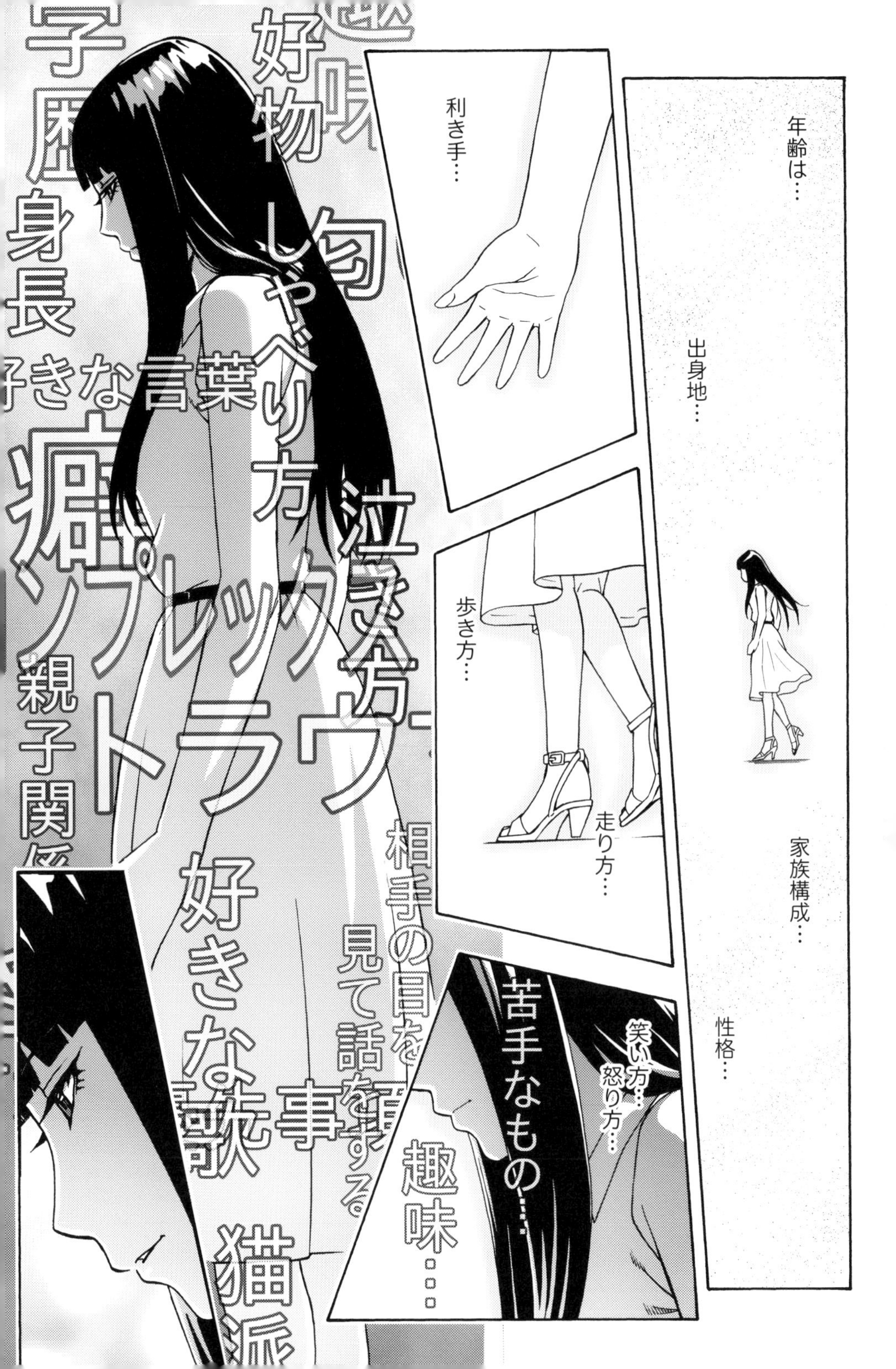

年齢は…
出身地…
家族構成…
性格…
利き手…
歩き方…
走り方…
笑い方…
怒り方…
苦手なもの……
趣味…
好物
しゃべり方
身長
泣き方
相手の目を見て話をする
好きな歌

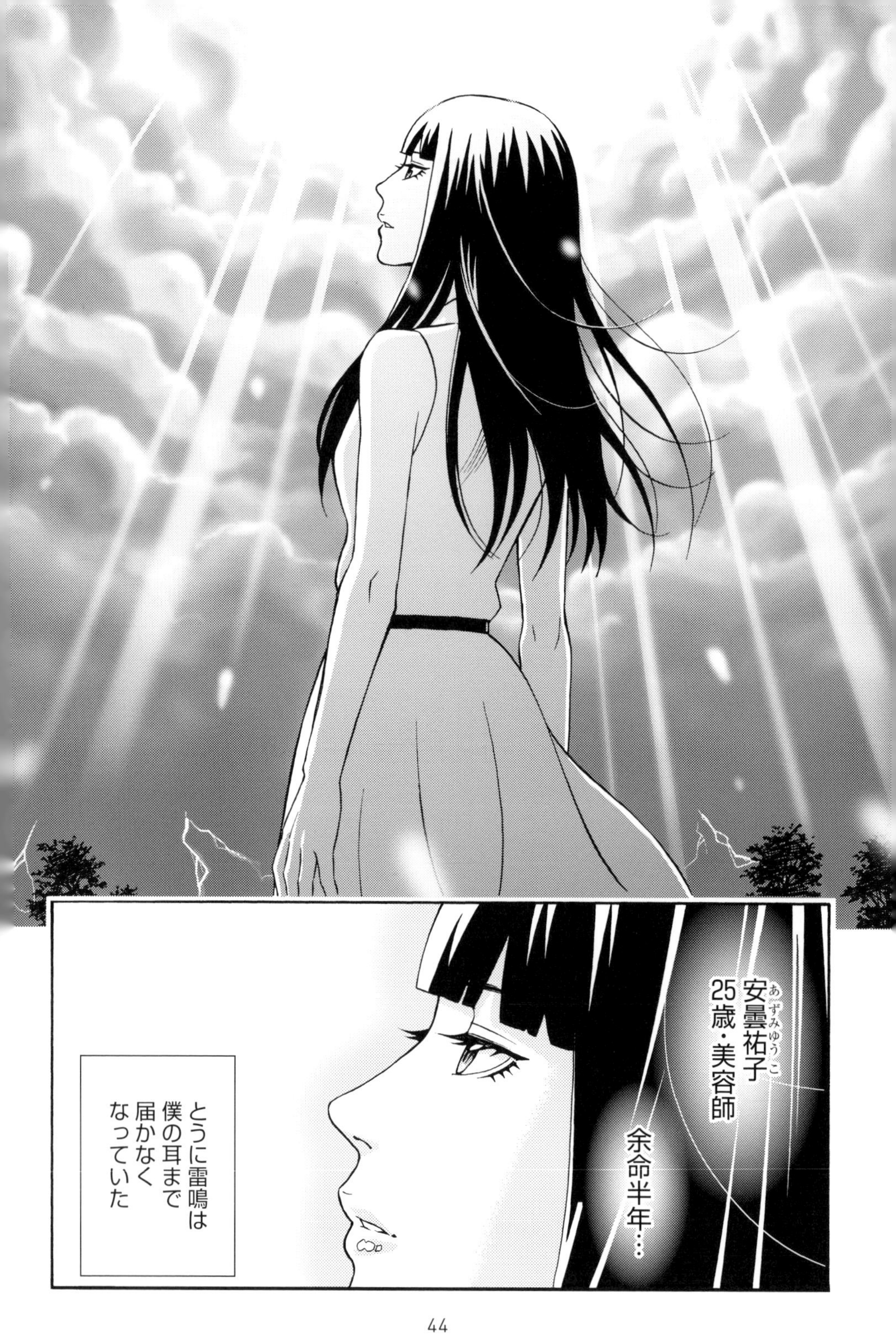
安曇祐子《あずみゆうこ》
25歳・美容師
余命半年…
とうに雷鳴は
僕の耳まで
届かなく
なっていた

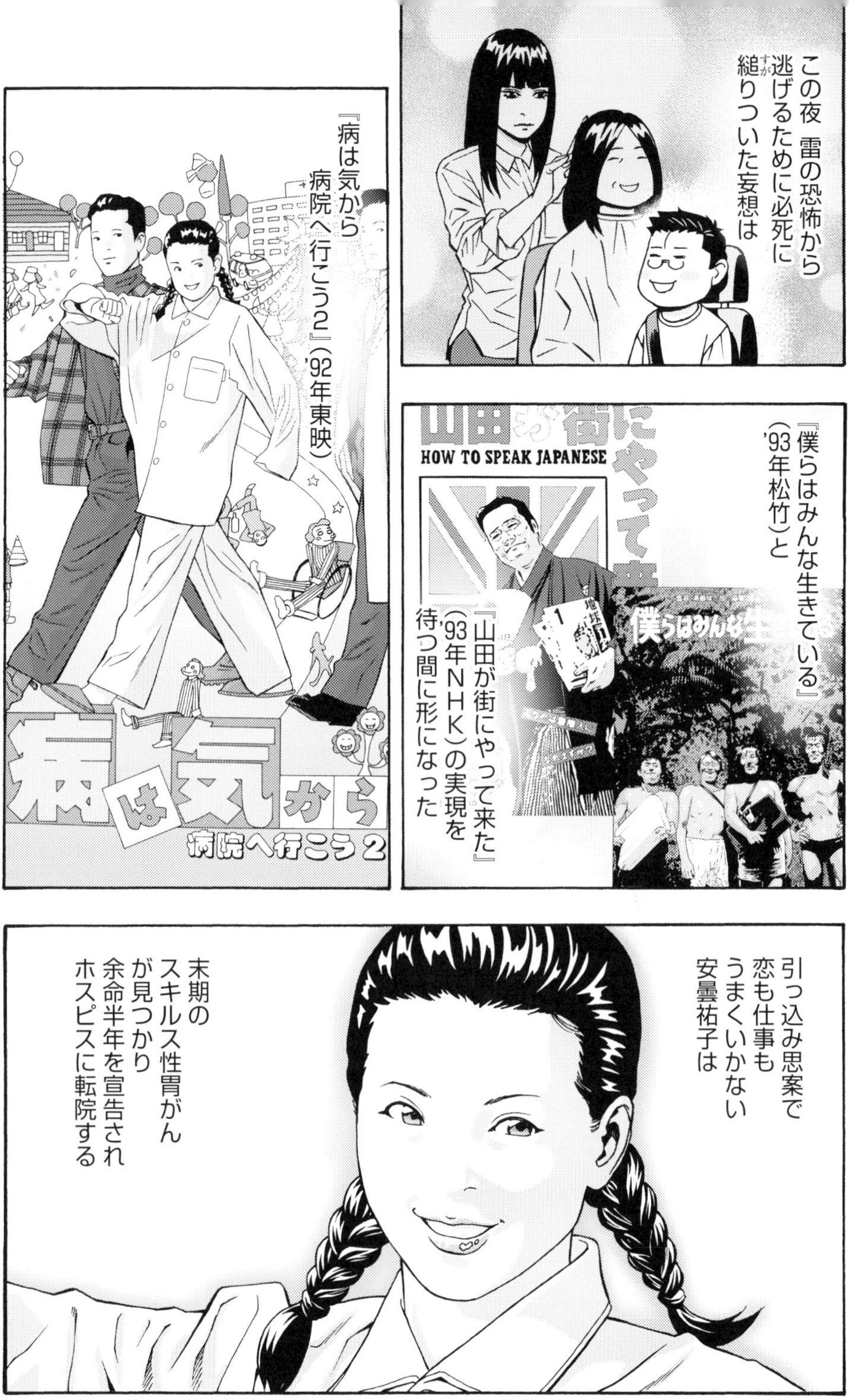
この夜 雷の恐怖から
逃げるために必死に
縋《すが》りついた妄想は
『僕らはみんな生きている』
(’93年松竹)と
『山田が街にやって来た』
(’93年NHK)の実現を
待つ間に形になった
HOW TO SPEAK JAPANESE
『病は気から
病院へ行こう2』(’92年東映)
病は気から
病院へ行こう2
引っ込み思案で
恋も仕事も
うまくいかない
安曇祐子は
末期の
スキルス性胃がん
が見つかり
余命半年を宣告され
ホスピスに転院する

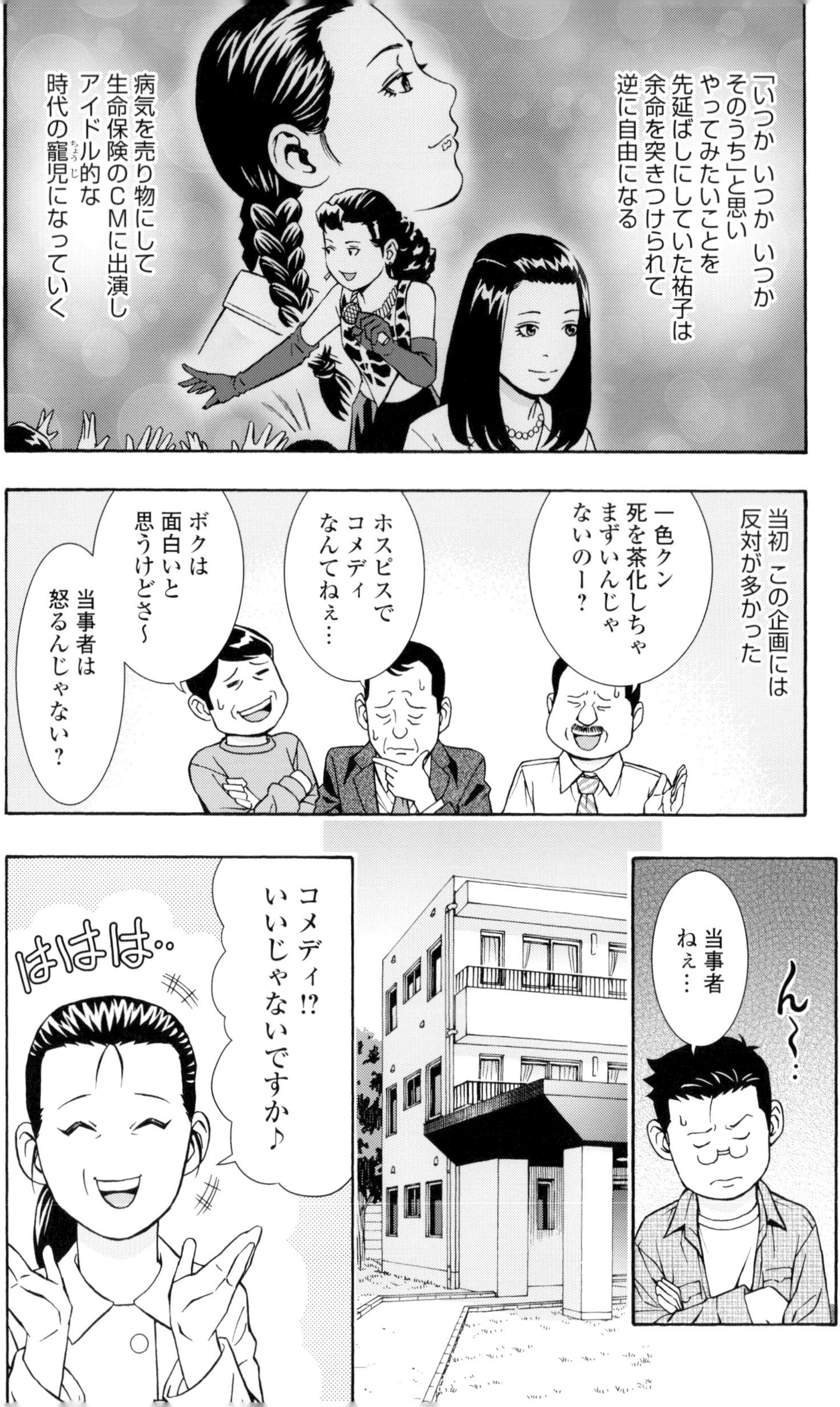
「いつか　いつか　いつか
そのうち」と思い
やってみたいことを
先延ばしにしていた祐子は
余命を突きつけられて
逆に自由になる
病気を売り物にして
生命保険のCMに出演し
アイドル的な
時代の寵児《ちょうじ》になっていく
当初　この企画には
反対が多かった
一色クン
死を茶化しちゃ
まずいんじゃ
ないのー？
ホスピスで
コメディ
なんてねぇ…
ボクは
面白いと
思うけどさ〜
当事者は
怒るんじゃない？
当事者
ねぇ…
ん〜…
コメディ!?
いいじゃないですか♪
ははは‥

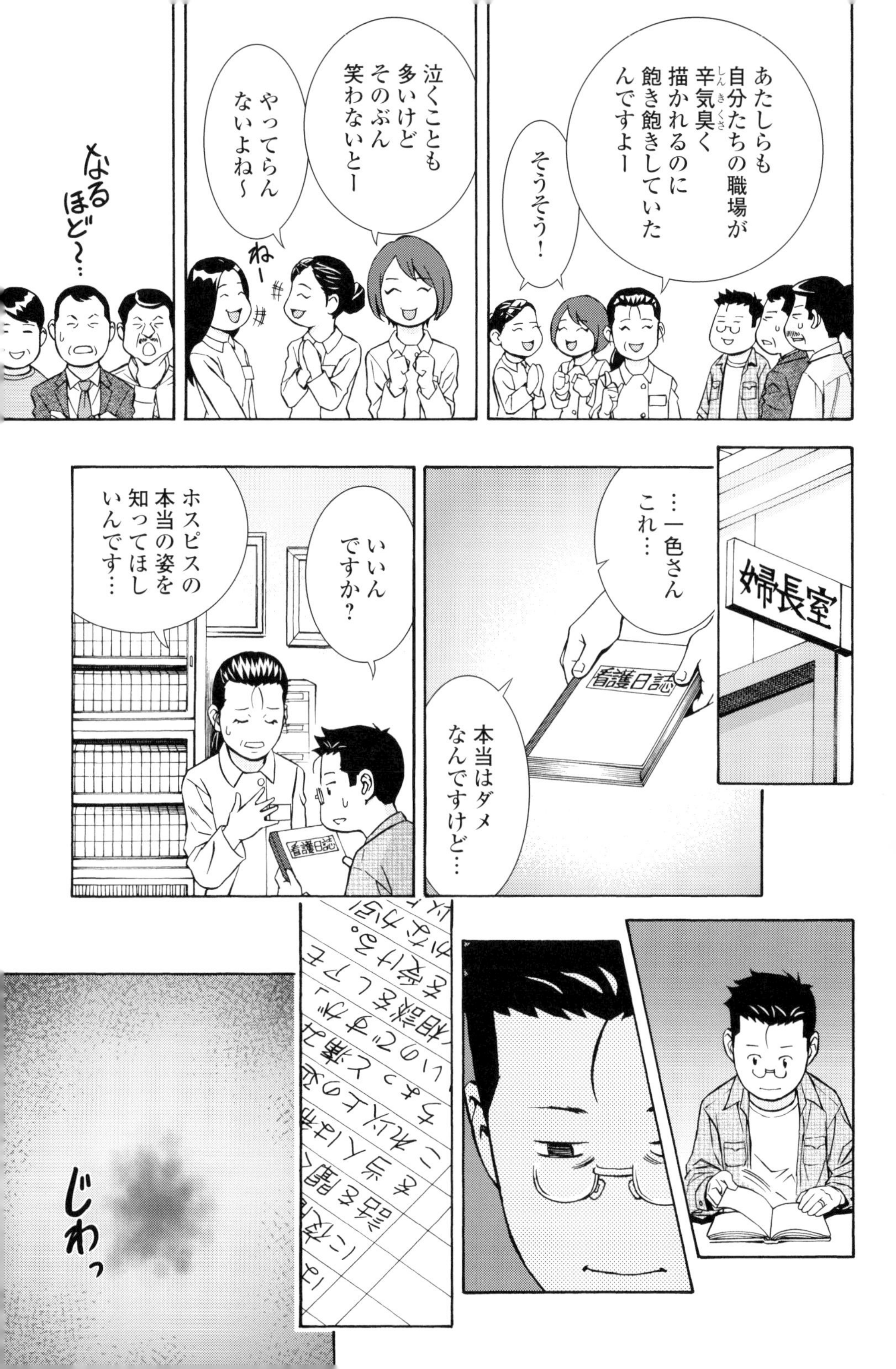
あたしらも自分たちの職場が辛気臭《しんきくさ》く描かれるのに飽き飽きしていたんですよー
そうそう！
泣くことも多いけどそのぶん笑わないとー
やってらんないよね～
ねー
なるほど～…
婦長室
…一色さんこれ…
看護日誌
本当はダメなんですけど…
いいんですか？
ホスピスの本当の姿を知ってほしいんです…
看護日誌
じわっ

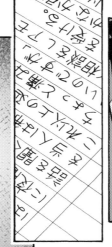

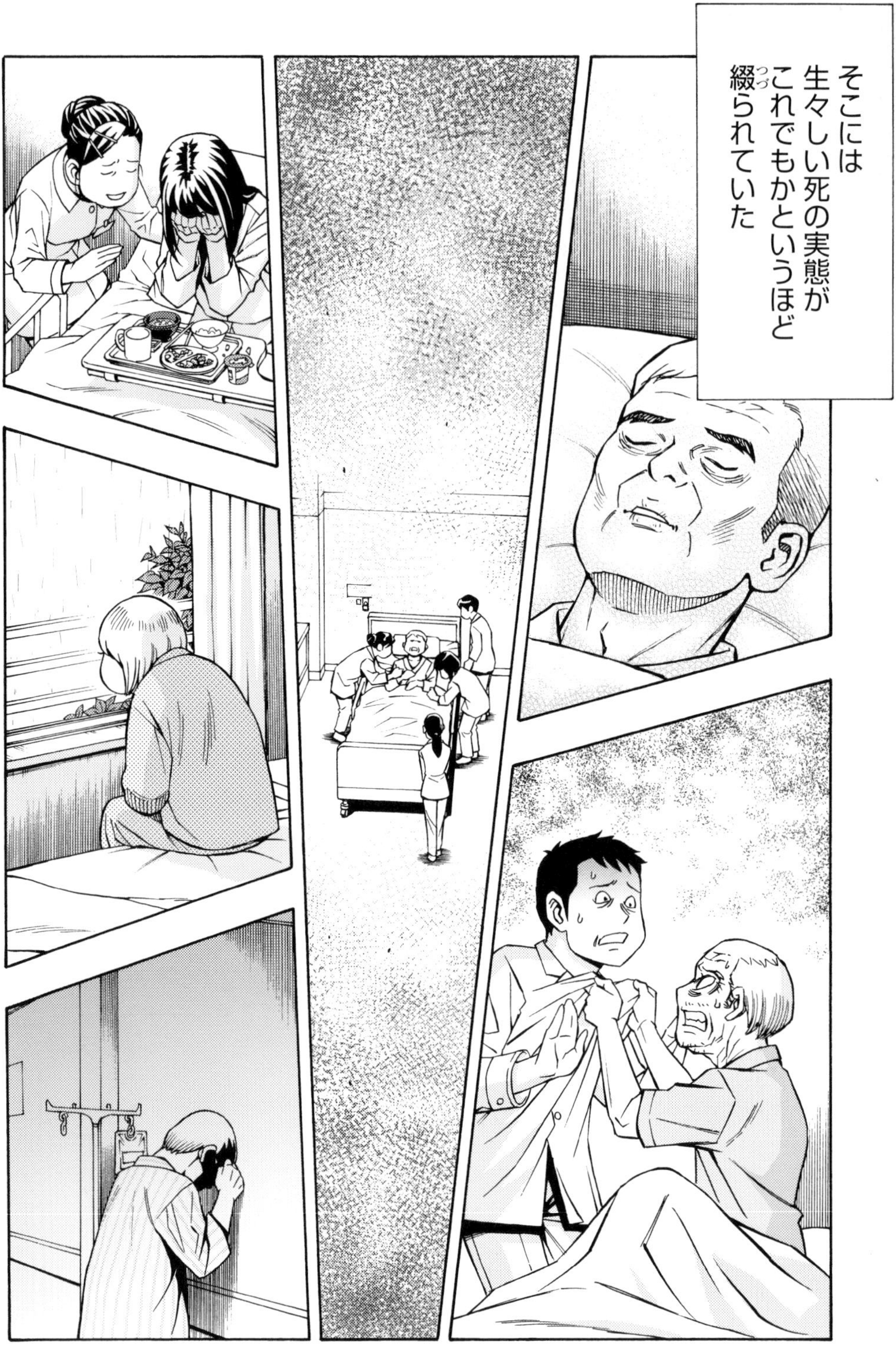
そこには
生々しい死の実態が
これでもかというほど
綴《つづ》られていた

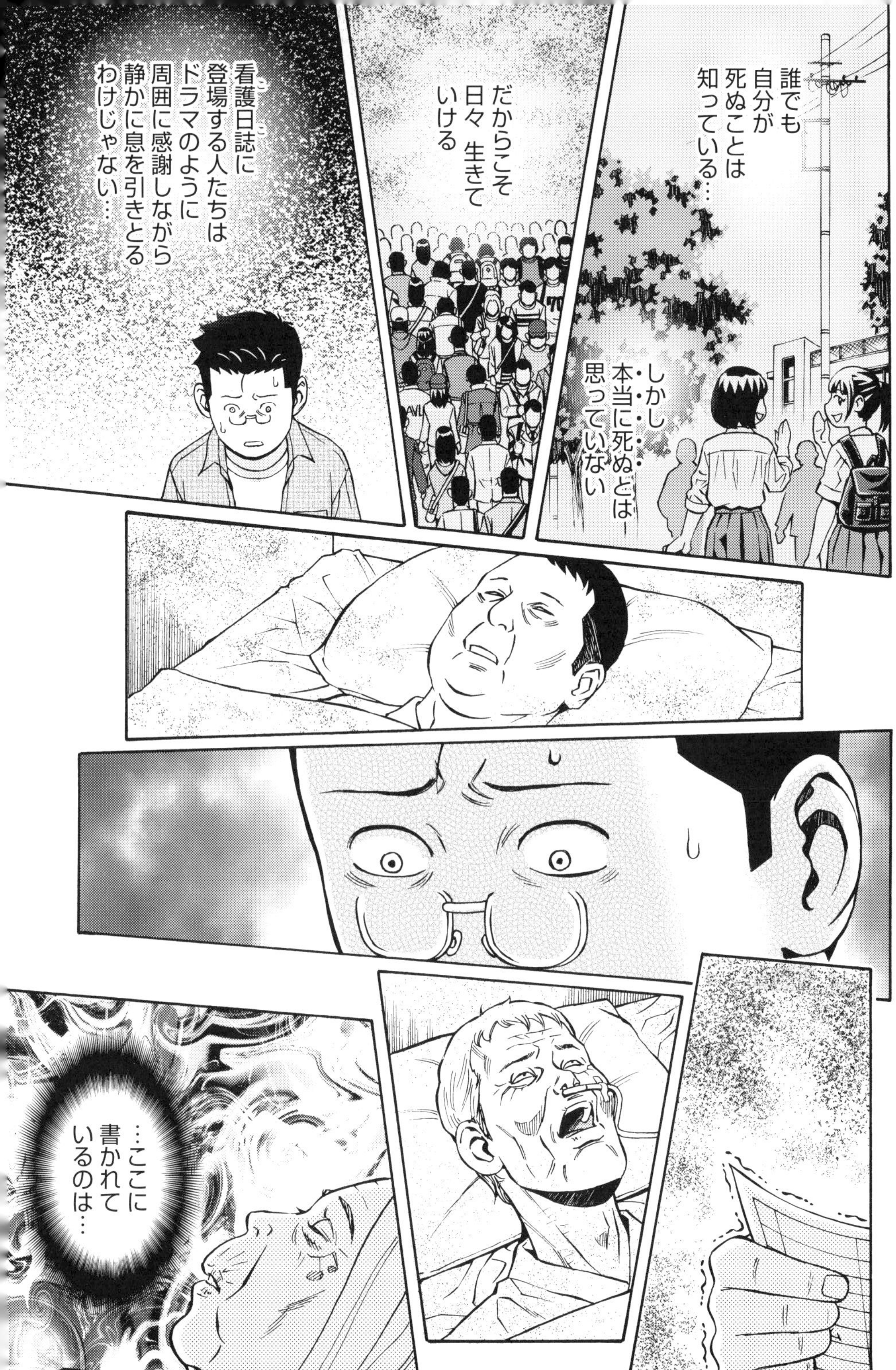
誰でも
自分が
死ぬことは
知っている…
しかし
本当に死ぬとは
思っていない
だからこそ
日々 生きて
いける
看護日誌に
登場する人たちは
ドラマのように
周囲に感謝しながら
静かに息を引きとる
わけじゃない…
…ここに
書かれて
いるのは…

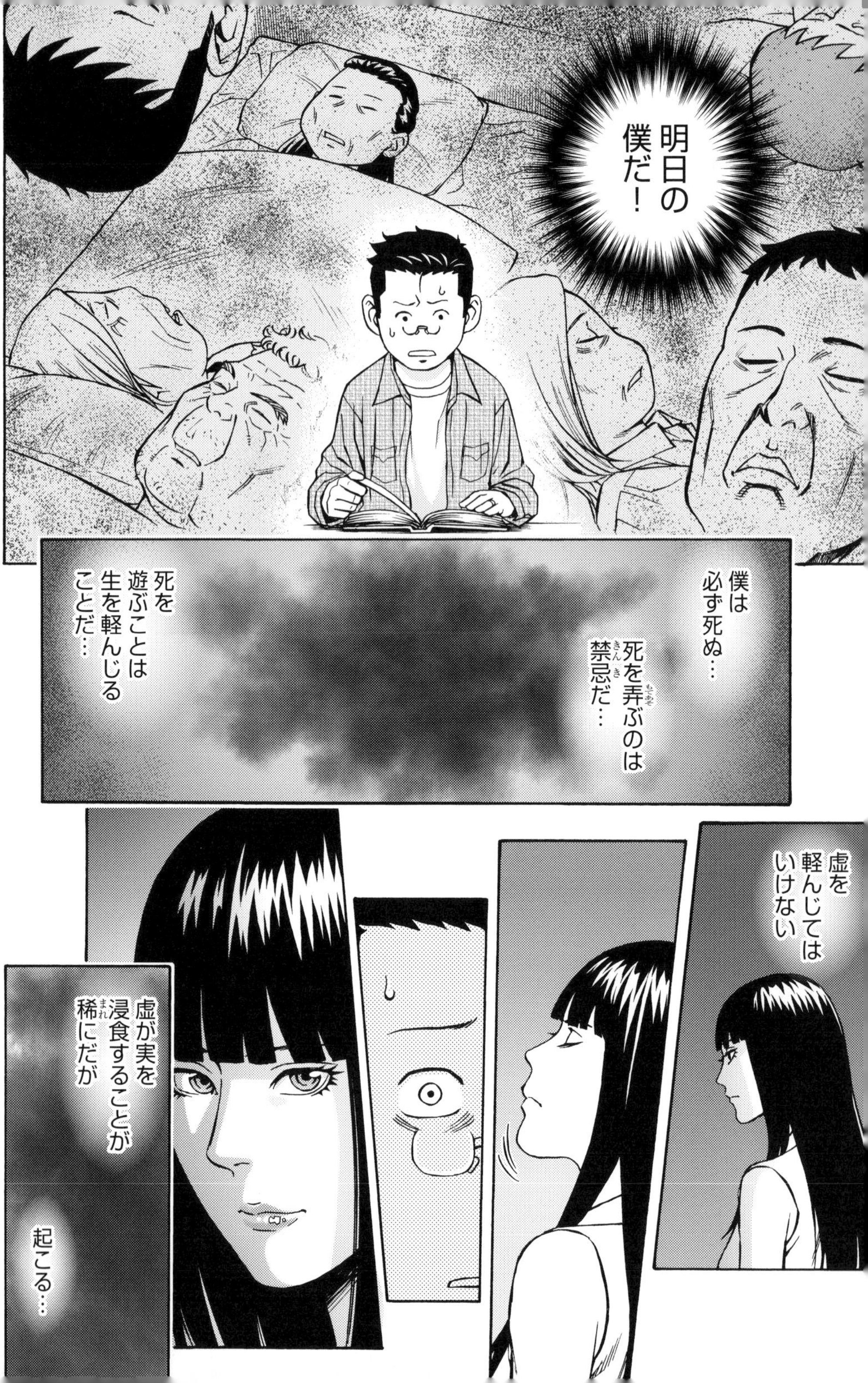
明日の僕だ！
僕は必ず死ぬ…
死を弄《もてあそ》ぶのは禁忌《きんき》だ…
死を遊ぶことは生を軽んじることだ…
虚を軽んじてはいけない
虚が実を浸食することが稀《まれ》にだが
起こる…

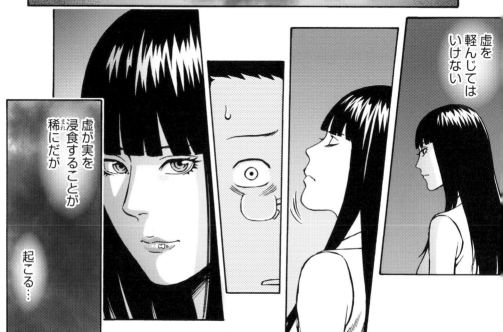

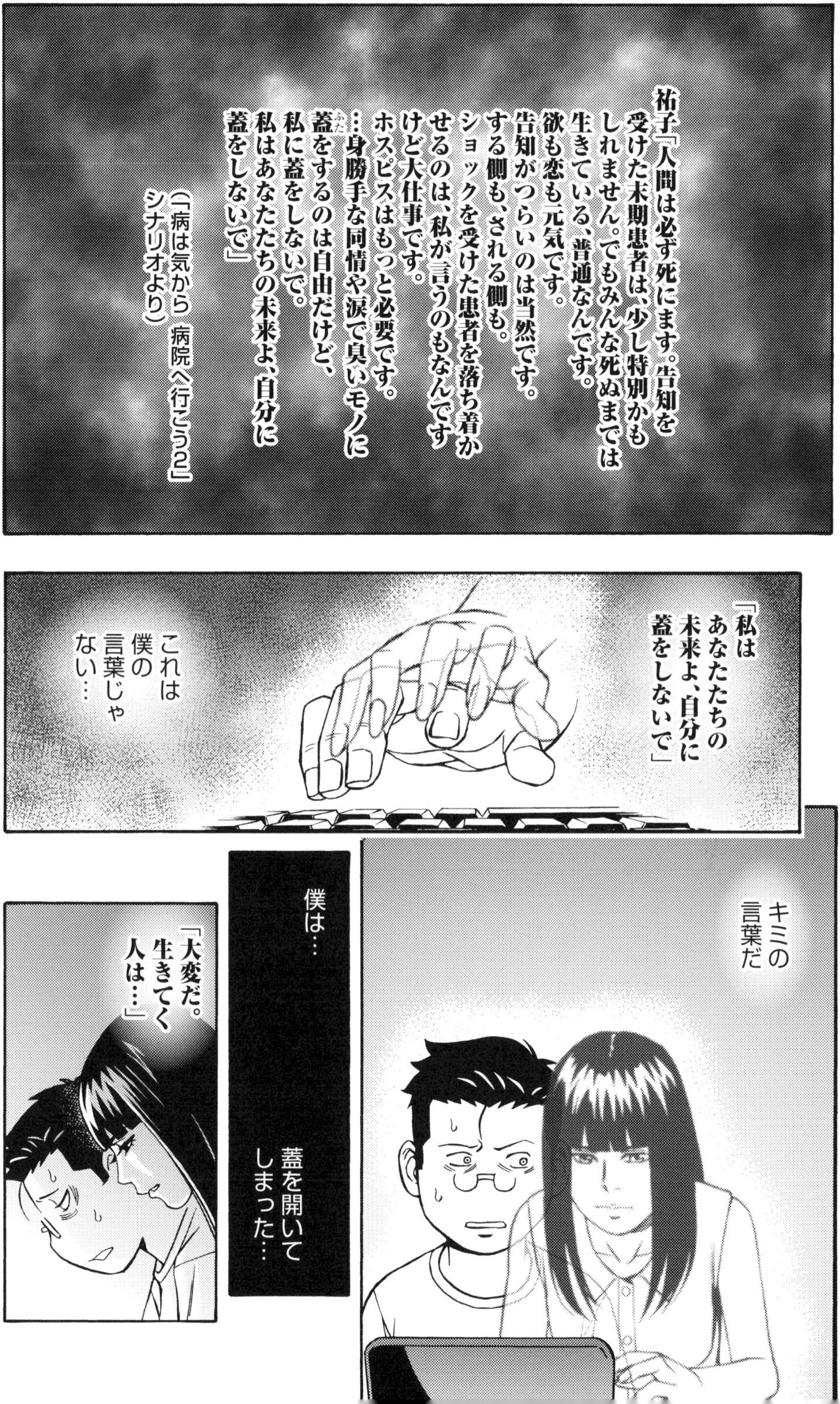
祐子『人間は必ず死にます。告知を受けた末期患者は、少し特別かもしれません。でもみんな死ぬまでは生きている、普通なんです。欲も恋も元気です。告知がつらいのは当然です。する側も、される側も。ショックを受けた患者を落ち着かせるのは、私が言うのもなんですけど大仕事です。ホスピスはもっと必要です。…身勝手な同情や涙で臭いモノに蓋《ふた》をするのは自由だけど、私に蓋をしないで。私はあなたたちの未来よ、自分に蓋をしないで』
（「病は気から 病院へ行こう2」シナリオより）
「私はあなたたちの未来よ、自分に蓋をしないで」
これは僕の言葉じゃない…
キミの言葉だ
僕は…
蓋を開いてしまった…
「大変だ。生きてく人は…」

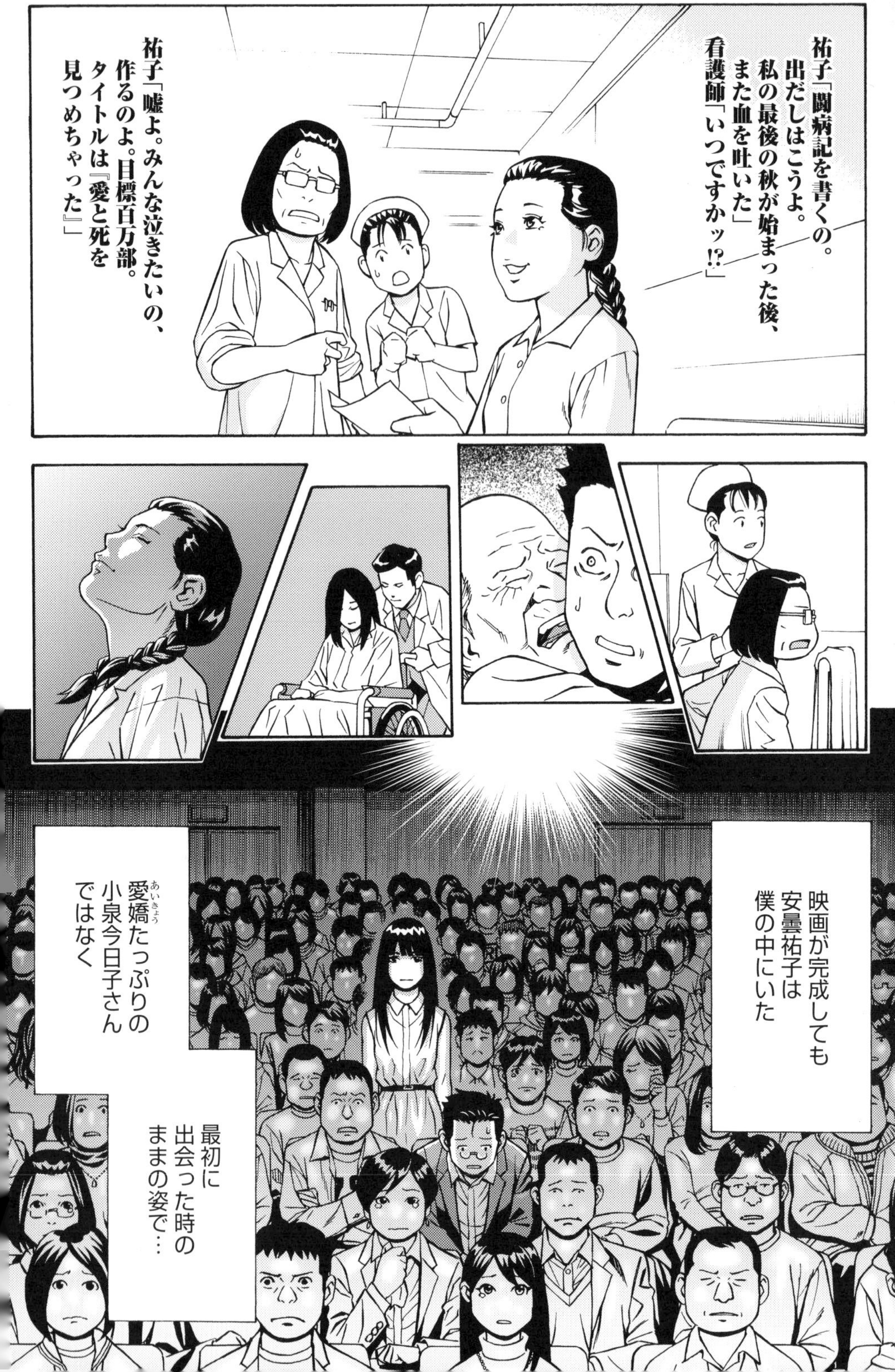
祐子「闘病記を書くの。
出だしはこうよ。
私の最後の秋が始まった後、
また血を吐いた」
看護師「いつですかッ!?」
祐子「嘘よ。みんな泣きたいの、
作るのよ。目標百万部。
タイトルは『愛と死を
見つめちゃった』」
映画が完成しても
安曇祐子は
僕の中にいた
愛嬌《あいきょう》たっぷりの
小泉今日子さん
ではなく
最初に
出会った時の
ままの姿で…

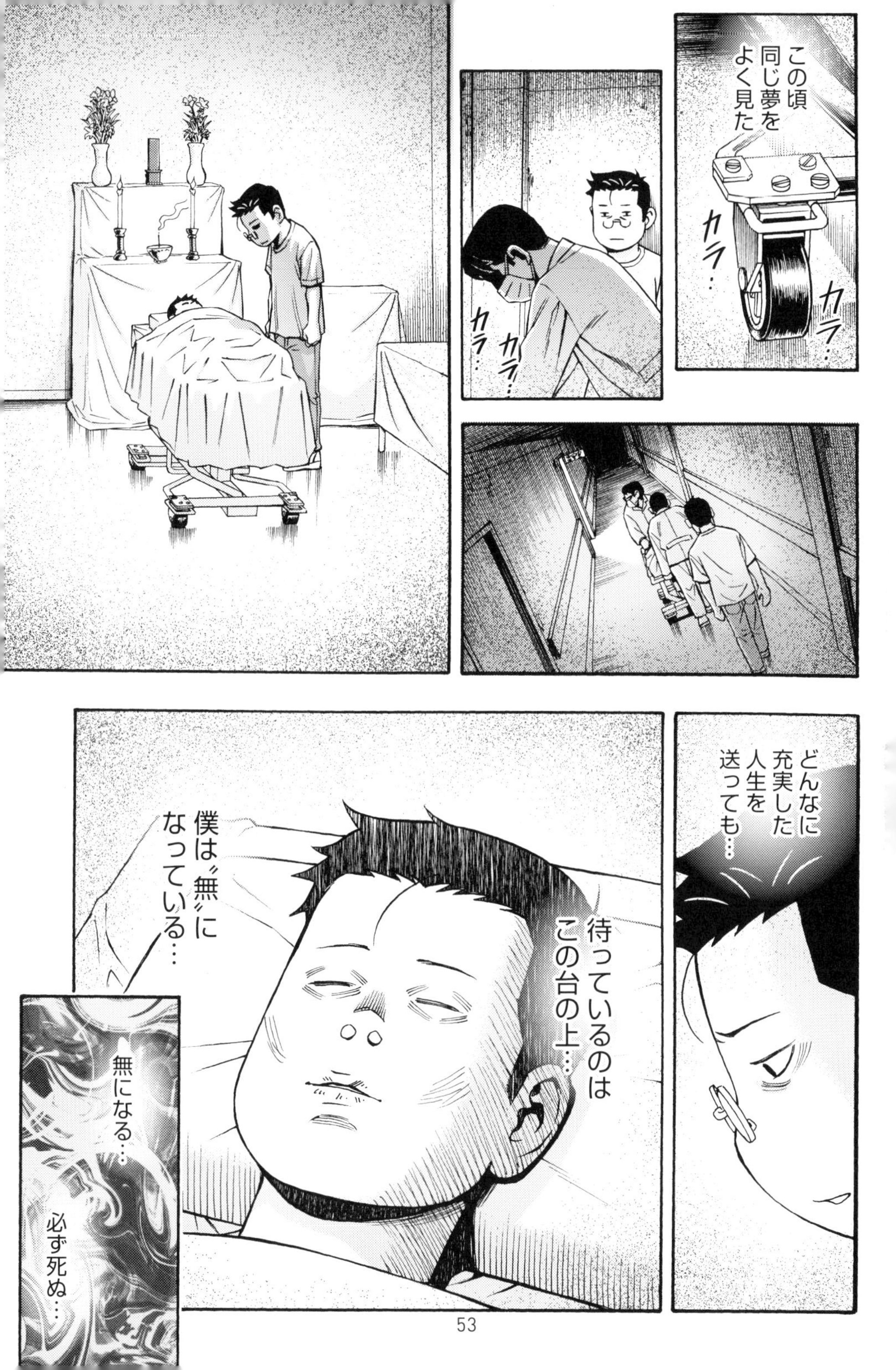
この頃
同じ夢を
よく見た
カラ…
カラ…
カラ…
カラ…
どんなに
充実した
人生を
送っても…
待っているのは
この台の上…
僕は〃無〃に
なっている…
無になる…
必ず死ぬ…

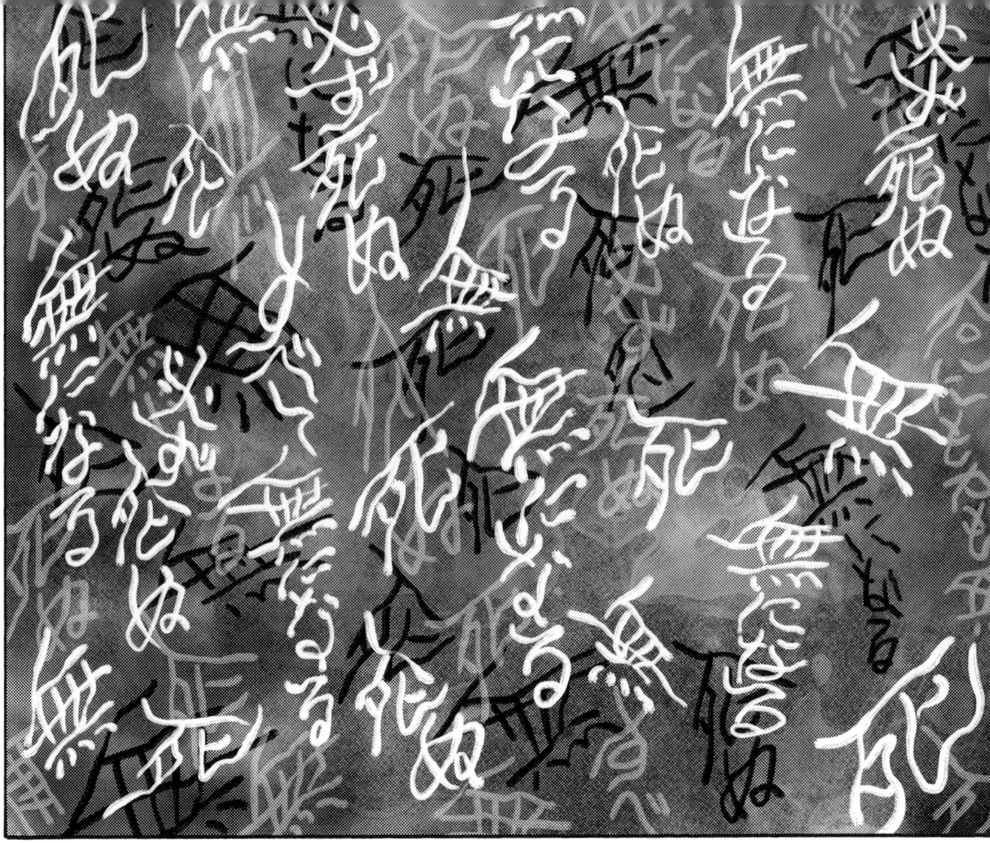

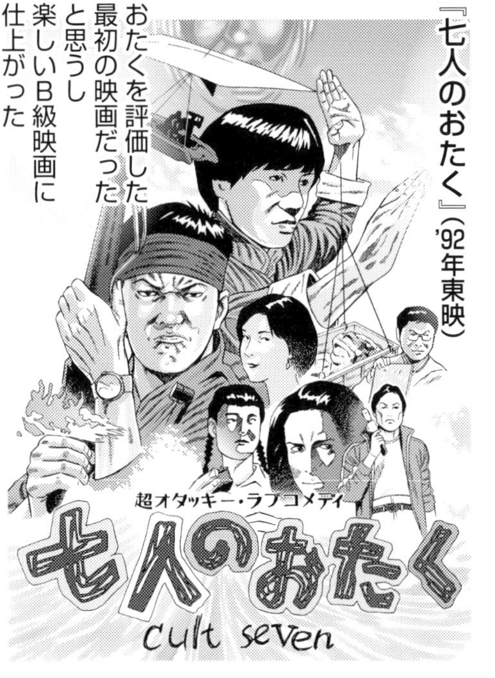
『七人のおたく』('92年東映)
おたくを評価した最初の映画だったと思うし楽しいB級映画に仕上がった
超オタッキー・ラブコメディ
七人のおたく
cult seven

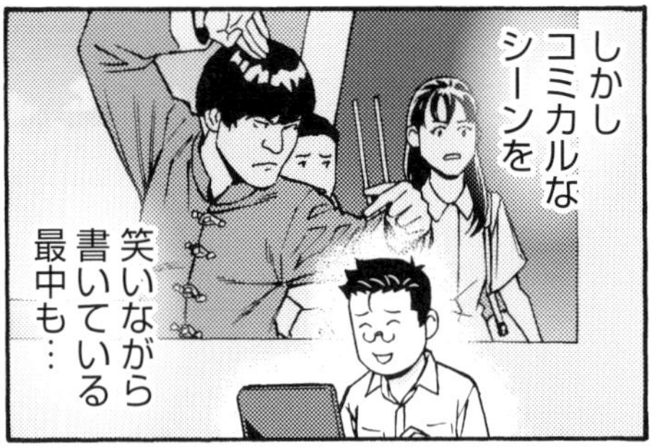
しかしコミカルなシーンを
笑いながら書いている最中も…

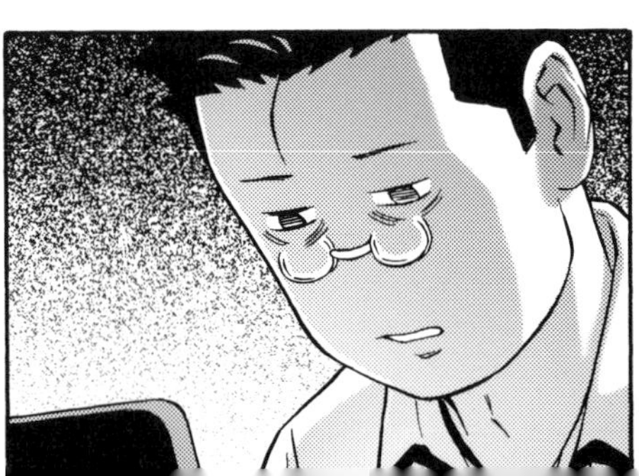

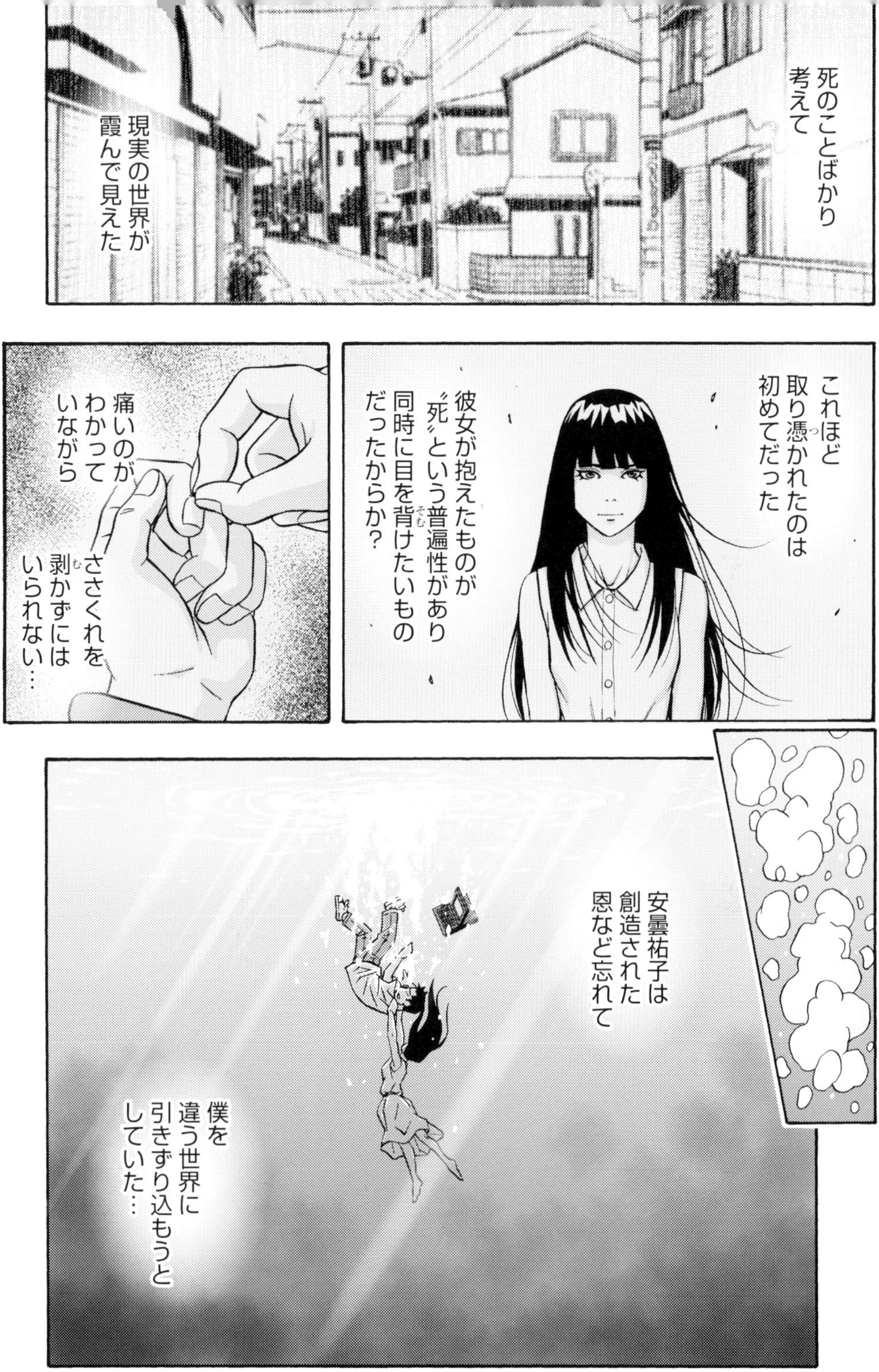
死のことばかり考えて
現実の世界が霞んで見えた
これほど取り憑《つ》かれたのは初めてだった
彼女が抱えたものが〝死〟という普遍性があり同時に目を背《そむ》けたいものだったからか？
痛いのがわかっていながら
ささくれを剥《む》かずにはいられない…
安曇祐子は創造された恩など忘れて
僕を違う世界に引きずり込もうとしていた…

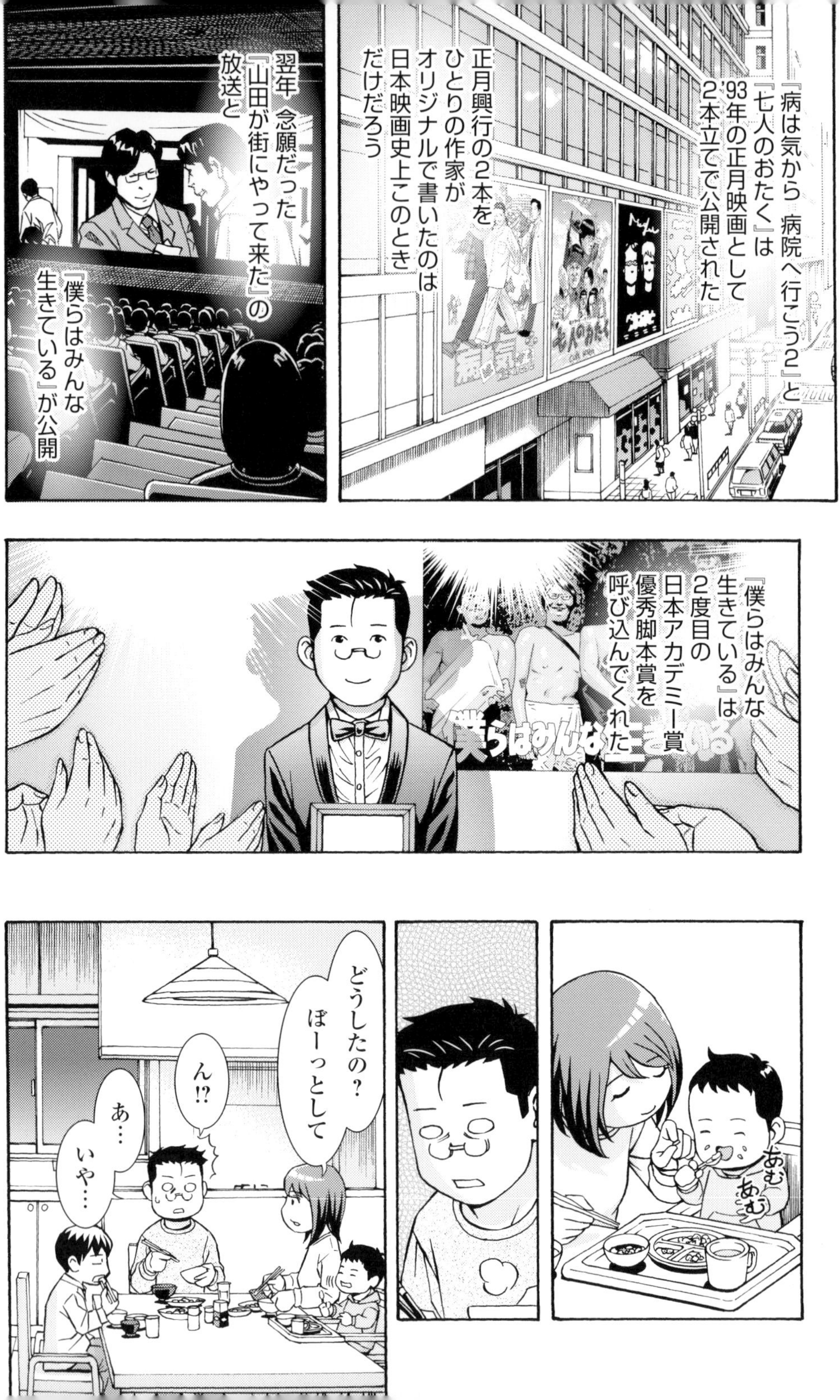
『病は気から 病院へ行こう2』と
『七人のおたく』は
'93年の正月映画として
2本立てで公開された
正月興行の2本を
ひとりの作家が
オリジナルで書いたのは
日本映画史上このとき
だけだろう
翌年 念願だった
『山田が街にやって来た』の
放送と
『僕らはみんな
生きている』が公開
『僕らはみんな
生きている』は
2度目の
日本アカデミー賞
優秀脚本賞を
呼び込んでくれた
あむ
あむ
どうしたの?
ぼーっとして
ん!?
あ…
いや…

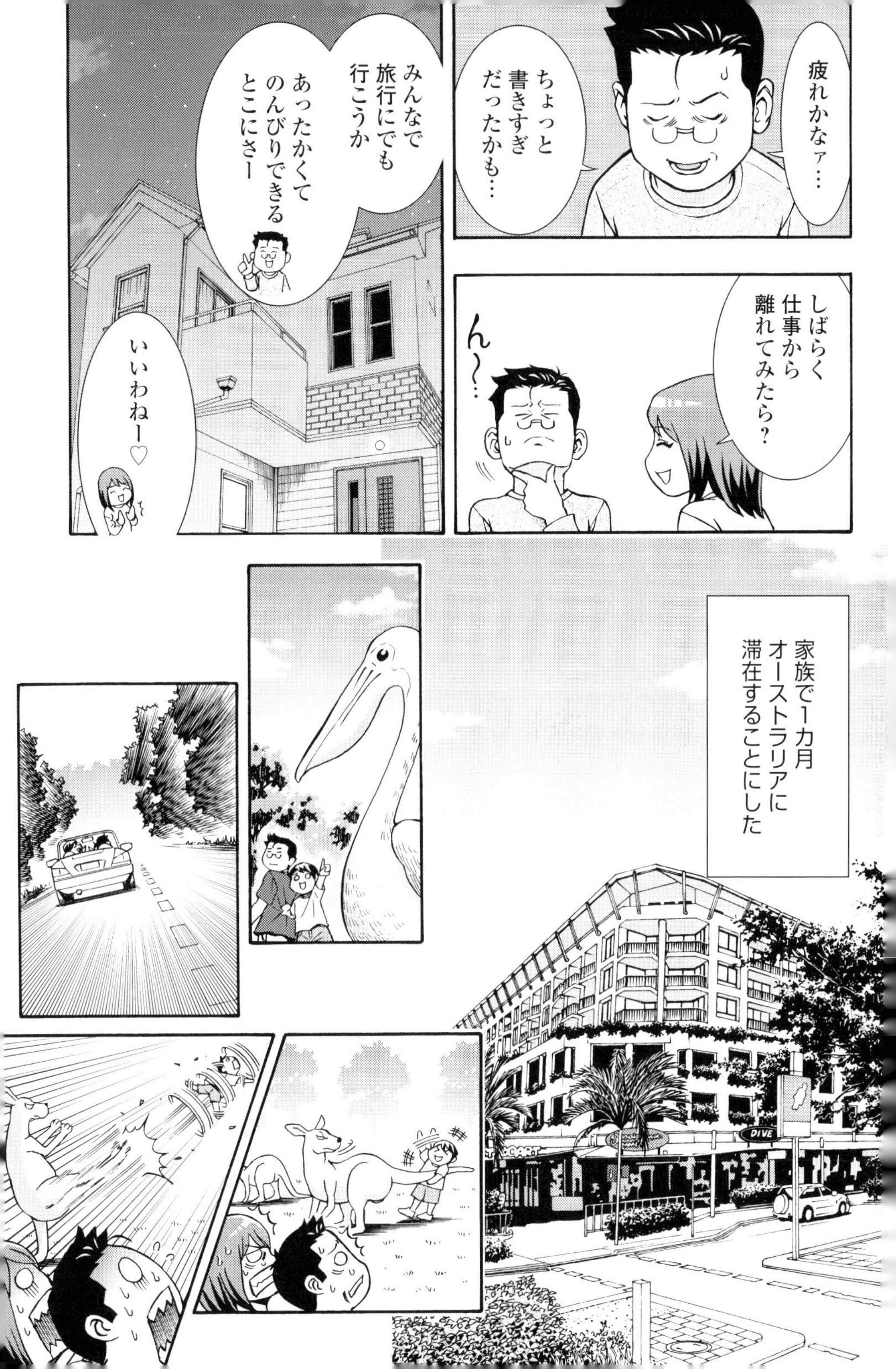
疲れかなァ…
ちょっと書きすぎだったかも…
しばらく仕事から離れてみたら?
ん~…
みんなで旅行にでも行こうか
あったかくてのんびりできるとこにさー
いいわねー♡
家族で1カ月オーストラリアに滞在することにした

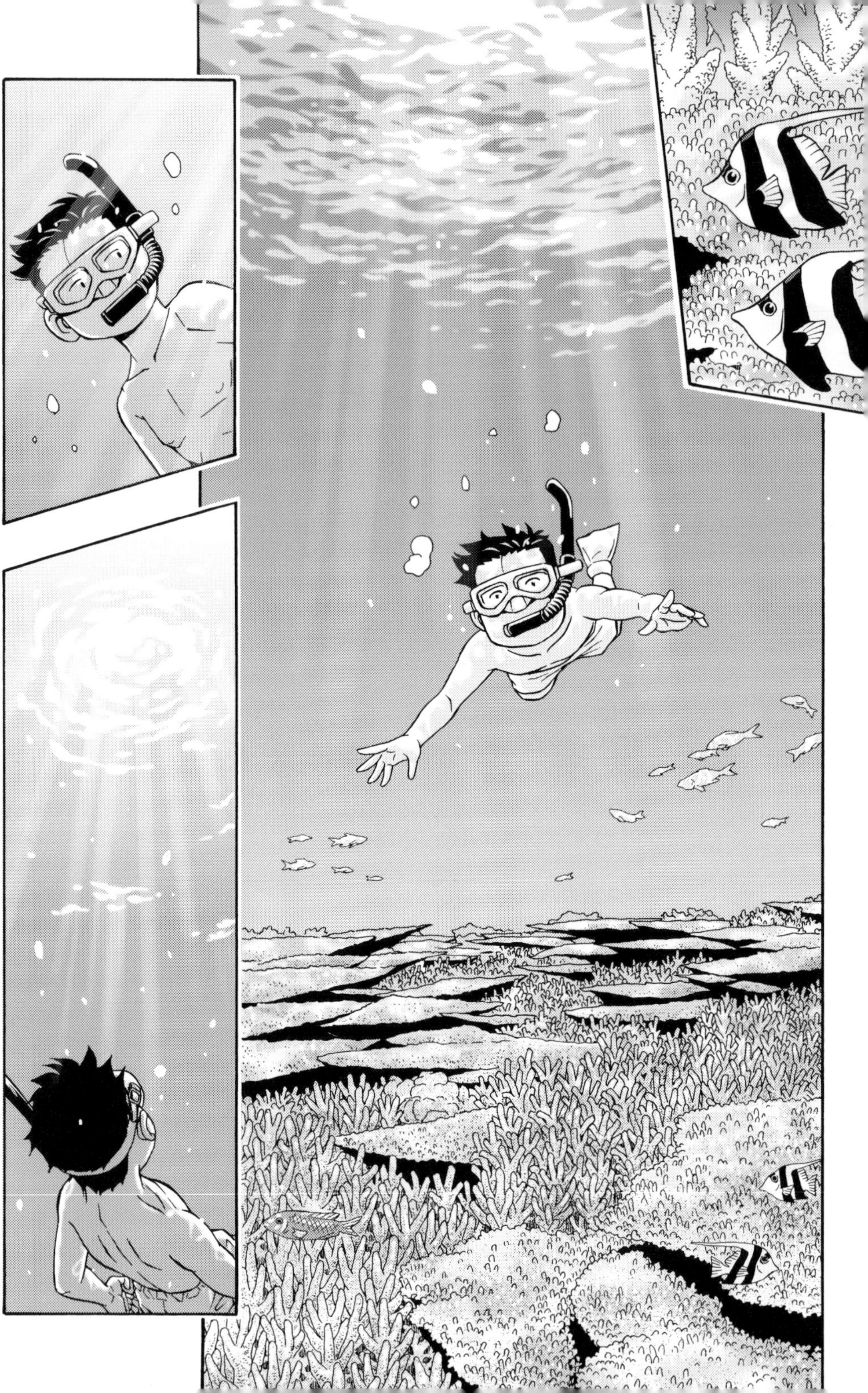

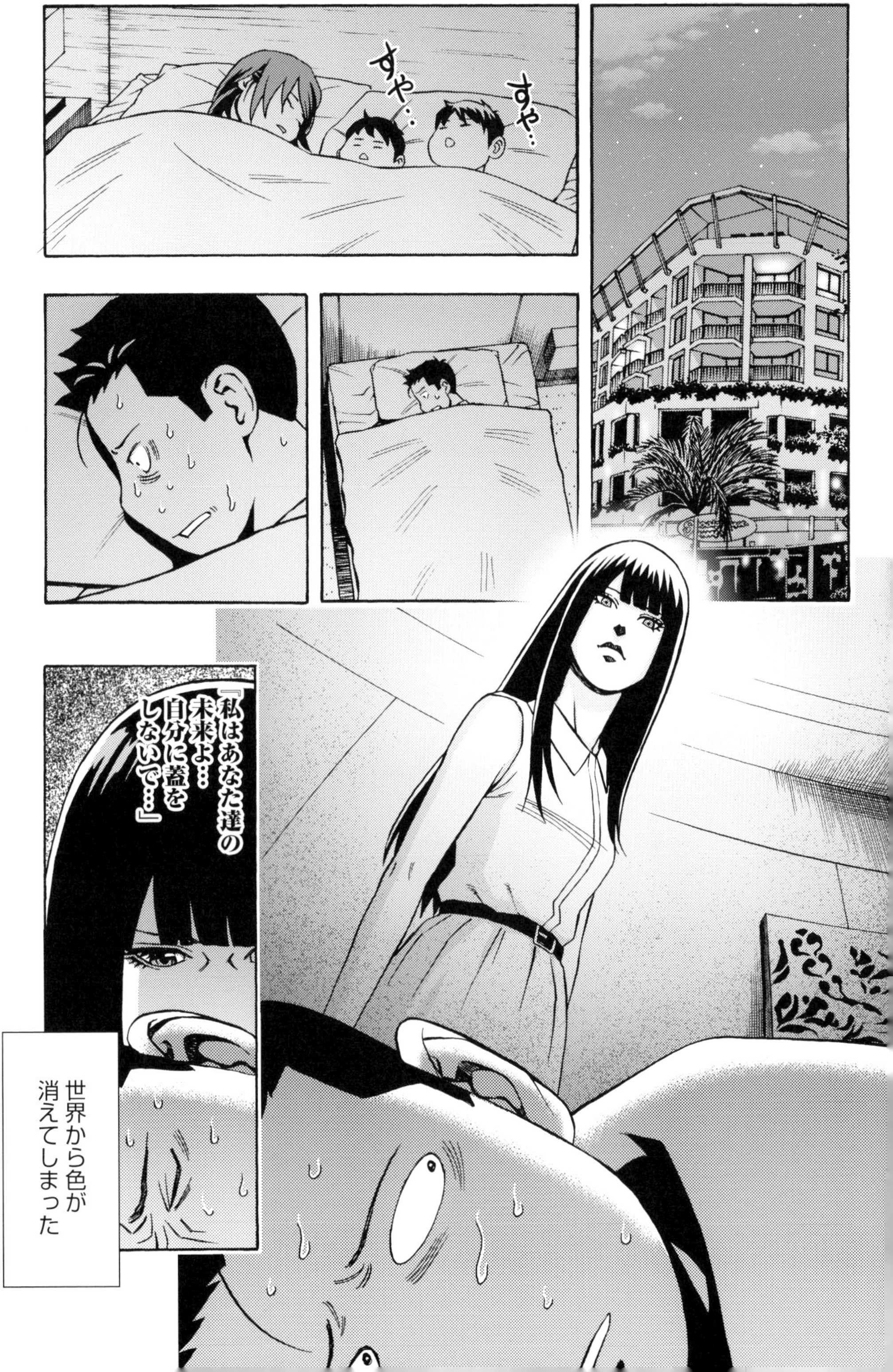
すや…
すや…
『私はあなた達の未来よ…自分に蓋をしないで…』
世界から色が消えてしまった

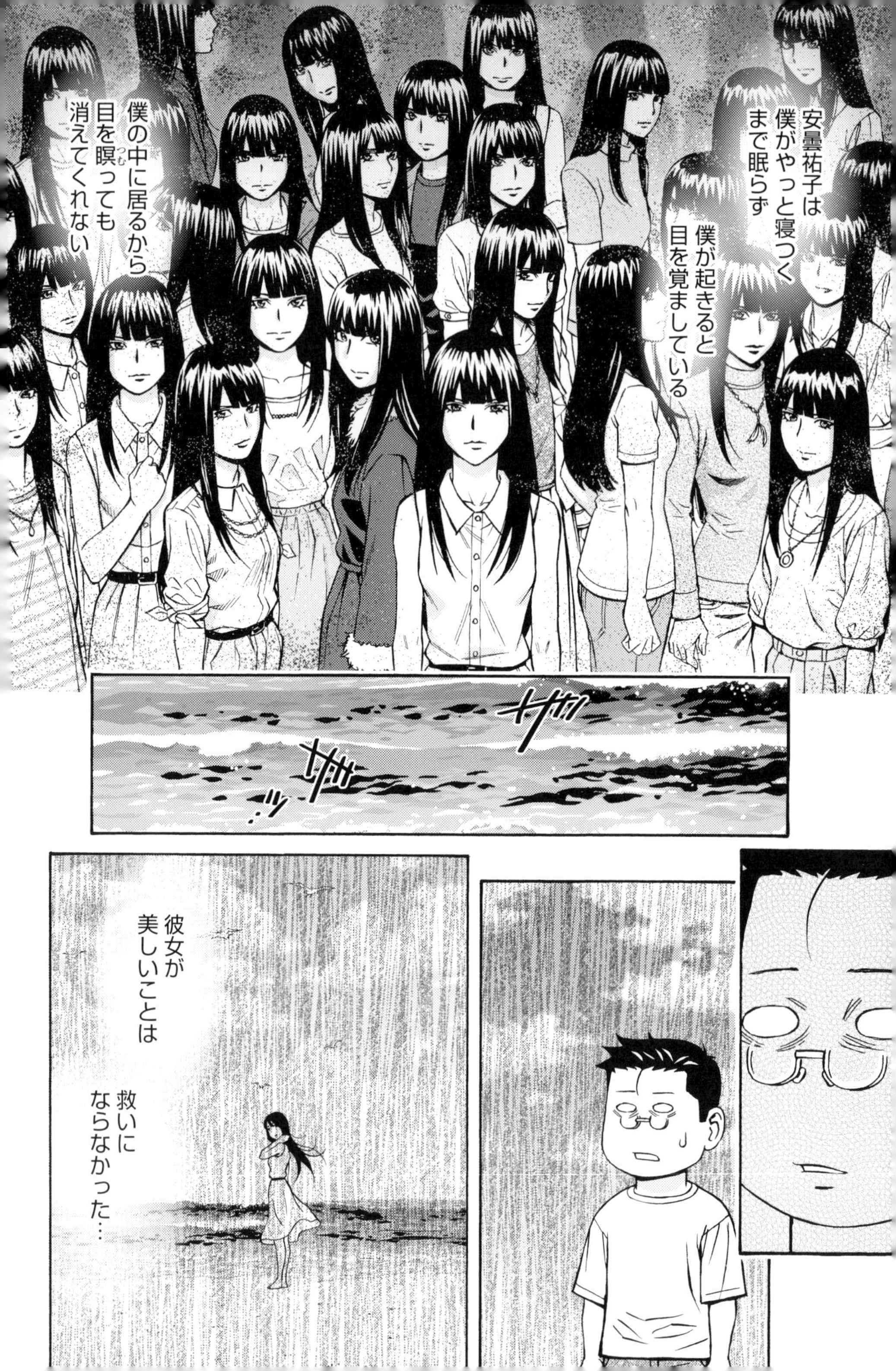
安曇祐子は
僕がやっと寝つく
まで眠らず
僕が起きると
目を覚ましている
僕の中に居るから
目を瞑《つむ》っても
消えてくれない
彼女が
美しいことは
救いに
ならなかった…

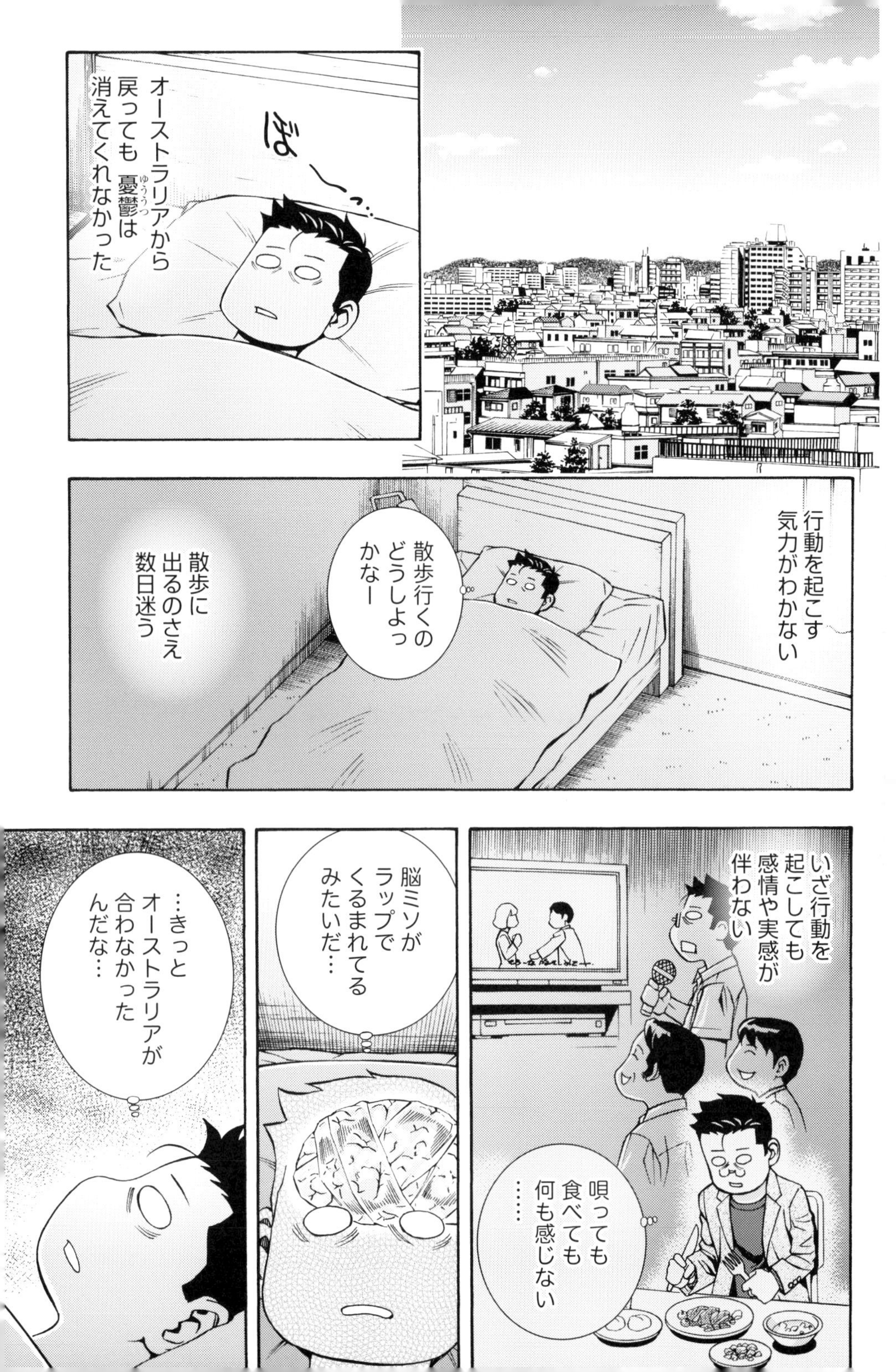
オーストラリアから
戻っても 憂鬱《ゆううつ》は
消えてくれなかった
ぼ〜〜っ
行動を起こす
気力がわかない
散歩行くの
どうしよっかなー
散歩に
出るのさえ
数日迷う
いざ行動を
起こしても
感情や実感が
伴わない
唄っても
食べても
何も感じない
……
脳ミソが
ラップで
くるまれてる
みたいだ…
…きっと
オーストラリアが
合わなかった
んだな…

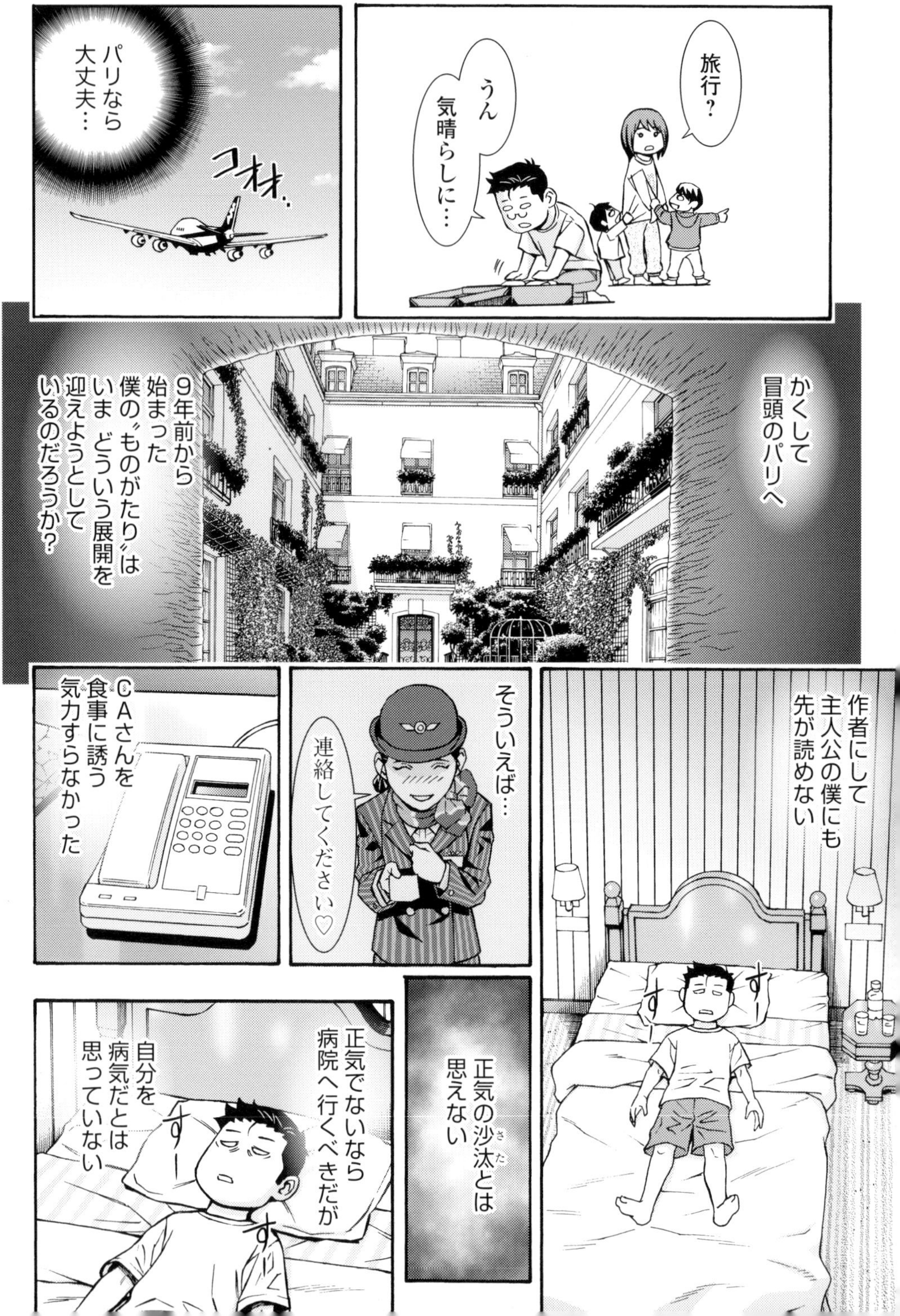
旅行?
うん 気晴らしに…
パリなら大丈夫…
コォオ…
かくして冒頭のパリへ
9年前から始まった僕の〃ものがたり〃はいま どういう展開を迎えようとしているのだろうか?
作者にして主人公の僕にも先が読めない
すー
すー
そういえば…
連絡してください♡
CAさんを食事に誘う気力すらなかった
正気の沙汰《さた》とは思えない
正気でないなら病院へ行くべきだが
自分を病気だとは思っていない
すー
すー

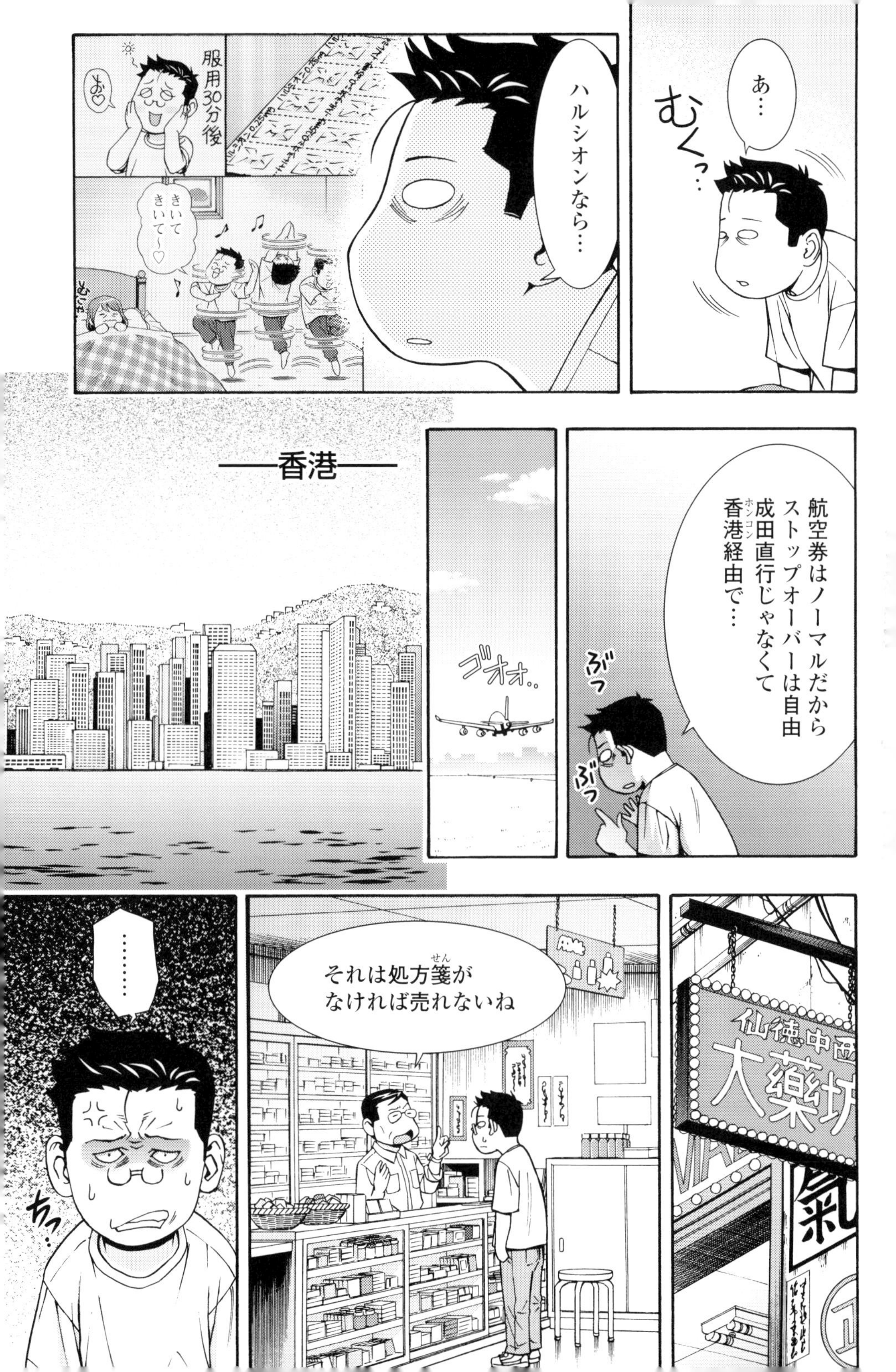
あ…
むくっ…
ハルシオンなら…
服用30分後
お♡
きいて
きいて〜♡
航空券はノーマルだから
ストップオーバーは自由
成田直行じゃなくて
香港《ホンコン》経由で…
ぶっ
ぶっ
ゴオオ…
——香港——
仙徳中西
大藥坊
それは処方箋《せん》が
なければ売れないね
……
ちっ

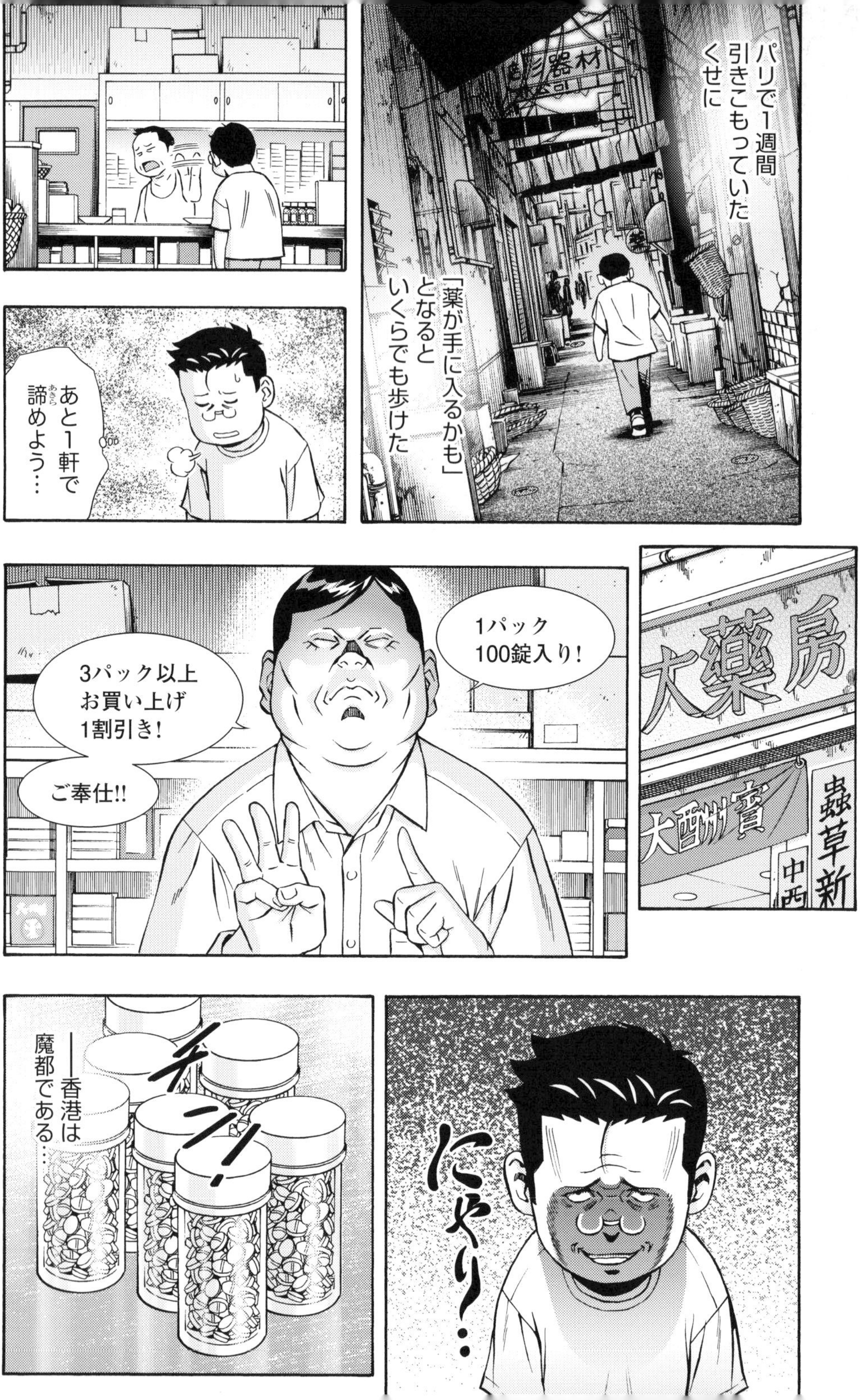
パリで1週間
引きこもっていた
くせに
「薬が手に入るかも」
となると
いくらでも歩けた
あと1軒で
諦《あきら》めよう…
大藥房
1パック
100錠入り!
3パック以上
お買い上げ
1割引き!
ご奉仕!!
—香港は
魔都である…
キラン!
にやり…

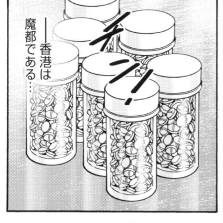

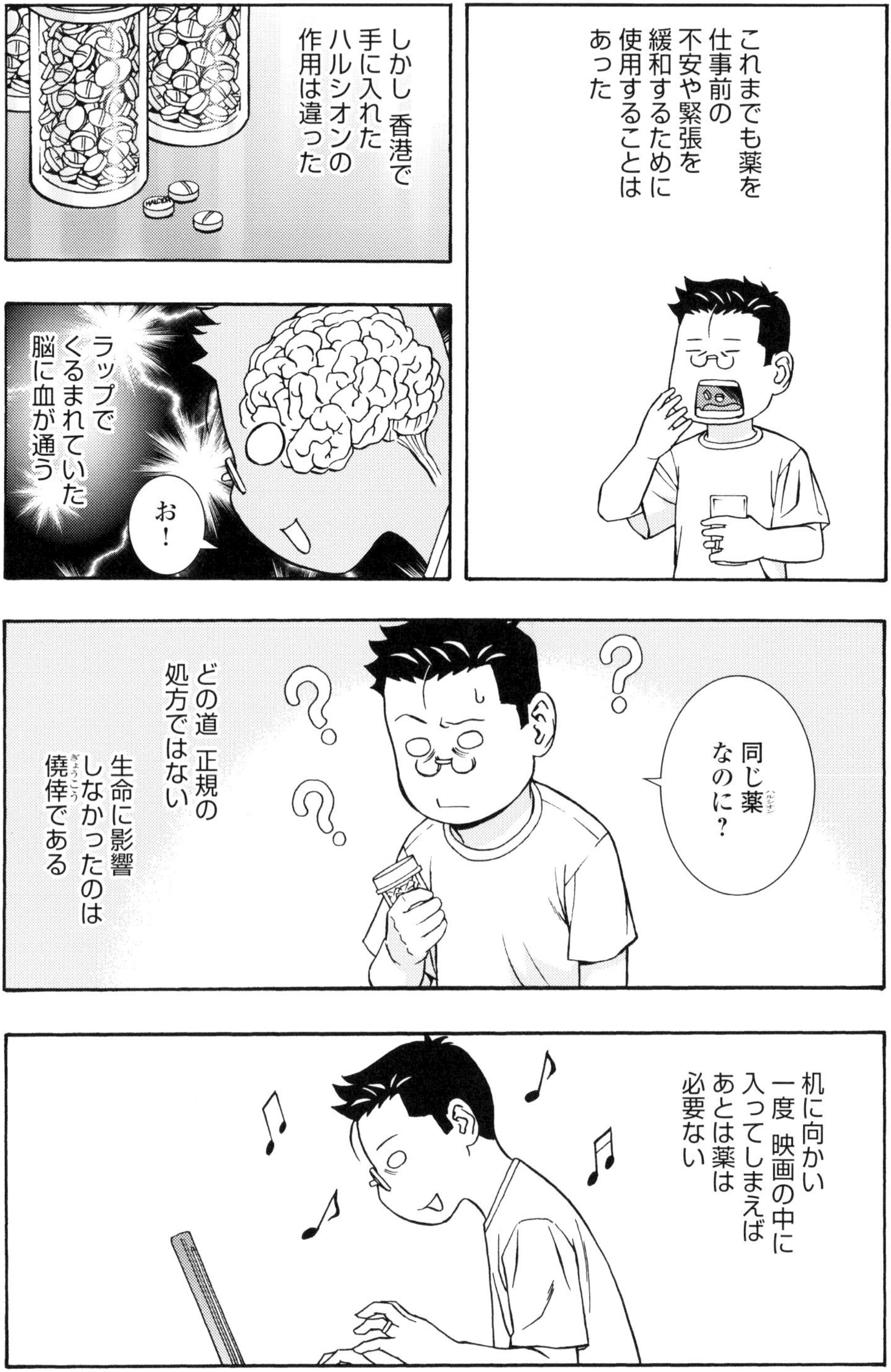

これまでも薬を
仕事前の
不安や緊張を
緩和するために
使用することは
あった
しかし 香港で
手に入れた
ハルシオンの
作用は違った
お!
ラップで
くるまれていた
脳に血が通う
同じ薬《ハルシオン》なのに?
どの道 正規の
処方ではない
生命に影響
しなかったのは
僥倖《ぎょうこう》である
机に向かい
一度 映画の中に
入ってしまえば
あとは薬は
必要ない

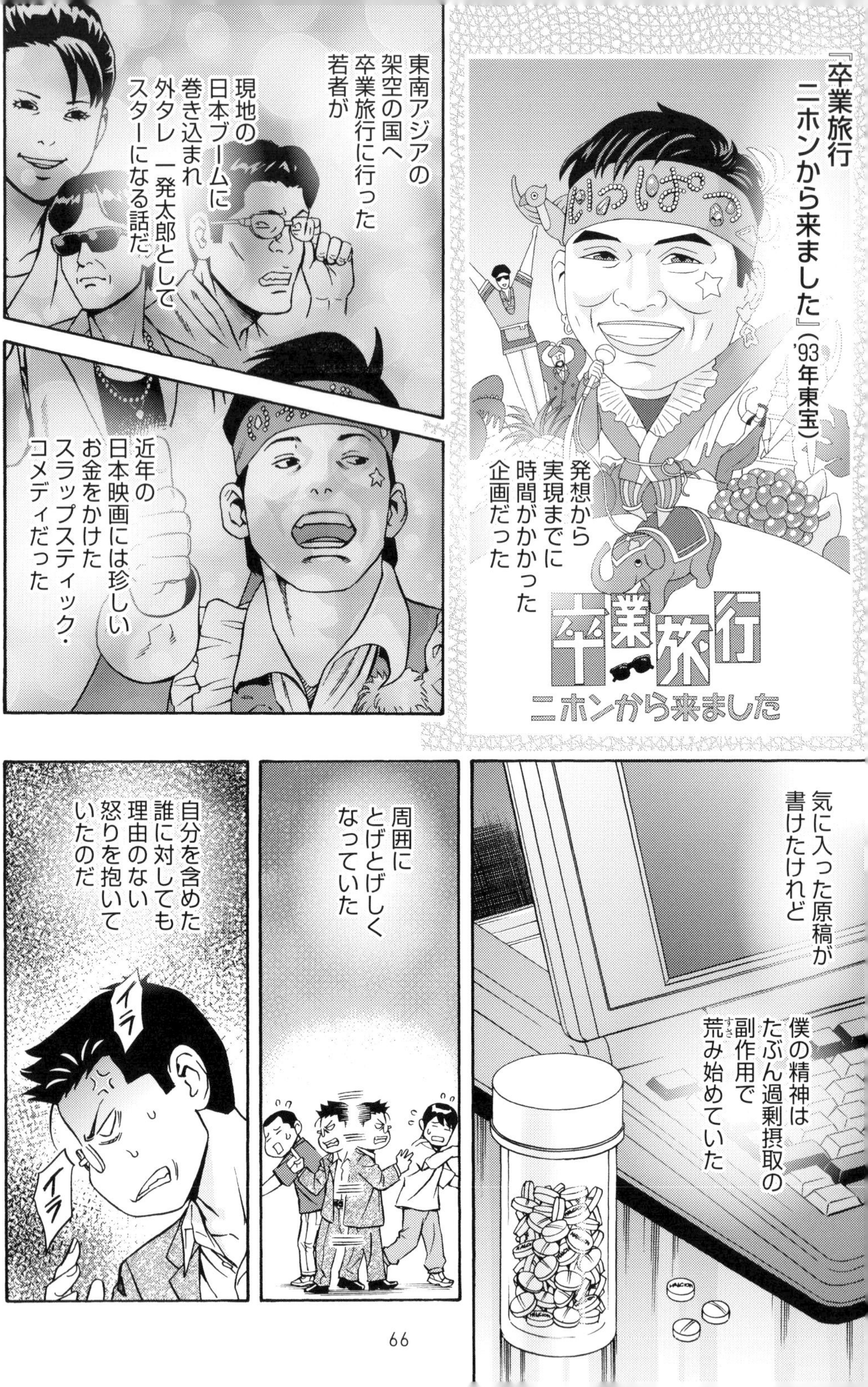
『卒業旅行
ニホンから来ました』('93年東宝)
発想から実現までに時間がかかった企画だった
卒業旅行
ニホンから来ました
東南アジアの架空の国へ卒業旅行に行った若者が
現地の日本ブームに巻き込まれ外タレ一発太郎としてスターになる話だ
近年の日本映画には珍しいお金をかけたスラップスティック・コメディだった
気に入った原稿が書けたけれど
僕の精神はたぶん過剰摂取の副作用で荒《すさ》み始めていた
周囲にとげとげしくなっていた
自分を含めた誰に対しても理由のない怒りを抱いていたのだ
イラ
イラ

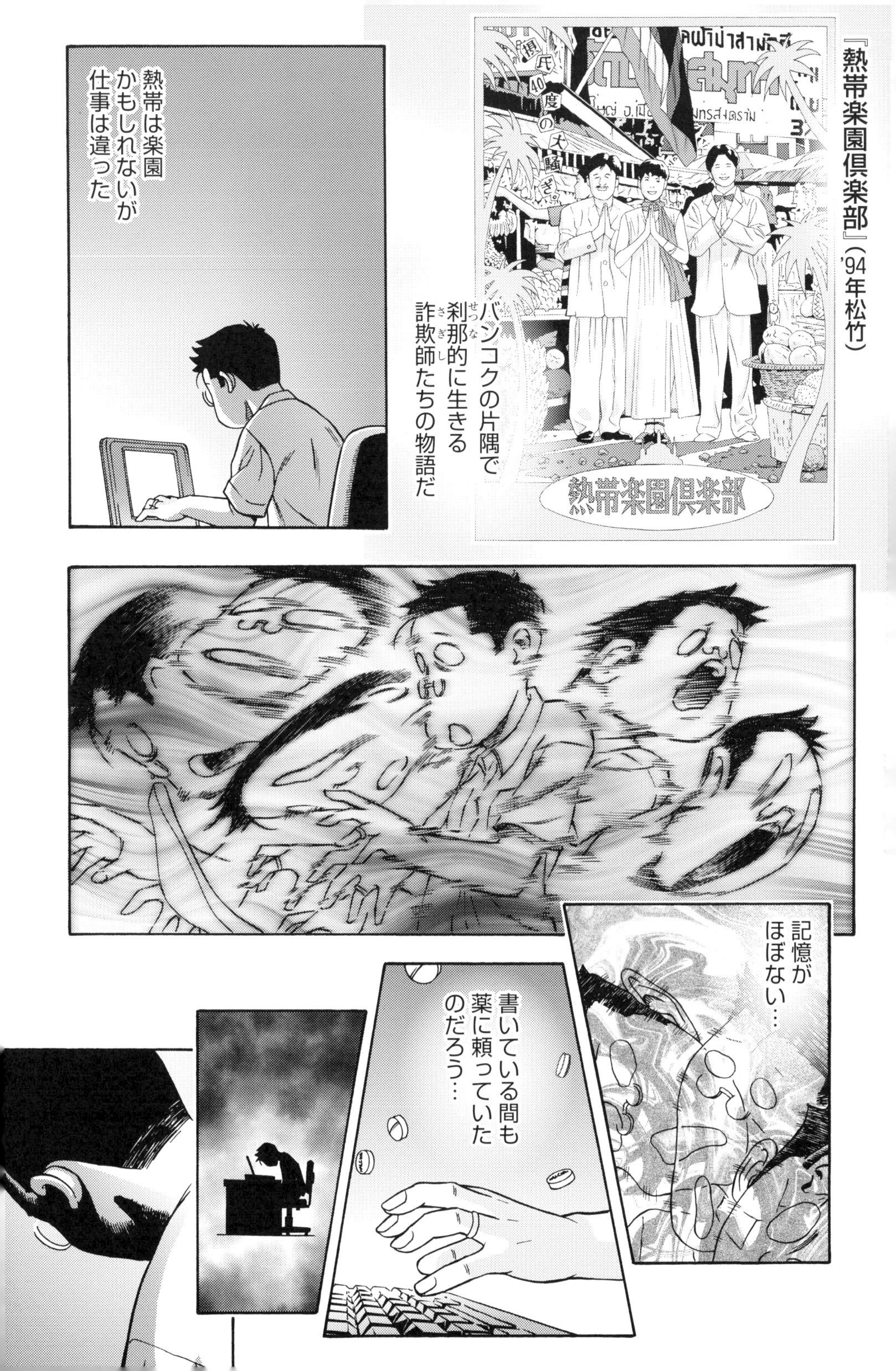
『熱帯楽園倶楽部』（'94年松竹）
熱帯楽園倶楽部
バンコクの片隅で
刹那《せつな》的に生きる
詐欺師《さぎし》たちの物語だ
熱帯は楽園
かもしれないが
仕事は違った
記憶が
ほぼない…
書いている間も
薬に頼っていた
のだろう…

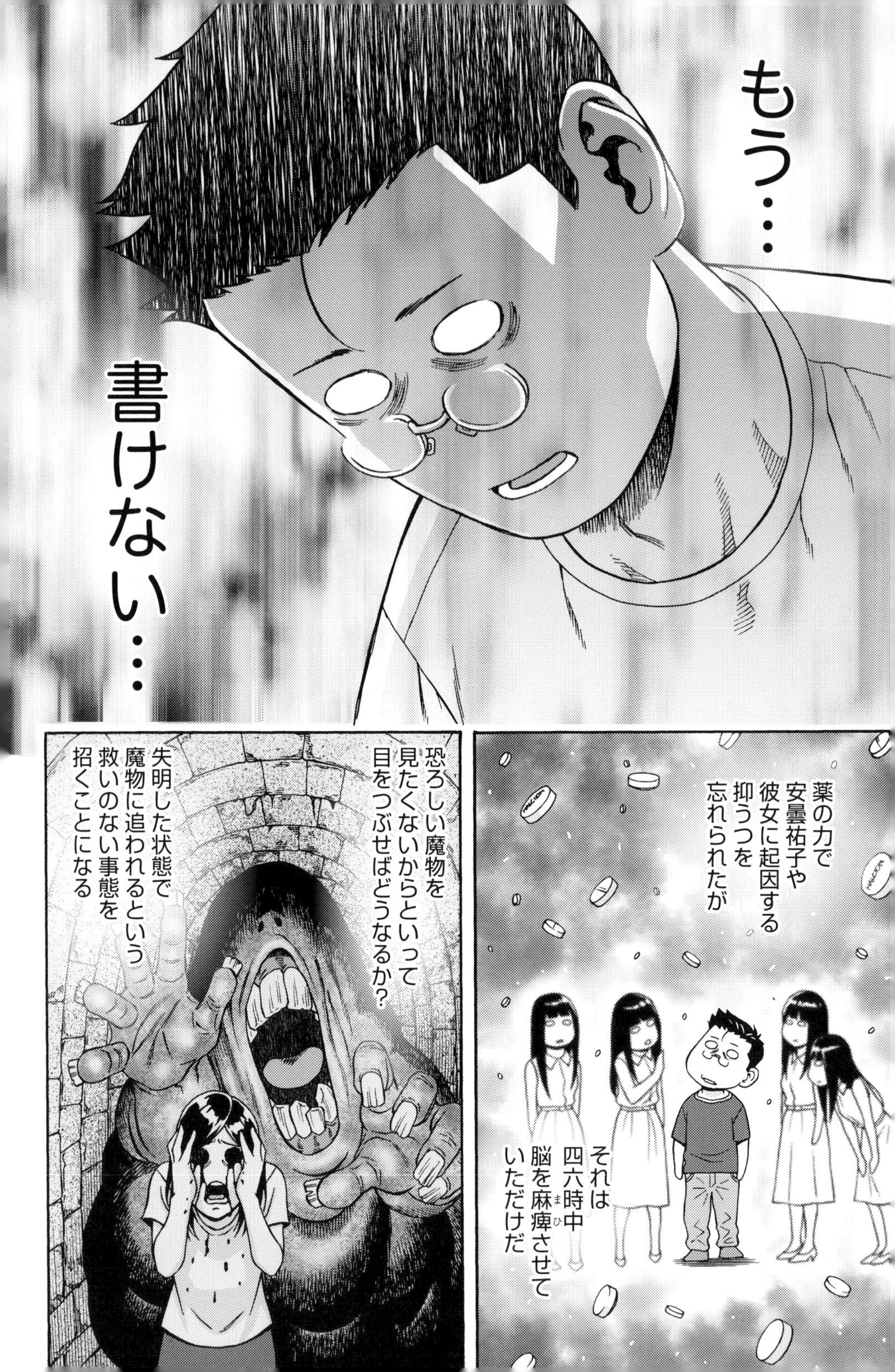
もう…
書けない…
薬の力で安曇祐子や彼女に起因する抑うつを忘れられたが
それは四六時中脳を麻痺《まひ》させていただけだ
恐ろしい魔物を見たくないからといって目をつぶせばどうなるか?
失明した状態で魔物に追われるという救いのない事態を招くことになる

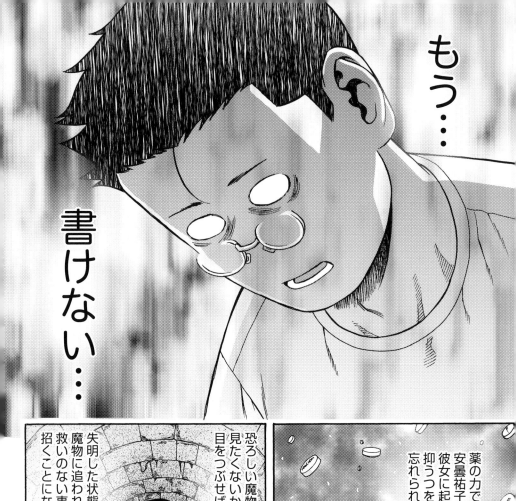

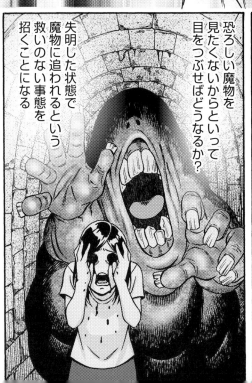

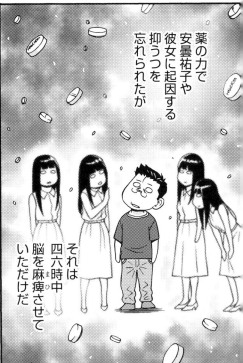

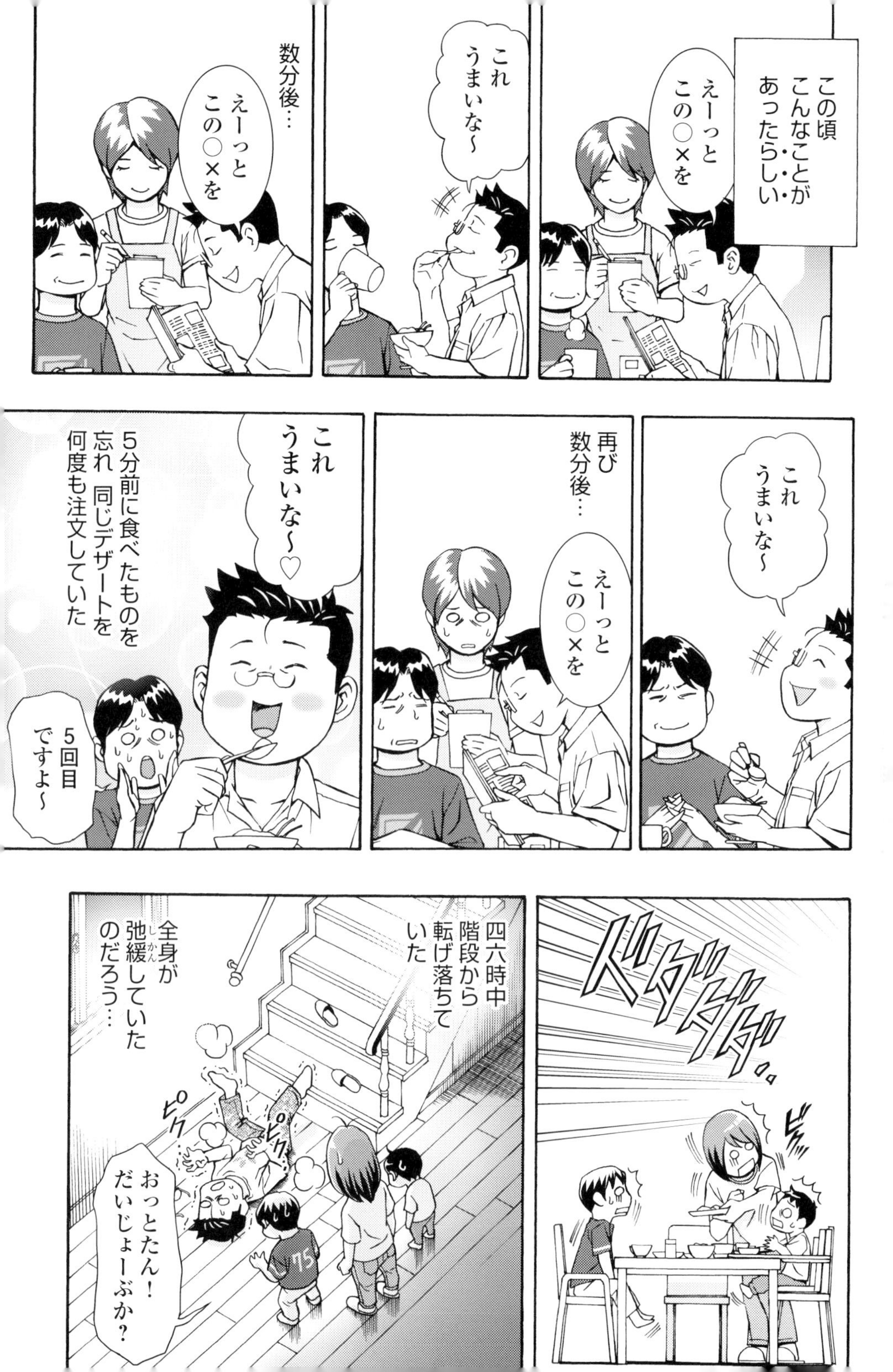
この頃 こんなことが あったらしい
えーっと この○×を
これ うまいな～
数分後…
えーっと この○×を
これ うまいな～
再び 数分後…
えーっと この○×を
これ うまいな～♡
5分前に食べたものを忘れ 同じデザートを何度も注文していた
5回目ですよ～
ドッダッダダダッ
ビクッ
四六時中階段から転げ落ちていた
ピクッ
ピクッ
全身が弛緩《しかん》していたのだろう…
おっとたん! だいじょーぶか?

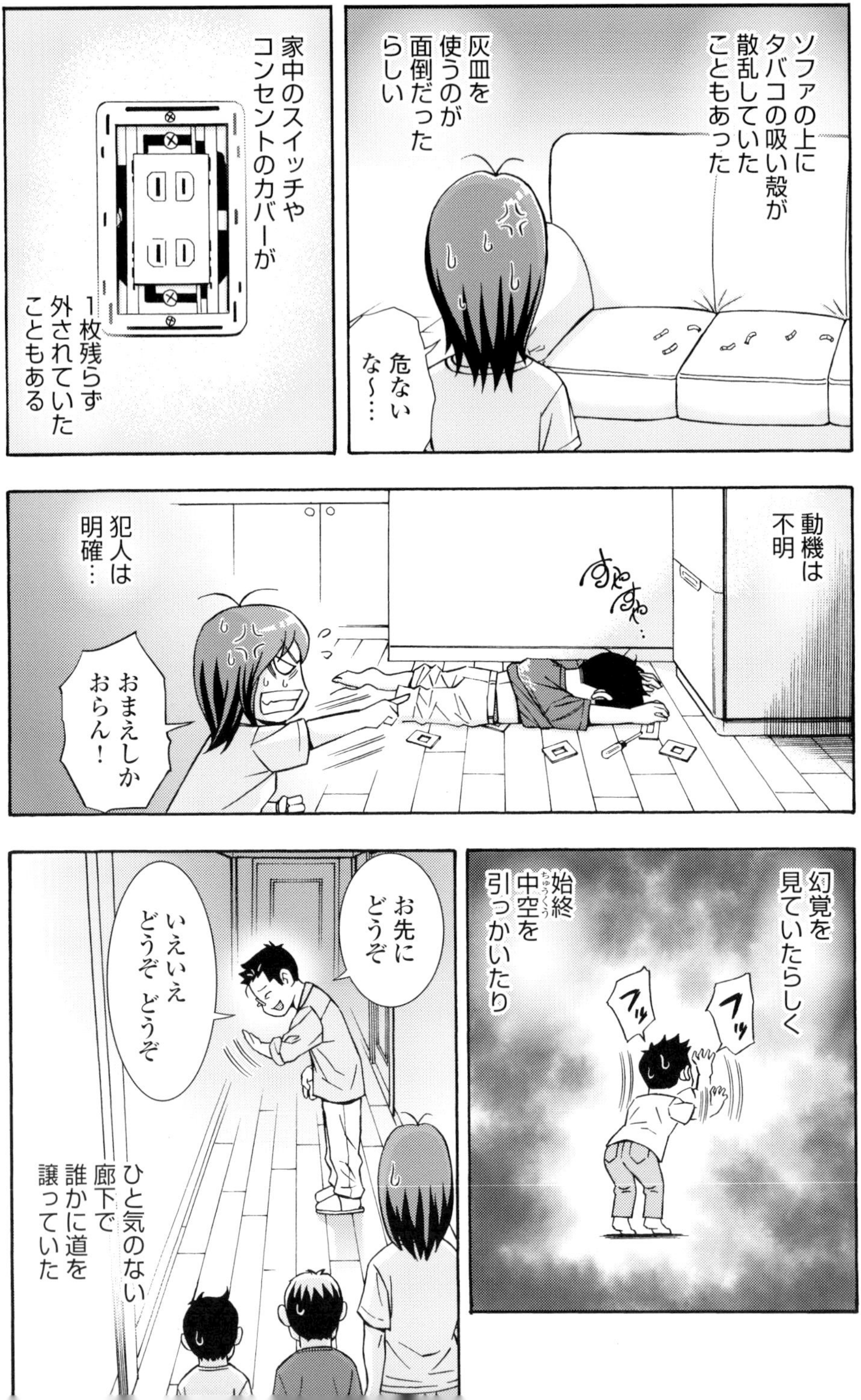
ソファの上にタバコの吸い殻が散乱していたこともあった
灰皿を使うのが面倒だったらしい
危ないな～…
家中のスイッチやコンセントのカバーが
1枚残らず外されていたこともある
動機は不明
すやすや…
犯人は明確…
おまえしかおらん！
幻覚を見ていたらしく
始終中空《ちゅうくう》を引っかいたり
フッ
フッ
お先にどうぞ
いえいえどうぞ どうぞ
ひと気のない廊下で誰かに道を譲っていた

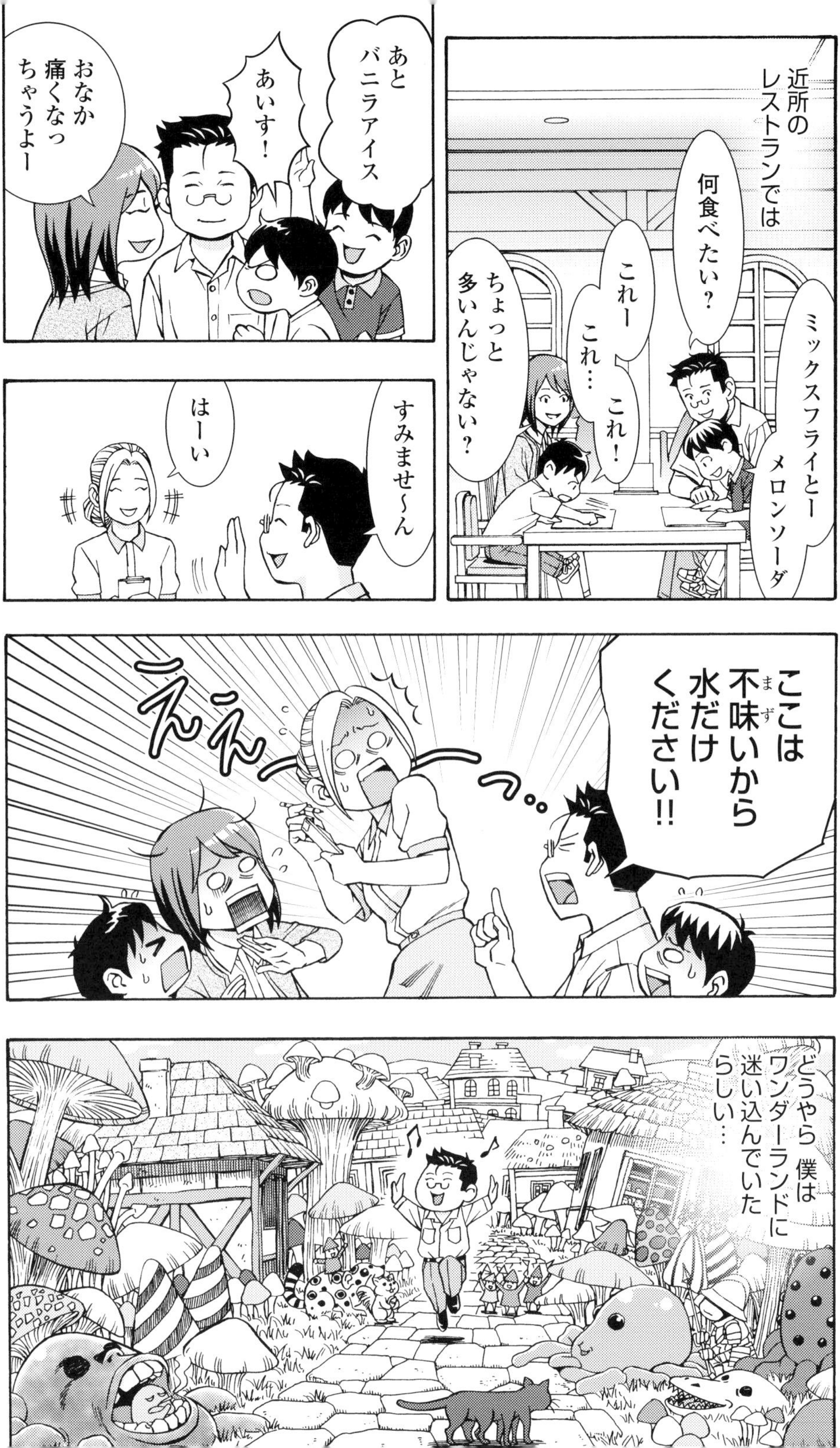
近所のレストランでは
何食べたい？
ミックスフライとーメロンソーダ
これー
これ…
これ！
ちょっと多いんじゃない？
あとバニラアイス
あいす！
おなか痛くなっちゃうよー
すみませ～ん
はーい
ここは不味《まず》いから水だけください!!
えんんーーっ
どうやら僕はワンダーランドに迷い込んでいたらしい…

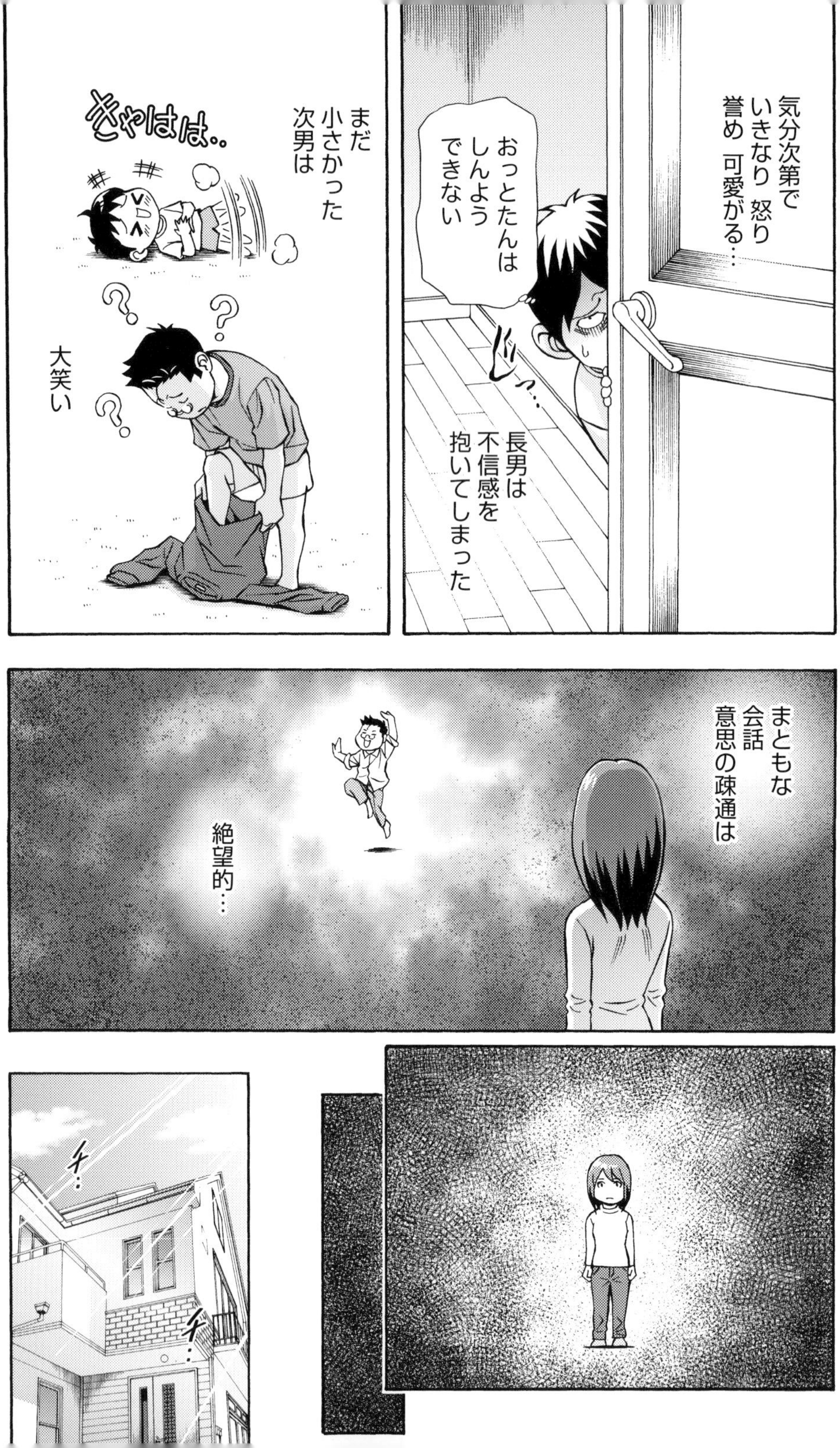
気分次第で
いきなり 怒り
誉め 可愛がる…
おっとたんは しんよう できない
じーっ…
長男は 不信感を 抱いてしまった
まだ 小さかった 次男は
大笑い
きゃはは..
まともな 会話 意思の疎通は
絶望的…

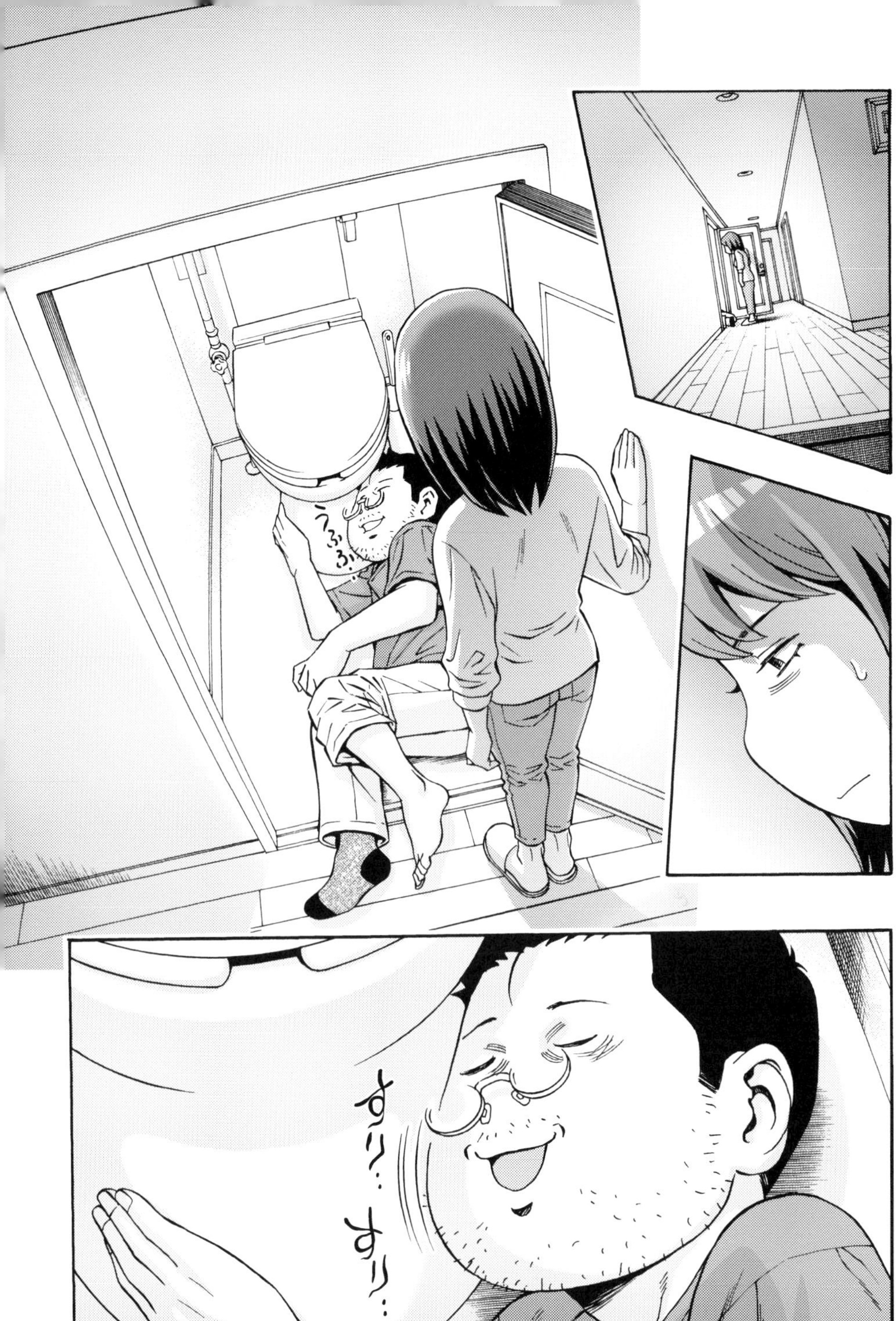
うふふ…
すり～…すり～…

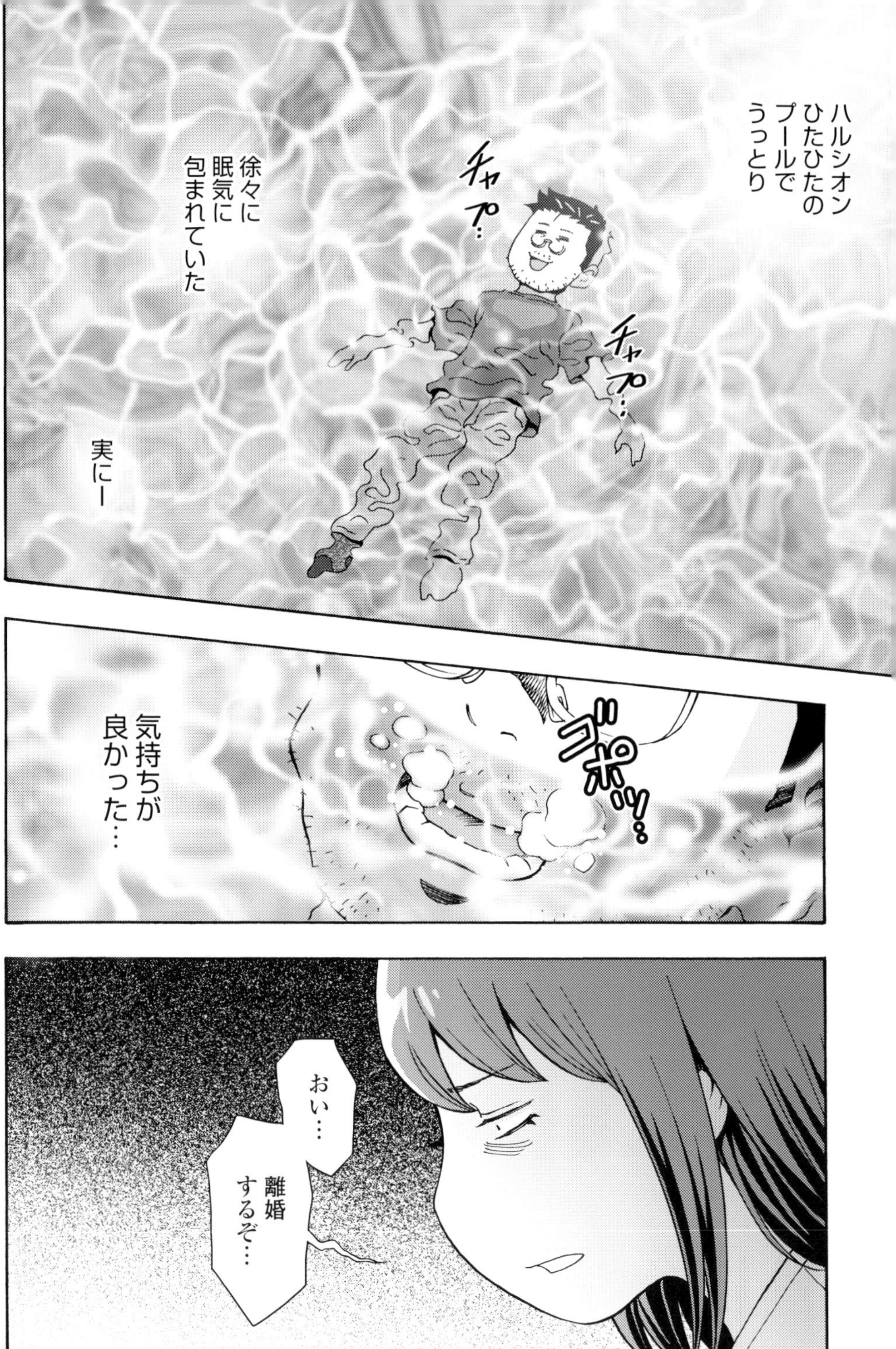
ハルシオンひたひたのプールでうっとり
チャプ…
徐々に眠気に包まれていた
チャプ…
実にー
気持ちが良かった…
ゴポッ…
おい…
離婚するぞ…

第4章
病院へ行こう

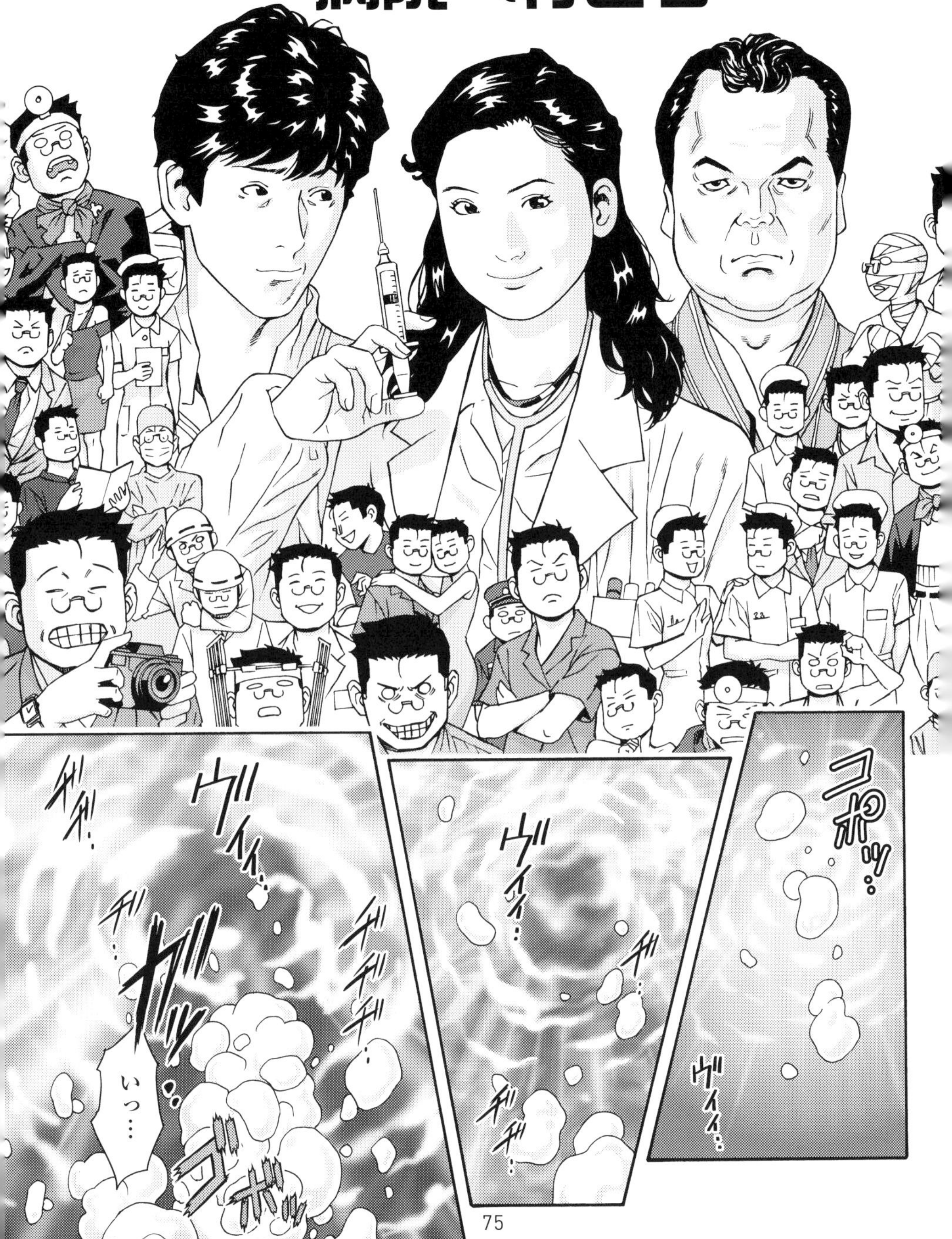

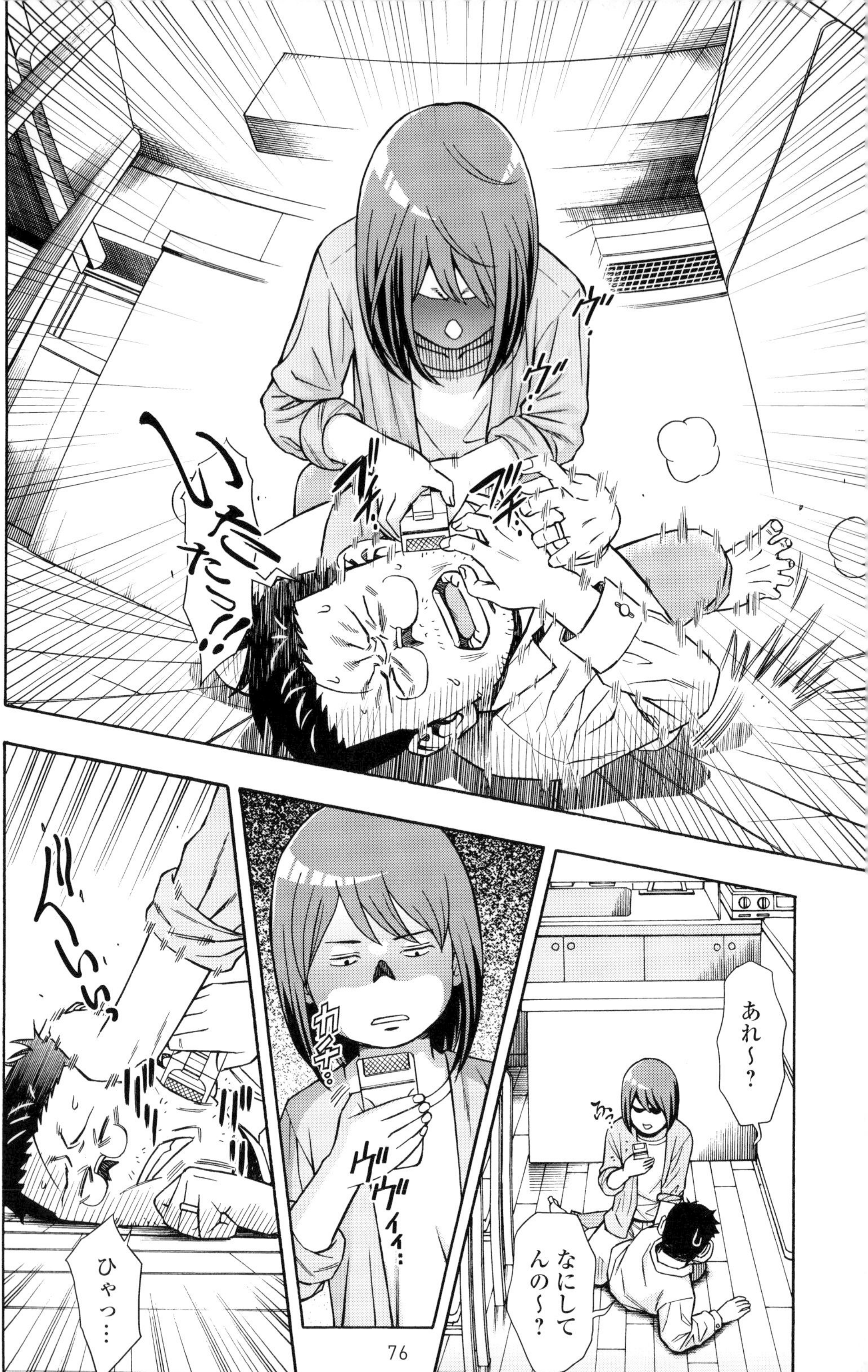
いたたっ!!
あれ～?
なにしてんの～?
カチ
ひゃっ…

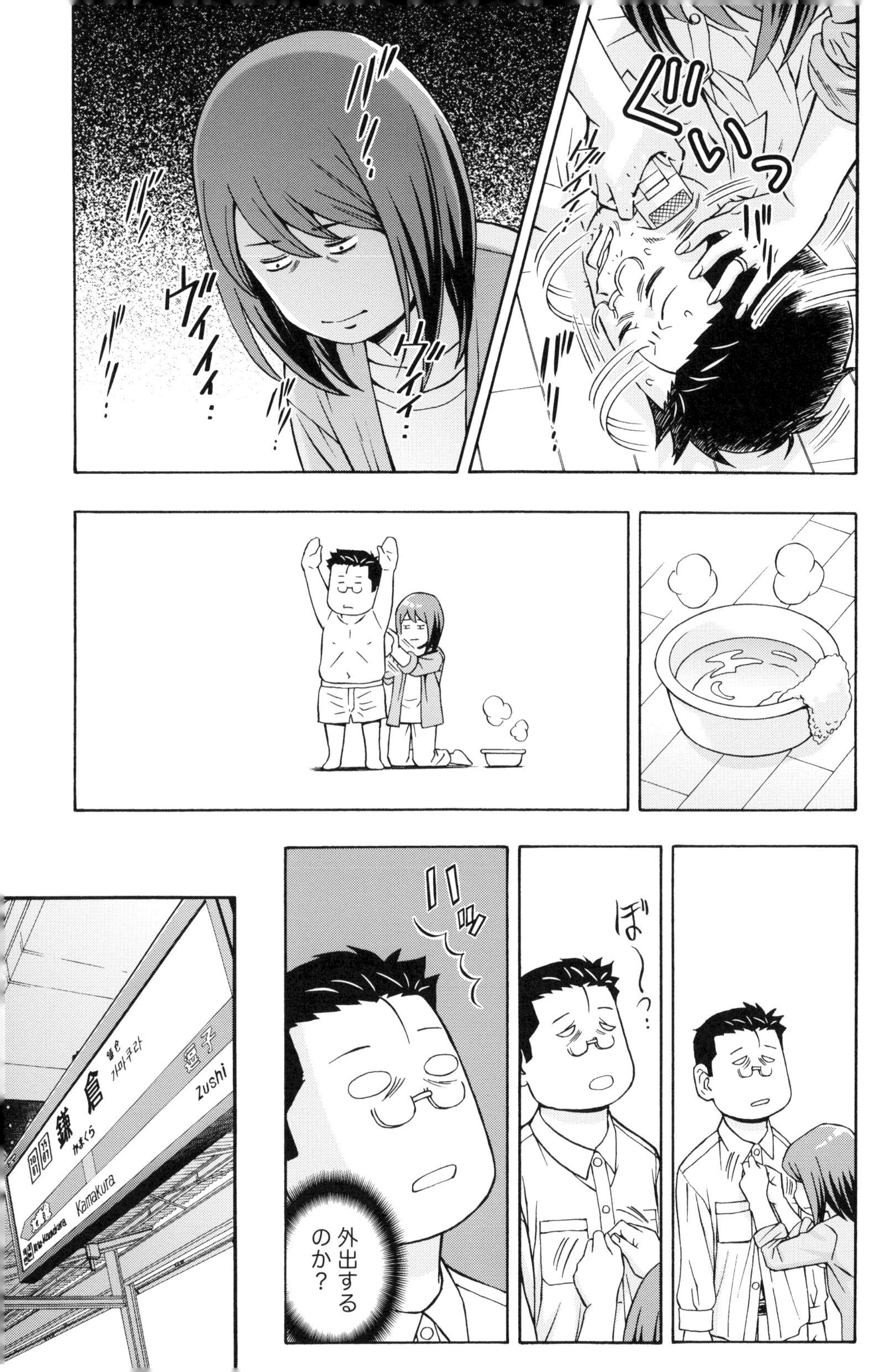

ぐいーっ
ヴィイイ…
ヴィイイ…
ぼ〜…？
ハッ
外出するのか？
鎌倉
かまくら
가마쿠라
Kamakura
逗子
Zushi

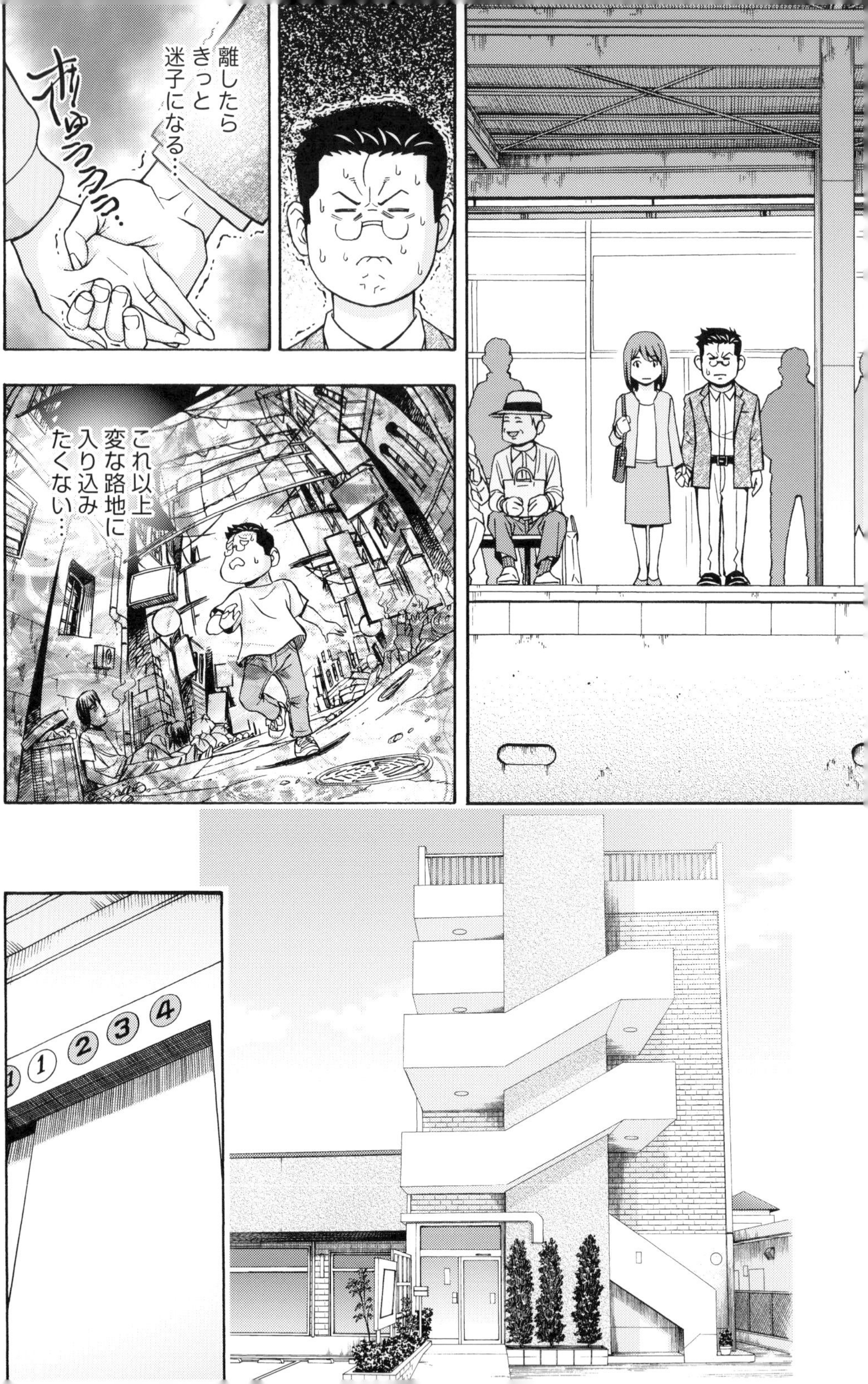
離したら
きっと
迷子になる…
これ以上
変な路地に
入り込み
たくない…
1 2 3 4

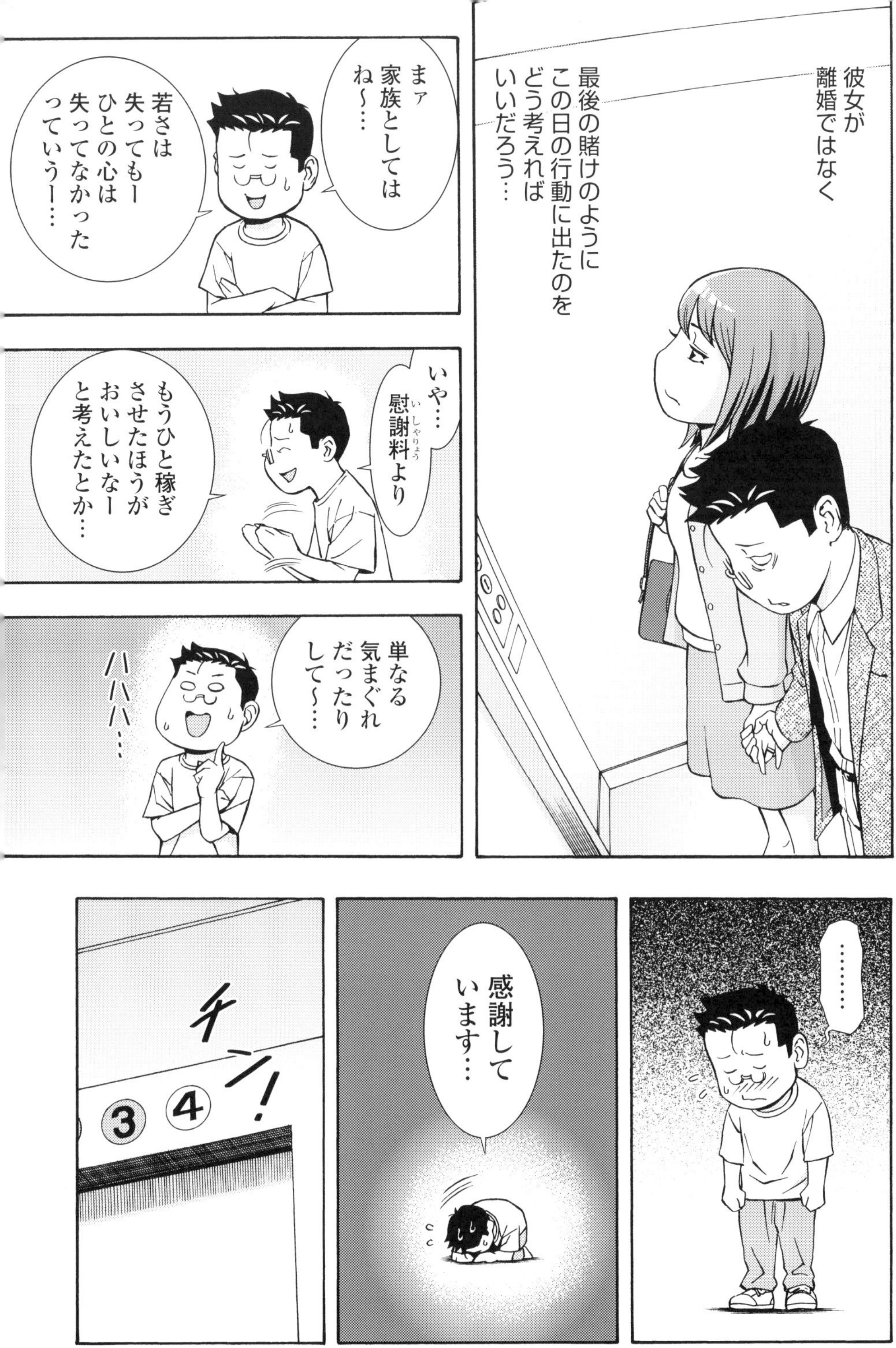
彼女が
離婚ではなく
最後の賭けのように
この日の行動に出たのを
どう考えれば
いいだろう…
まァ
家族としては
ね〜…
若さは
失ってもー
ひとの心は
失ってなかった
っていうー…
いや…
慰謝料《いしゃりょう》より
もうひと稼ぎ
させたほうが
おいしいなー
と考えたとか…
単なる
気まぐれ
だったり
して〜…
ハハハ…
………
感謝して
います…
チーン！

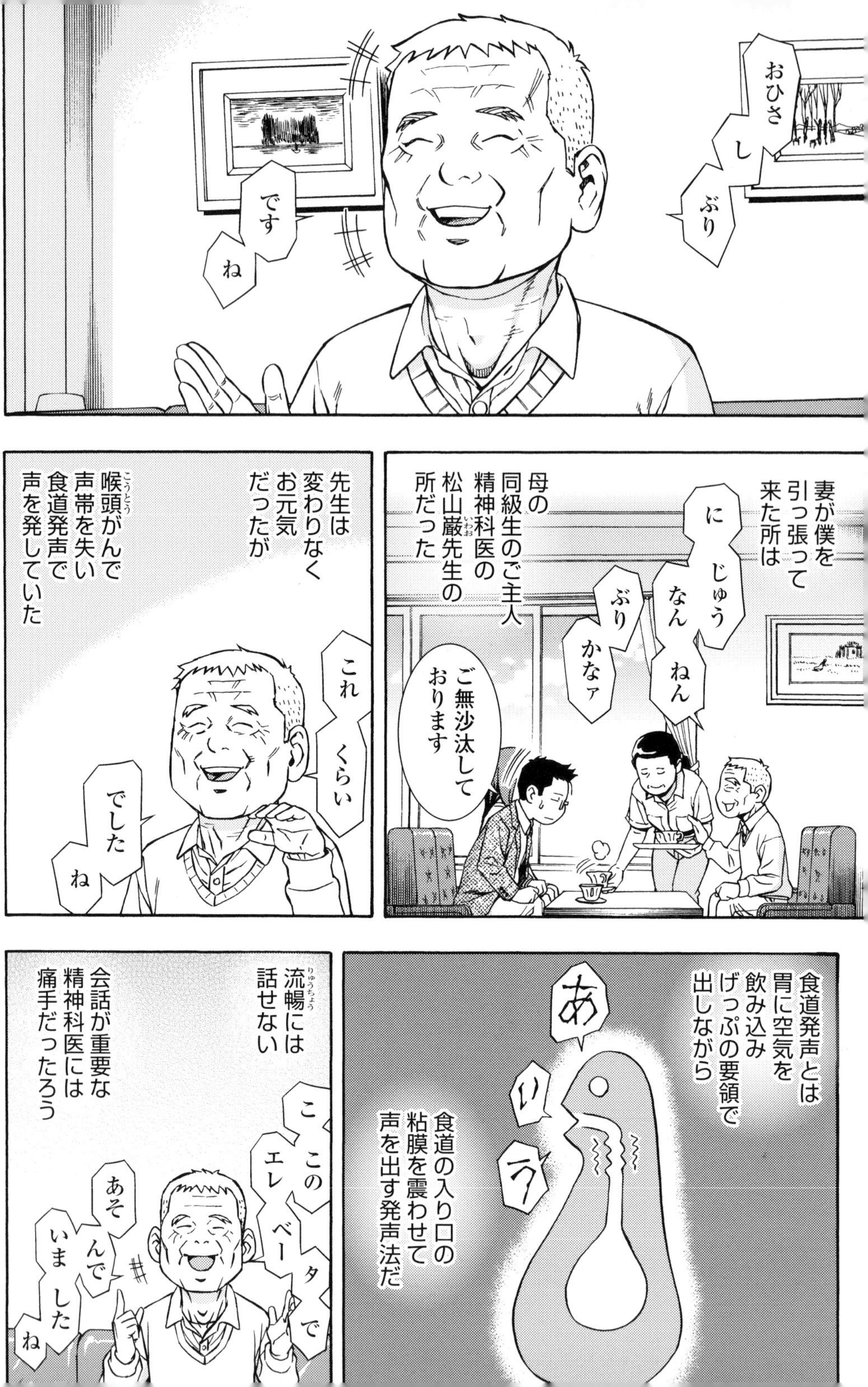

おひさしぶり
ですね
妻が僕を引っ張って来た所は
母の同級生のご主人精神科医の松山巌《いわお》先生の所だった
にじゅうなんねんぶりかなァ
ご無沙汰しております
先生は変わりなくお元気だったが
喉頭《こうとう》がんで声帯を失い食道発声で声を発していた
これくらいでしたね
食道発声とは胃に空気を飲み込みげっぷの要領で出しながら
あ
い
う
食道の入り口の粘膜を震わせて声を出す発声法だ
流暢《りゅうちょう》には話せない
会話が重要な精神科医には痛手だったろう
ここのエレベーターで
あそんでいましたね

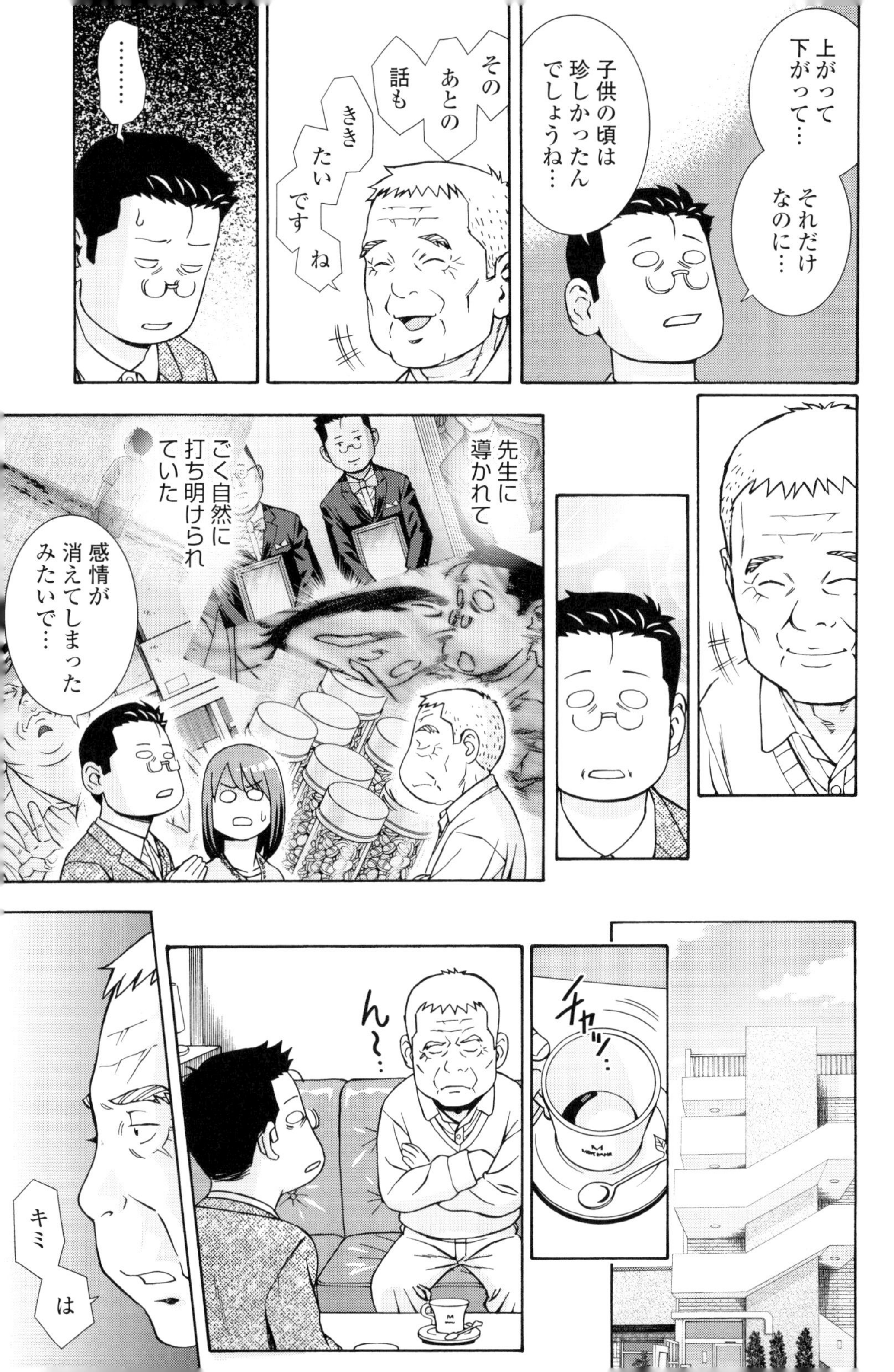
上がって 下がって…
それだけなのに…
子供の頃は珍しかったんでしょうね…
そのあとの話も
ききたいですね
……
先生に導かれてごく自然に打ち明けられていた
感情が消えてしまったみたいで…
チャリン…
ん〜…
キミは

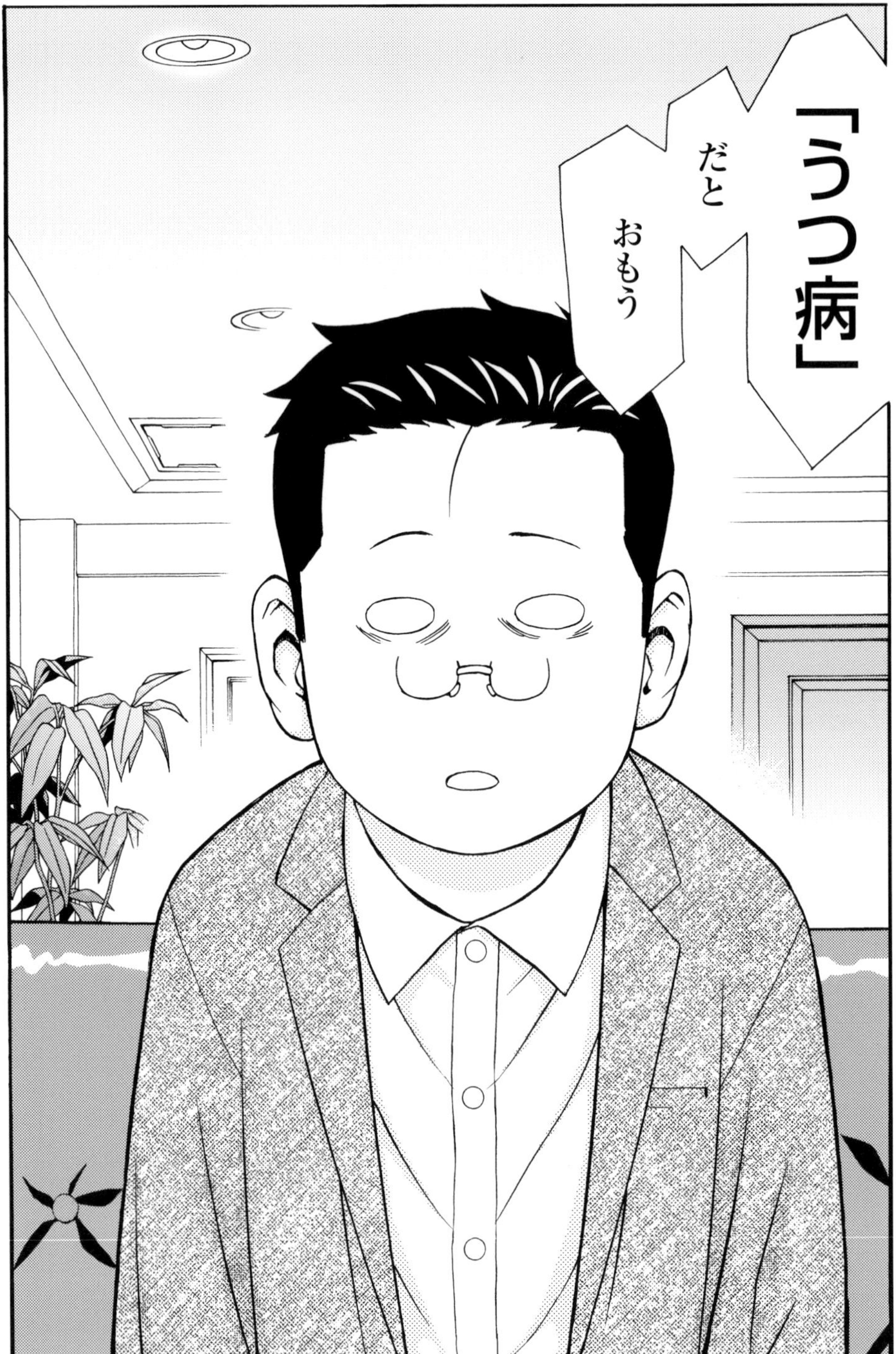
「うつ病」
だと
おもう

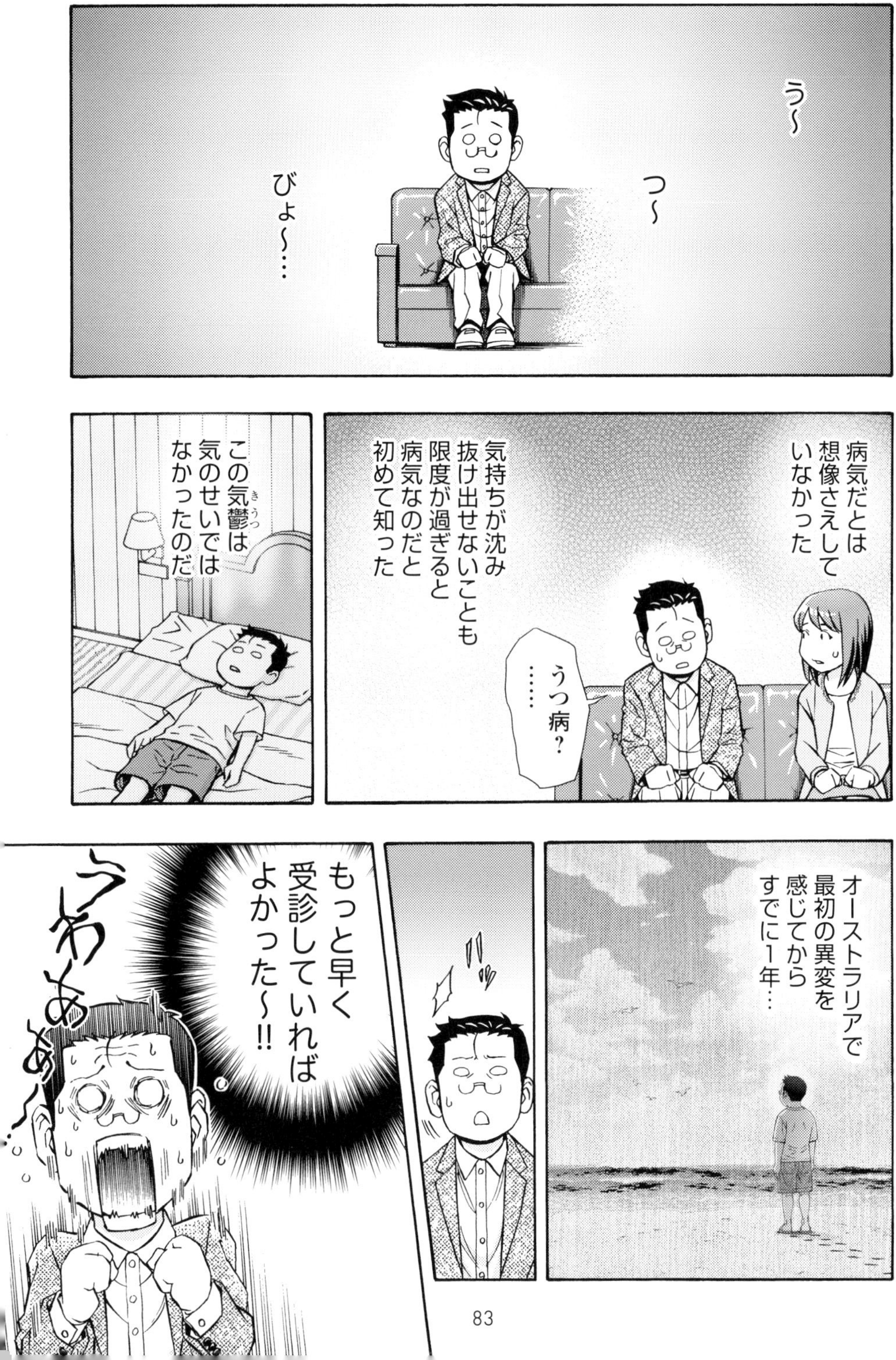
う〜
つ〜
びょ〜……
病気だとは想像さえしていなかった
気持ちが沈み抜け出せないことも限度が過ぎると病気なのだと初めて知った
うつ病？……
この気鬱《きうつ》は気のせいではなかったのだ
オーストラリアで最初の異変を感じてからすでに1年…
!!
もっと早く受診していればよかった〜!!
うわああ〜

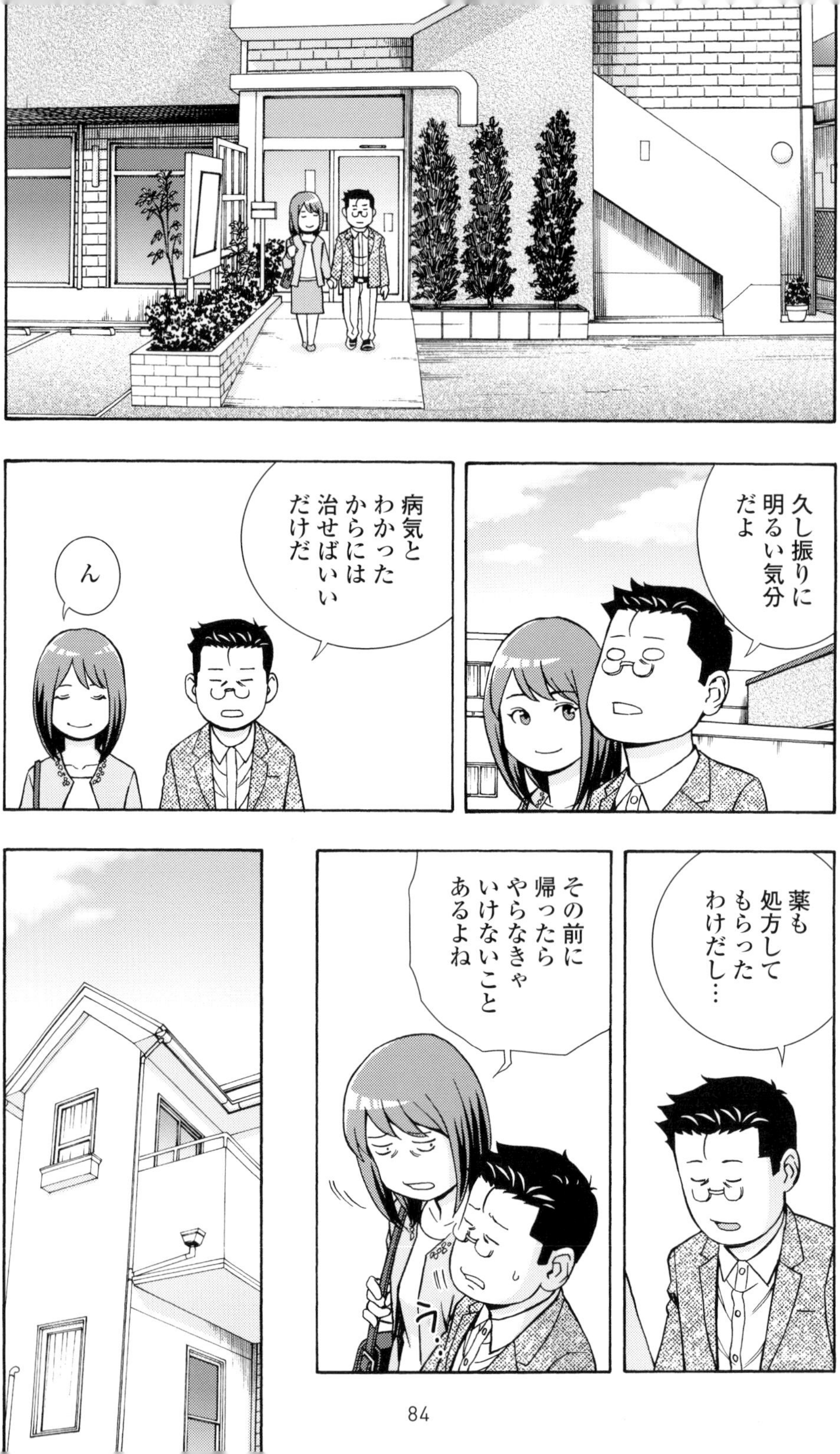
久し振りに明るい気分だよ
病気とわかったからには治せばいいだけだ
ん
薬も処方してもらったわけだし…
その前に帰ったらやらなきゃいけないことあるよね

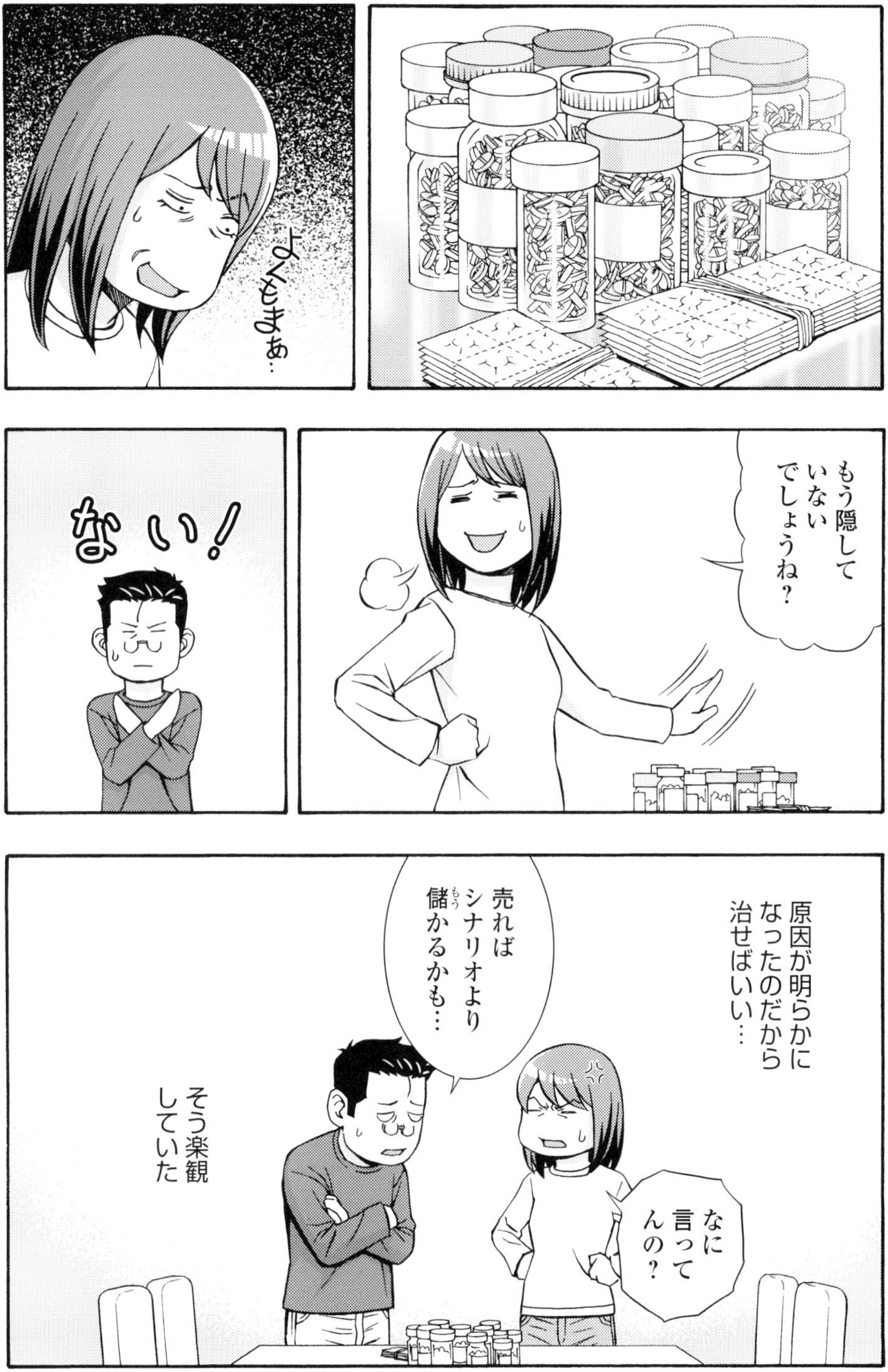

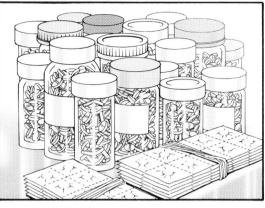

よくもまぁ…
もう隠していないでしょうね？
ない！
原因が明らかになったのだから治せばいい…
売ればシナリオより儲《もう》かるかも…
なに言ってんの？
そう楽観していた

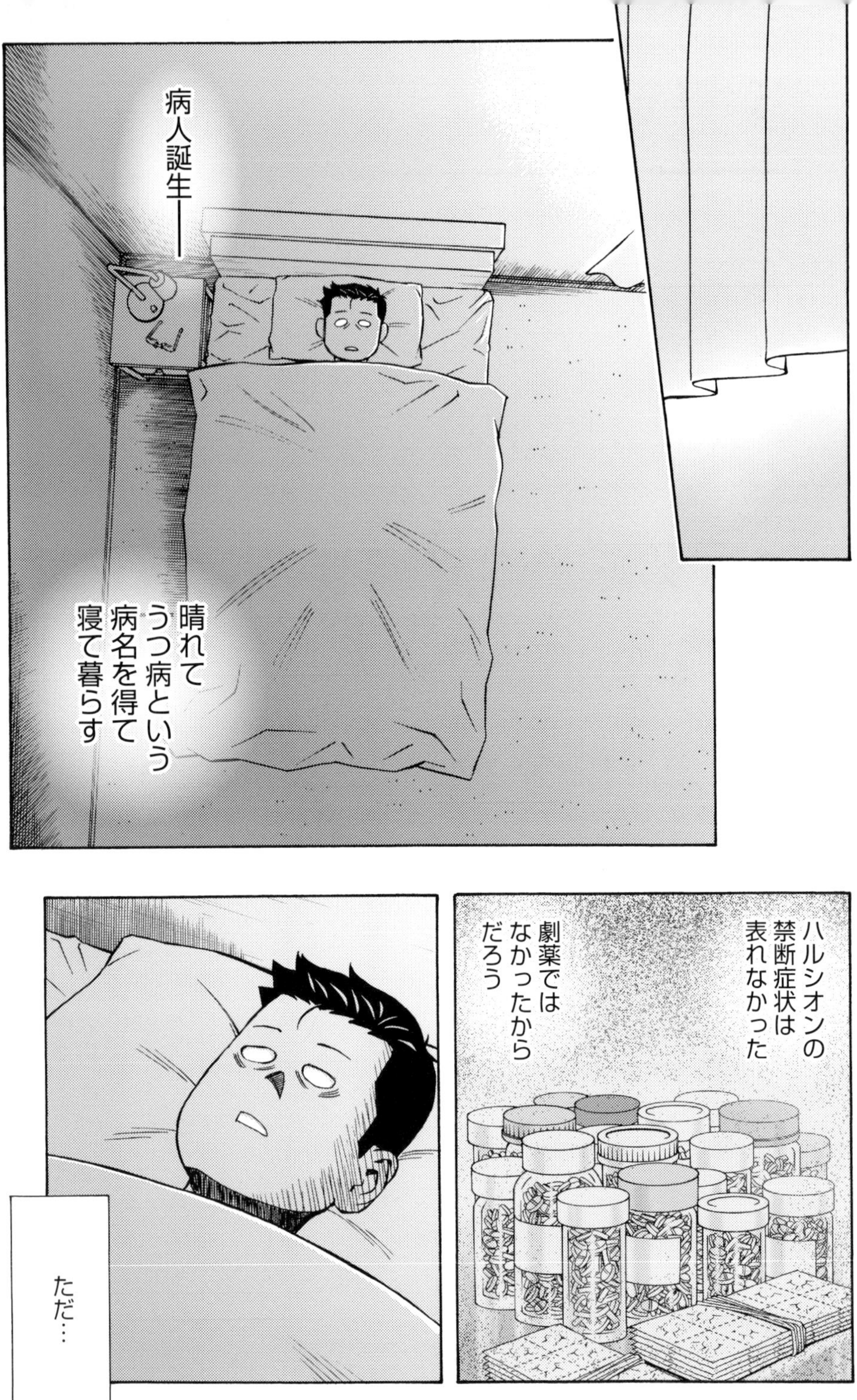
病人誕生――
晴れて
うつ病という
病名を得て
寝て暮らす
ハルシオンの
禁断症状は
表れなかった
劇薬では
なかったから
だろう
ただ…

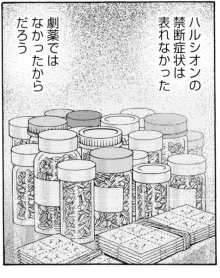

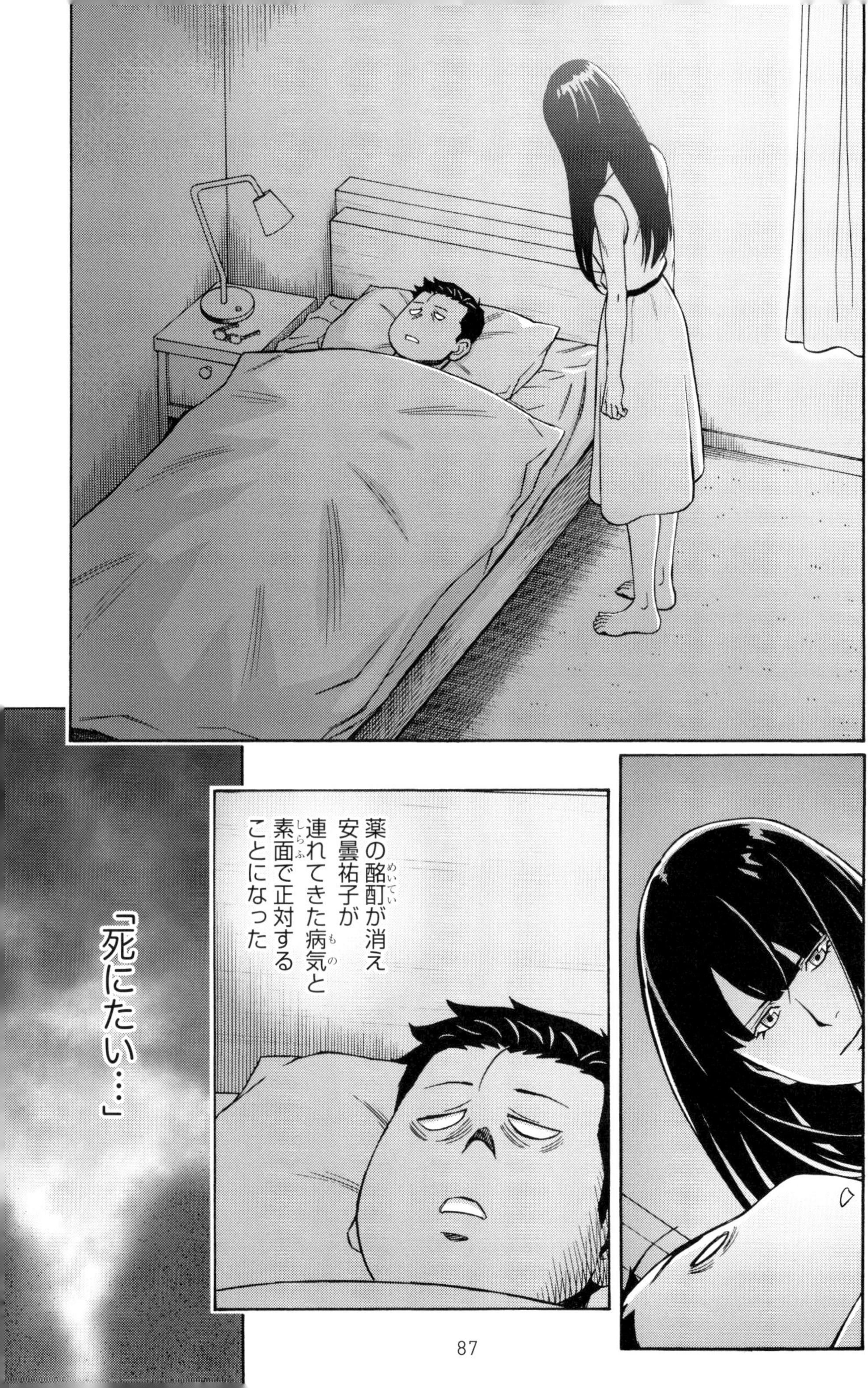
薬の酩酊《めいてい》が消え
安曇祐子が
連れてきた病気《もの》と
素面《しらふ》で正対する
ことになった
「死にたい…」

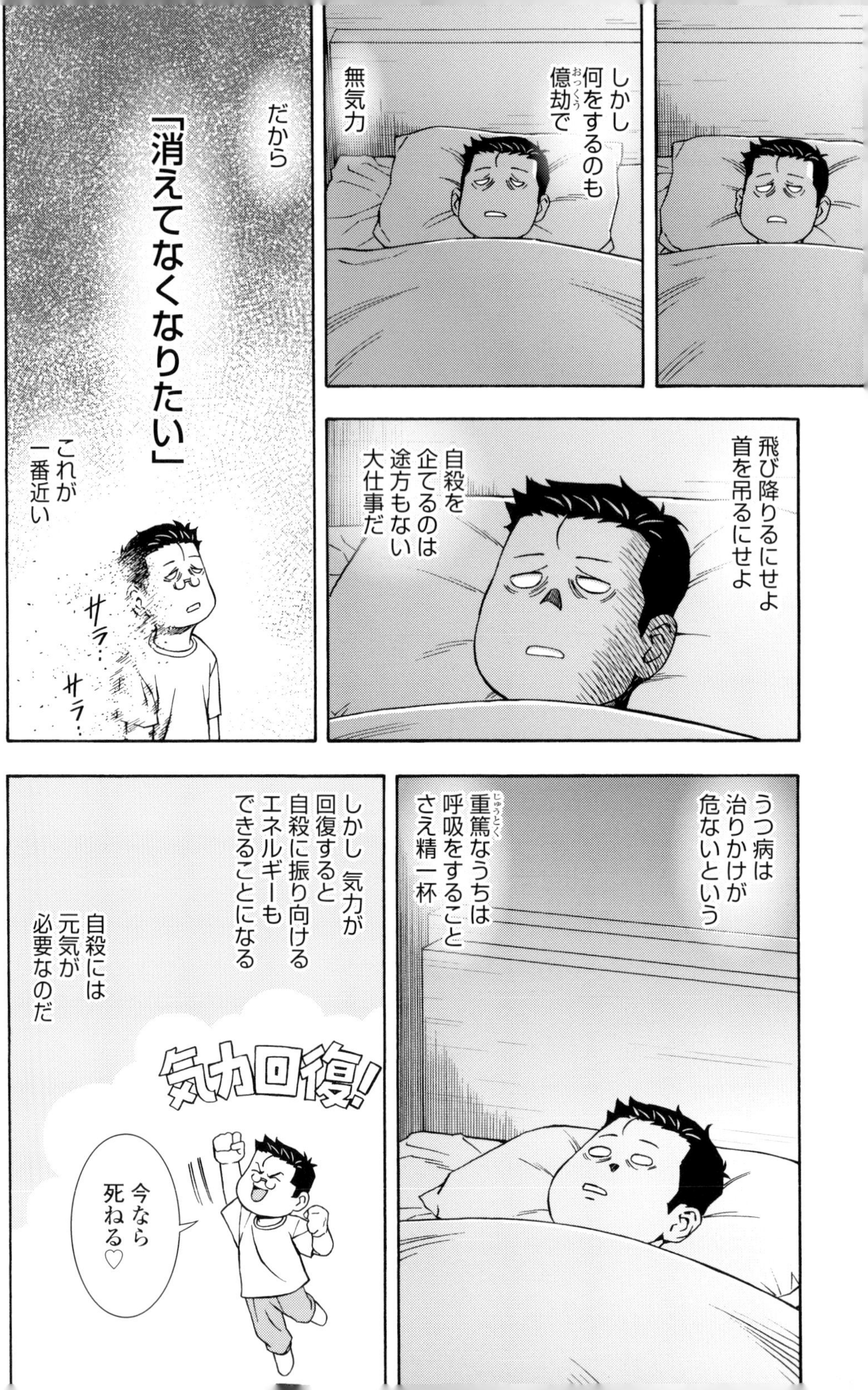
しかし
何をするのも
億劫《おっくう》で
無気力
飛び降りるにせよ
首を吊るにせよ
自殺を
企てるのは
途方もない
大仕事だ
だから
「消えてなくなりたい」
これが
一番近い
サラ…
サラ…
うつ病は
治りかけが
危ないという
重篤《じゅうとく》なうちは
呼吸をすること
さえ精一杯
しかし 気力が
回復すると
自殺に振り向ける
エネルギーも
できることになる
自殺には
元気が
必要なのだ
気力回復！
今なら
死ねる♡

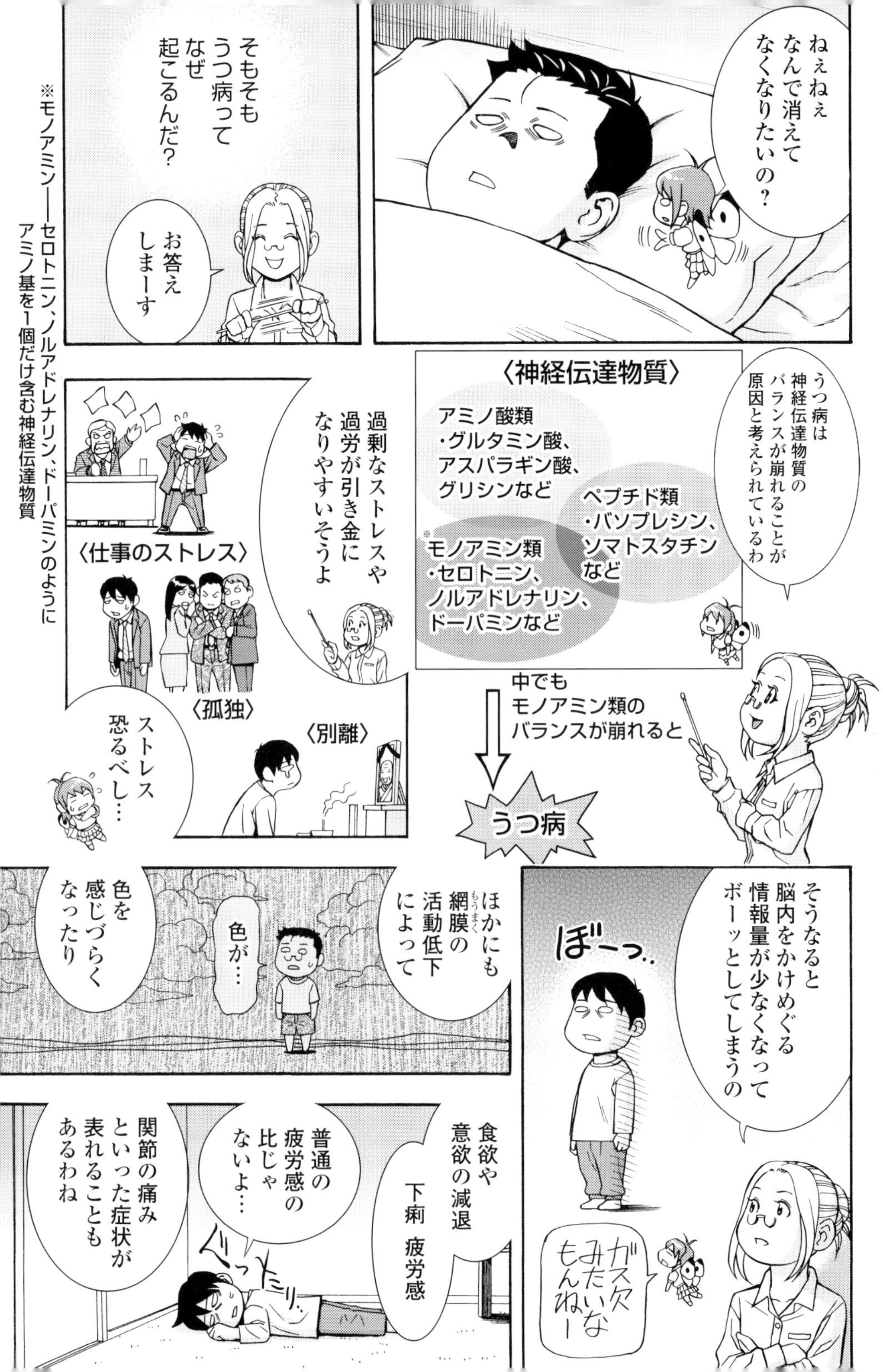
ねぇねぇ なんで消えてなくなりたいの？
そもそもうつ病ってなぜ起こるんだ？
お答えしまーす
うつ病は神経伝達物質のバランスが崩れることが原因と考えられているわ
〈神経伝達物質〉
アミノ酸類
・グルタミン酸、アスパラギン酸、グリシンなど
ペプチド類
・バソプレシン、ソマトスタチンなど
※モノアミン類
・セロトニン、ノルアドレナリン、ドーパミンなど
中でもモノアミン類のバランスが崩れると
うつ病
過剰なストレスや過労が引き金になりやすいそうよ
〈仕事のストレス〉
〈孤独〉
〈別離〉
ストレス恐るべし…
そうなると脳内をかけめぐる情報量が少なくなってボーッとしてしまうの
ぼーっ…
ガス欠みたいなもんねー
ほかにも網膜《もうまく》の活動低下によって
色が…
色を感じづらくなったり
食欲や意欲の減退
下痢 疲労感
普通の疲労感の比じゃないよ…
ぐったり…
関節の痛みといった症状が表れることもあるわね

※モノアミン——セロトニン、ノルアドレナリン、ドーパミンのようにアミノ基を1個だけ含む神経伝達物質

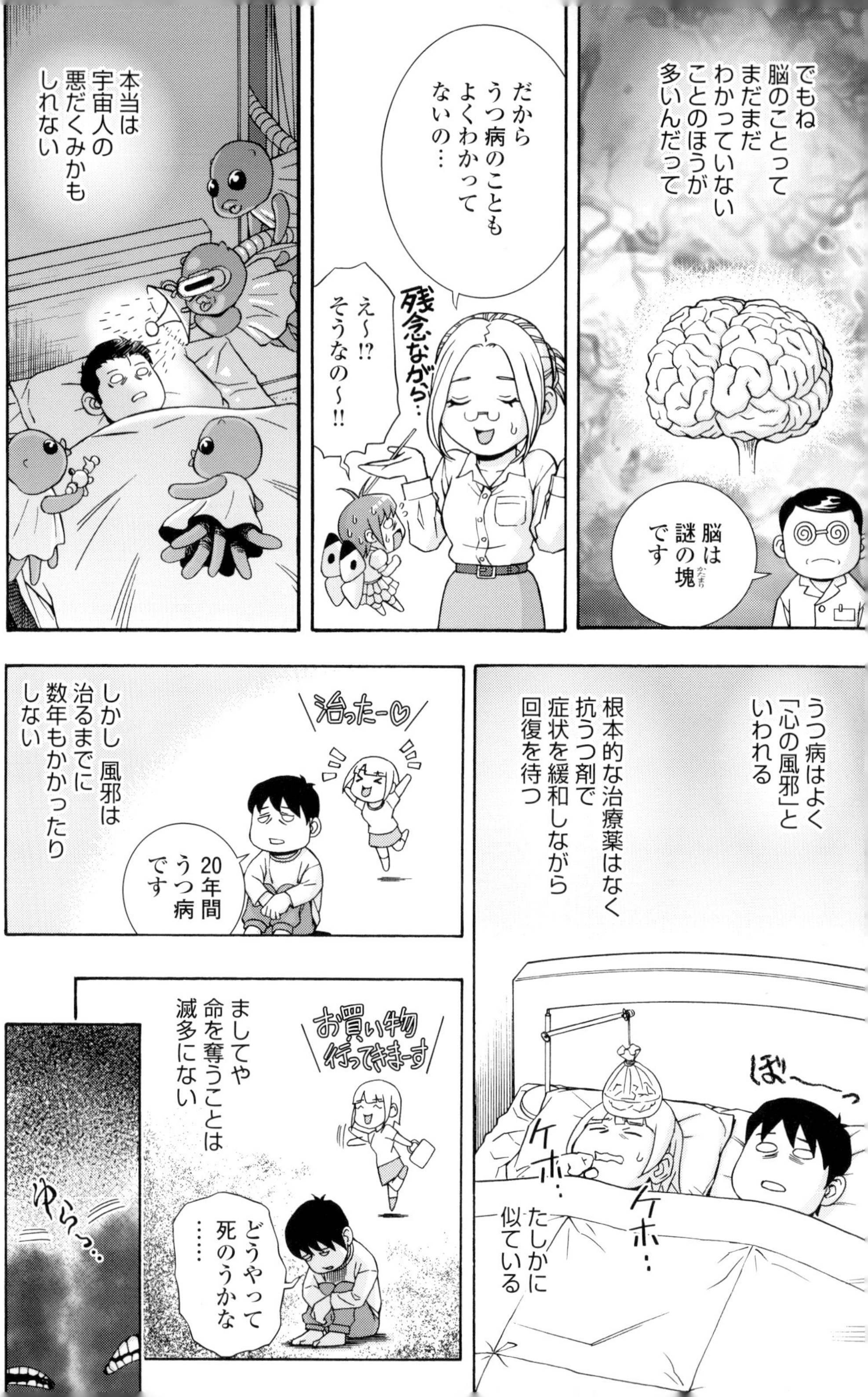

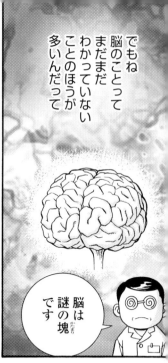

でもね
脳のことって
まだまだ
わかっていない
ことのほうが
多いんだって
脳は
謎の塊《かたまり》
です
だから
うつ病のことも
よくわかって
ないの…
残念ながら…
え～!?
そうなの～!!
本当は
宇宙人の
悪だくみかも
しれない
うつ病はよく
「心の風邪」と
いわれる
根本的な治療薬はなく
抗うつ剤で
症状を緩和しながら
回復を待つ
ぼ～っ
ケホ…
ケホ…
たしかに
似ている
治ったー♡
20年間
うつ病
です
しかし 風邪は
治るまでに
数年もかかったり
しない
お買い物
行ってきまーす
ましてや
命を奪うことは
滅多にない
どうやって
死のうかな
……
ゆらっ…

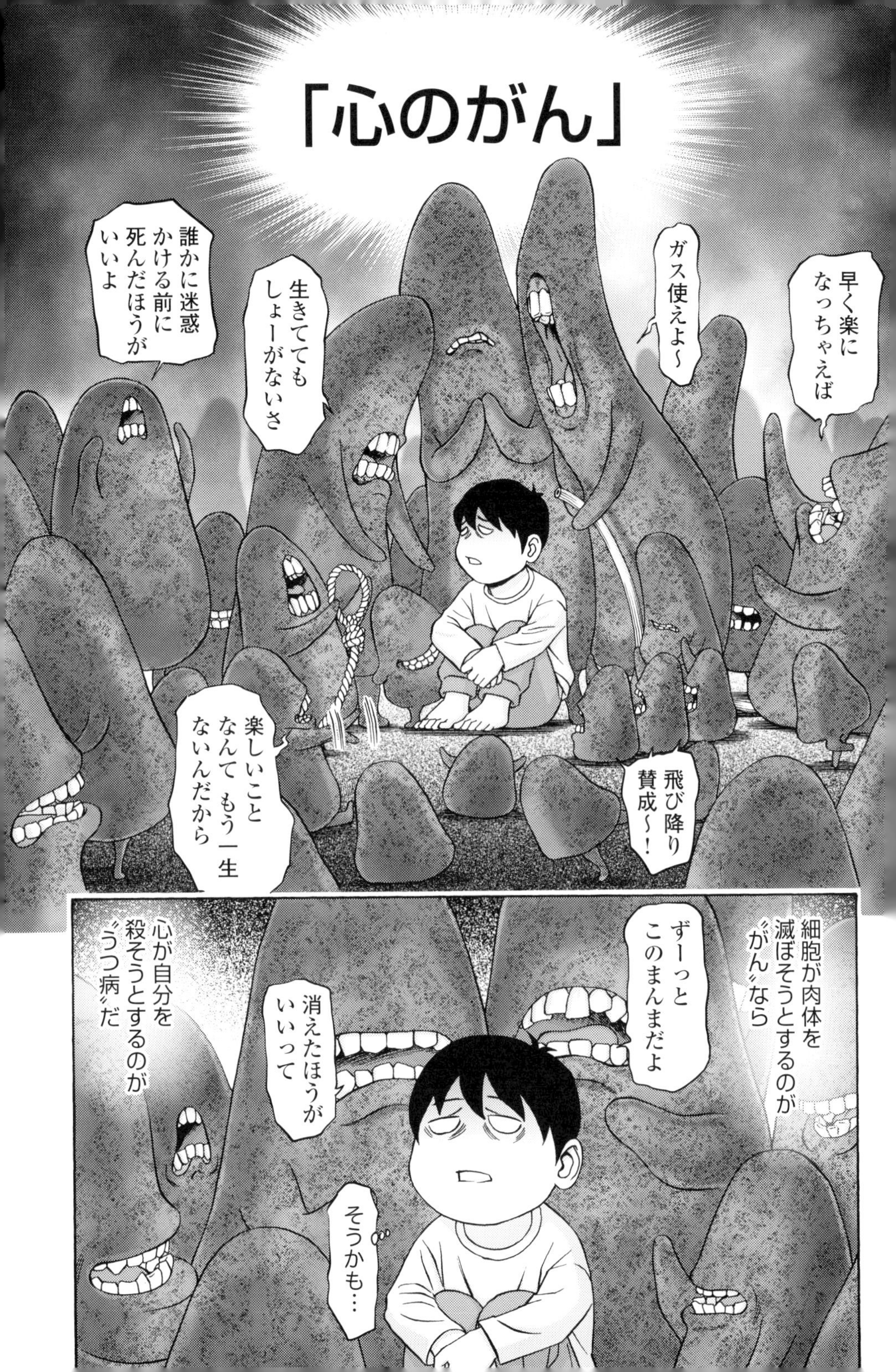
「心のがん」
早く楽になっちゃえば
ガス使えよ～
生きててもしょーがないさ
誰かに迷惑かける前に死んだほうがいいよ
飛び降り賛成～!
楽しいことなんて もう一生ないんだから
細胞が肉体を滅ぼそうとするのが〝がん〟なら
ずーっとこのまんまだよ
消えたほうがいいって
心が自分を殺そうとするのが〝うつ病〟だ
そうかも…

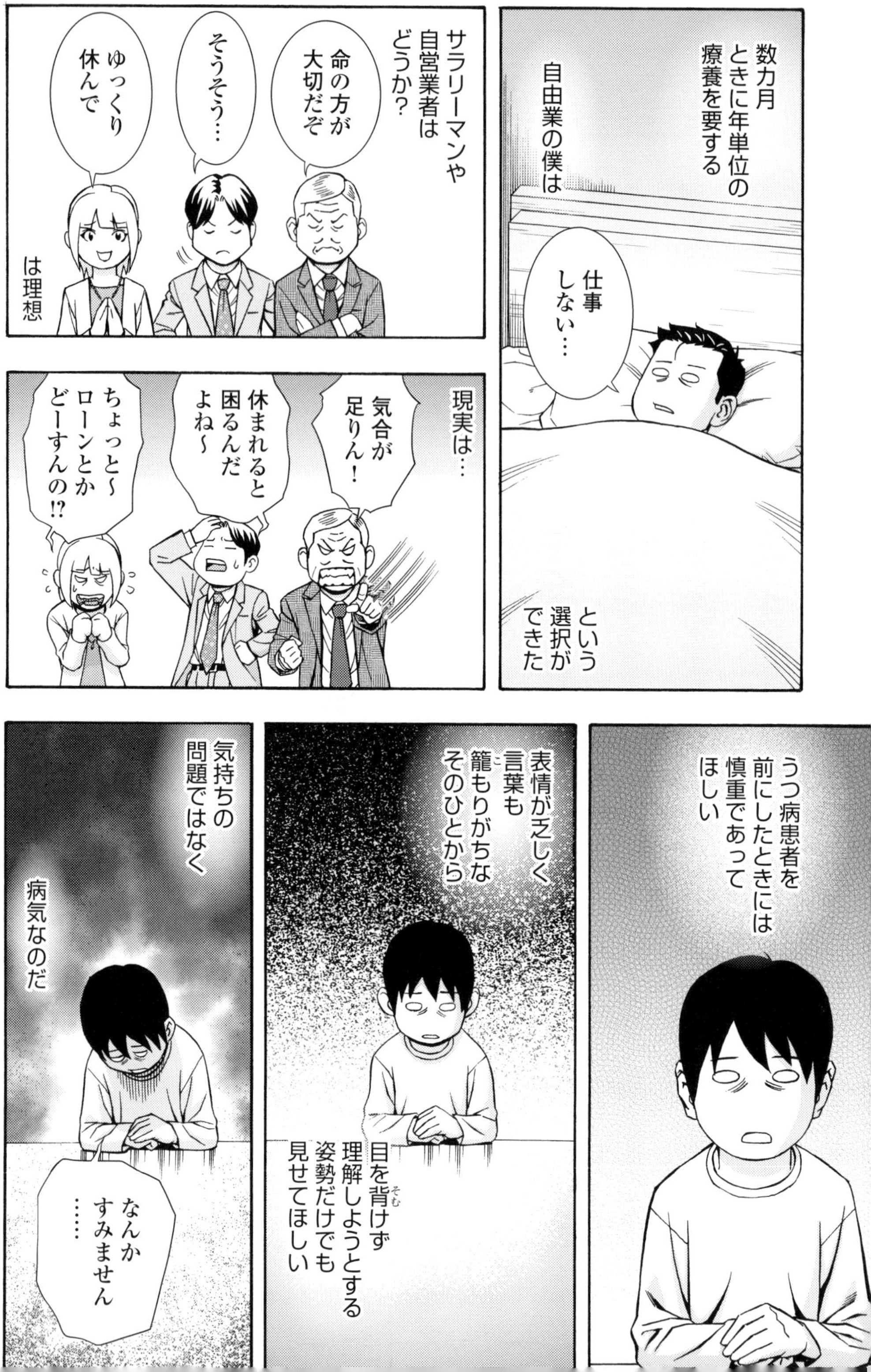
数カ月
ときに年単位の
療養を要する
自由業の僕は
仕事
しない…
という
選択が
できた
サラリーマンや
自営業者は
どうか?
命の方が
大切だぞ
そうそう…
ゆっくり
休んで
は理想
現実は…
気合が
足りん!
休まれると
困るんだ
よね〜
ちょっと〜
ローンとか
どーすんの!?
うつ病患者を
前にしたときには
慎重であって
ほしい
表情が乏しく
言葉も
籠《こ》もりがちな
そのひとから
目を背《そむ》けず
理解しようとする
姿勢だけでも
見せてほしい
気持ちの
問題ではなく
病気なのだ
なんか
すみません
……

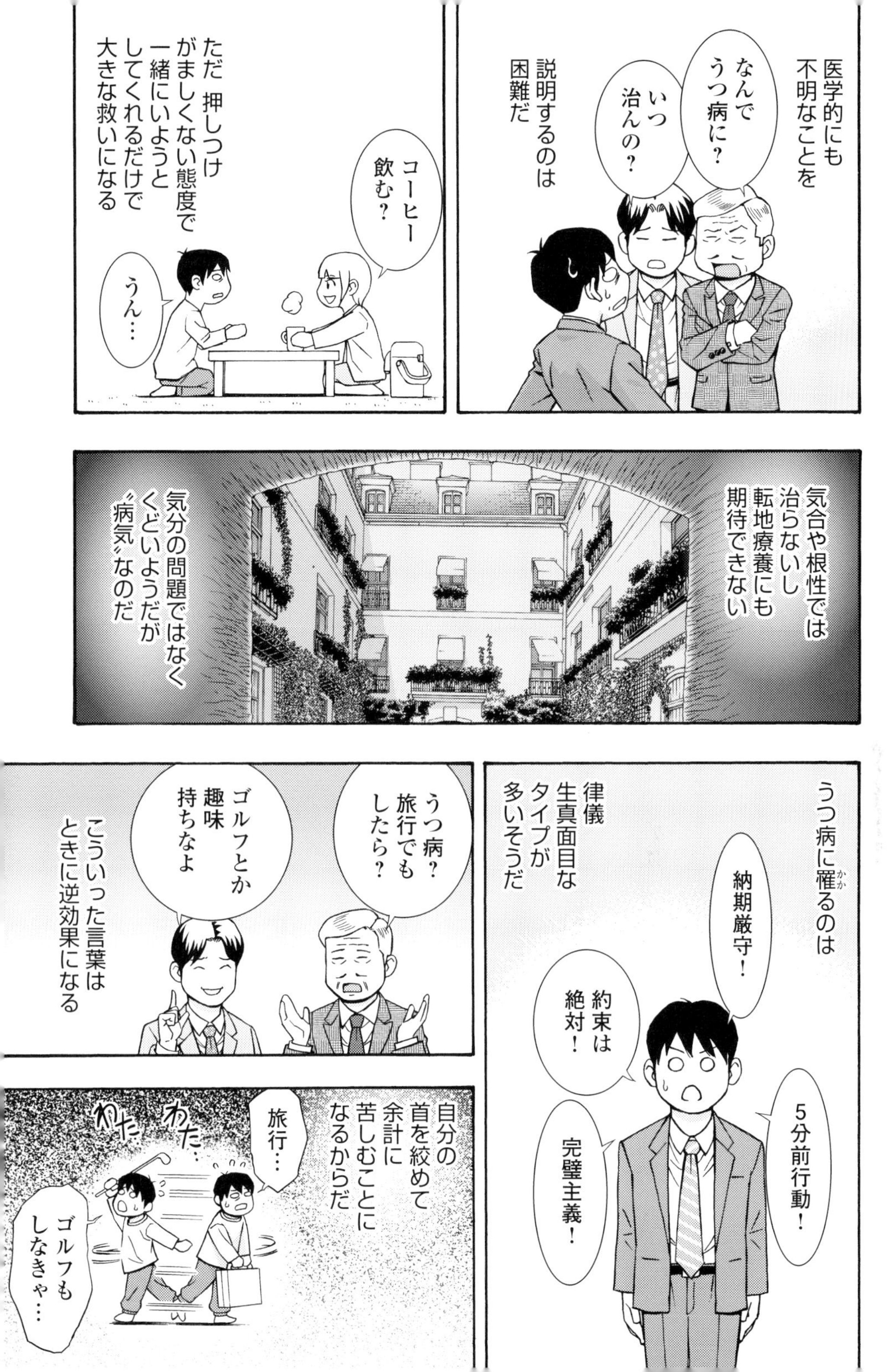
医学的にも不明なことを
なんでうつ病に？
いつ治んの？
説明するのは困難だ
ただ 押しつけがましくない態度で一緒にいようとしてくれるだけで大きな救いになる
コーヒー飲む？
うん…
気合や根性では治らないし転地療養にも期待できない
気分の問題ではなくくどいようだが〝病気〟なのだ
うつ病に罹《かか》るのは律儀 生真面目なタイプが多いそうだ
納期厳守！
約束は絶対！
5分前行動！
完璧主義！
うつ病？旅行でもしたら？
ゴルフとか趣味持ちなよ
こういった言葉はときに逆効果になる
自分の首を絞めて余計に苦しむことになるからだ
旅行…
わた わた…
ゴルフもしなきゃ…

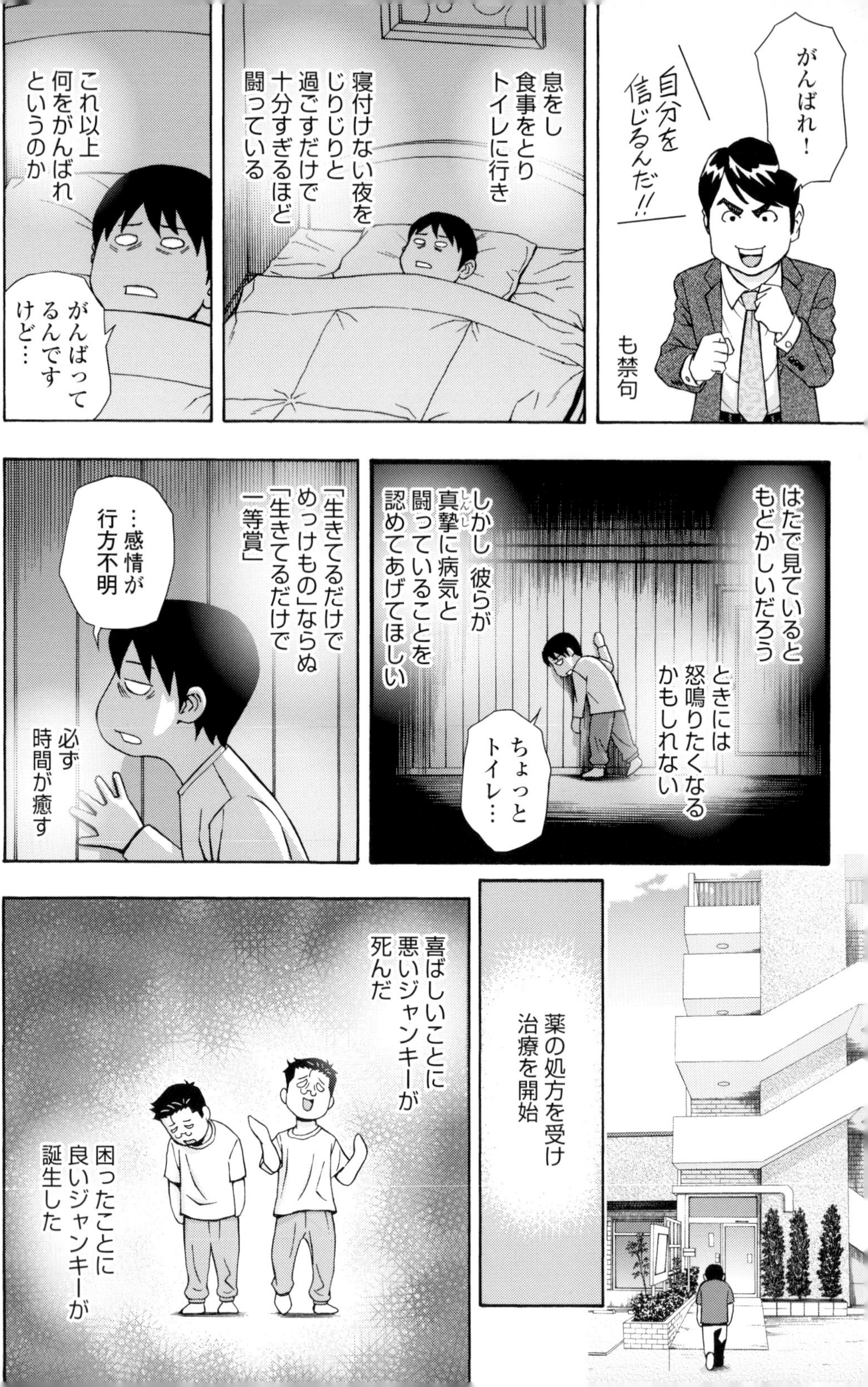
がんばれ！
自分を信じるんだ!!
も禁句
息をし
食事をとり
トイレに行き
寝付けない夜を
じりじりと
過ごすだけで
十分すぎるほど
闘っている
これ以上
何をがんばれ
というのか
がんばってるんです
けど…
はたで見ていると
もどかしいだろう
ときには
怒鳴りたくなる
かもしれない
ちょっと
トイレ…
しかし 彼らが
真摯《しんし》に病気と
闘っていることを
認めてあげてほしい
「生きてるだけで
めっけもの」ならぬ
「生きてるだけで
一等賞」
…感情が
行方不明
必ず
時間が癒す
薬の処方を受け
治療を開始
喜ばしいことに
悪いジャンキーが
死んだ
困ったことに
良いジャンキーが
誕生した

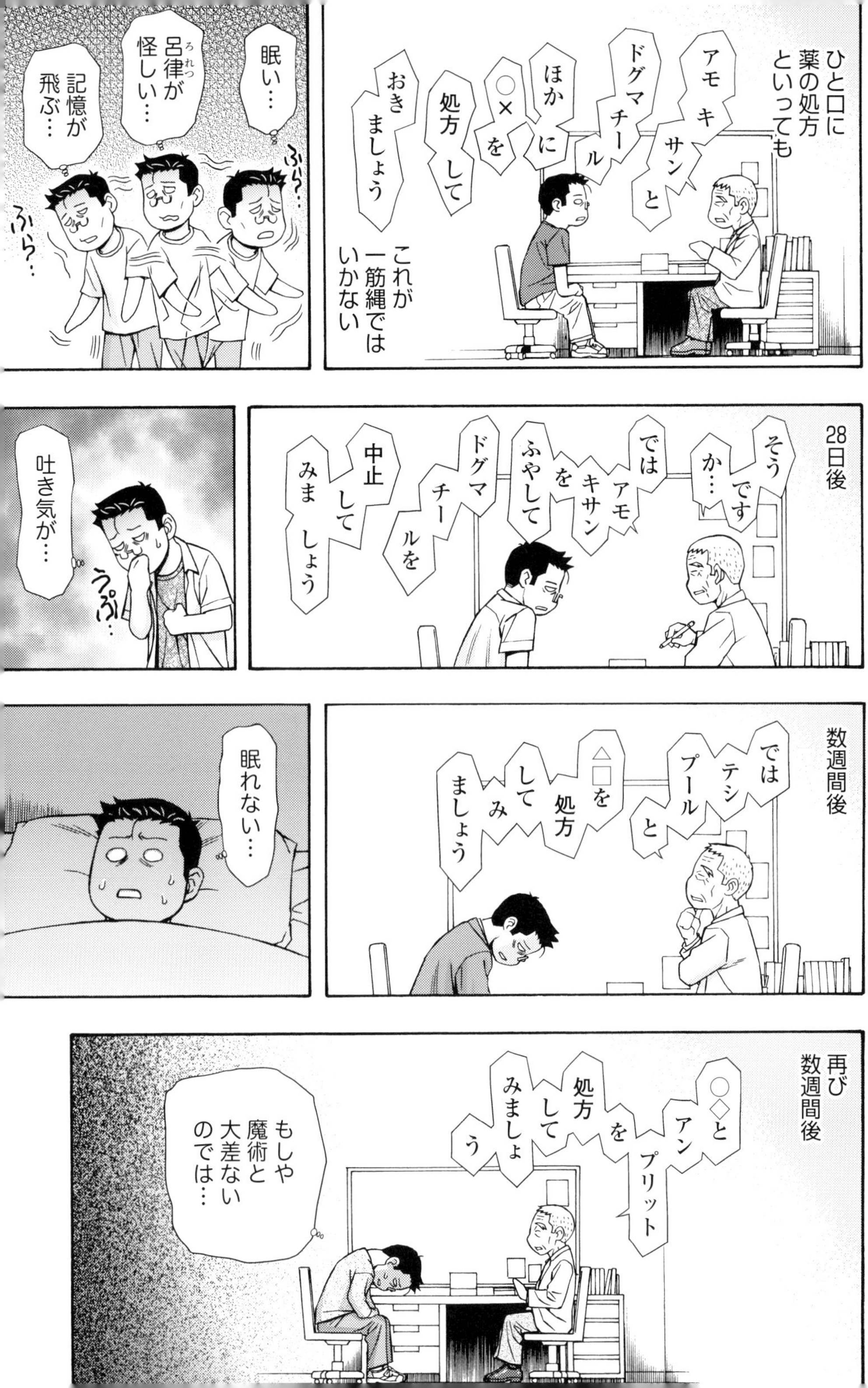

ひと口に薬の処方といっても
アモキサンと
ドグマチール
ほかに
○×を
処方して
おきましょう
これが一筋縄ではいかない
眠い…
呂律《ろれつ》が怪しい…
記憶が飛ぶ…
ふら～…
ふら～…
28日後
そうですか…
ではアモキサンをふやして
ドグマチールを
中止してみましょう
吐き気が…
うぷ…
数週間後
ではテシプールと
△□を処方
してみましょう
眠れない…
再び数週間後
○◇とアンプリットを
処方してみましょう
もしや魔術と大差ないのでは…

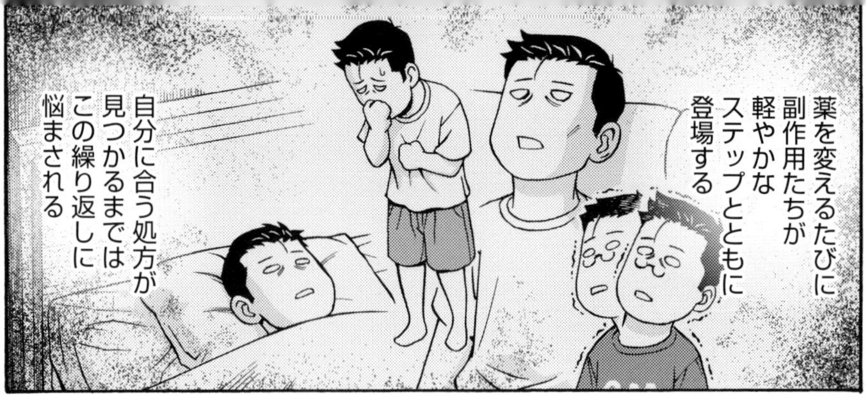
薬を変えるたびに
副作用たちが
軽やかな
ステップとともに
登場する
自分に合う処方が
見つかるまでは
この繰り返しに
悩まされる

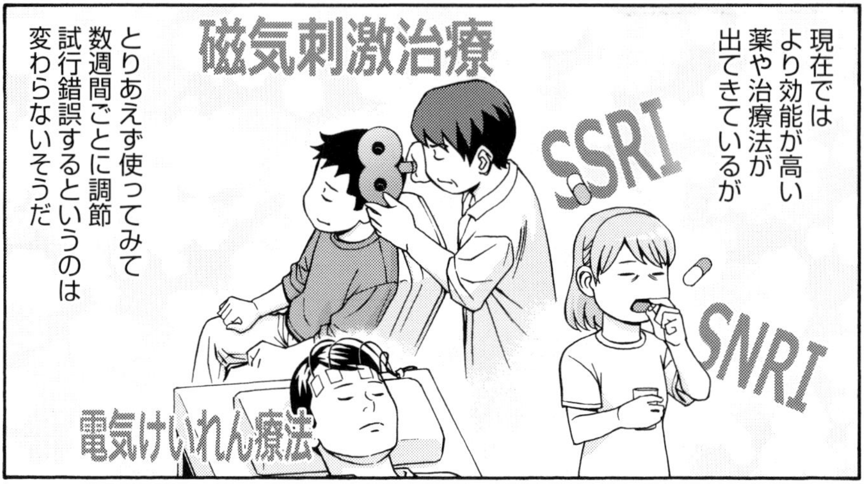
現在では
より効能が高い
薬や治療法が
出てきているが
SSRI
SNRI
磁気刺激治療
電気けいれん療法
とりあえず使ってみて
数週間ごとに調節
試行錯誤するというのは
変わらないそうだ

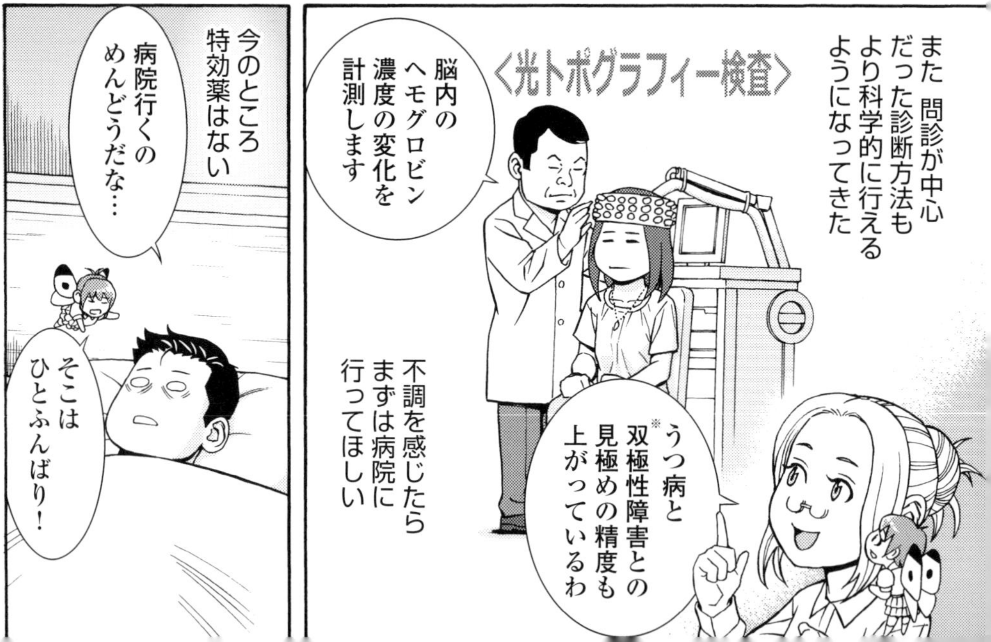

※双極性障害(躁《そう》うつ病)で、躁期が短いⅡ型は、うつ病と誤診されやすい。
また、双極性障害の患者が「抗うつ薬」を服用した場合、気分が上がりすぎて
自殺などの衝動的な行動に駆り立てられることがある。

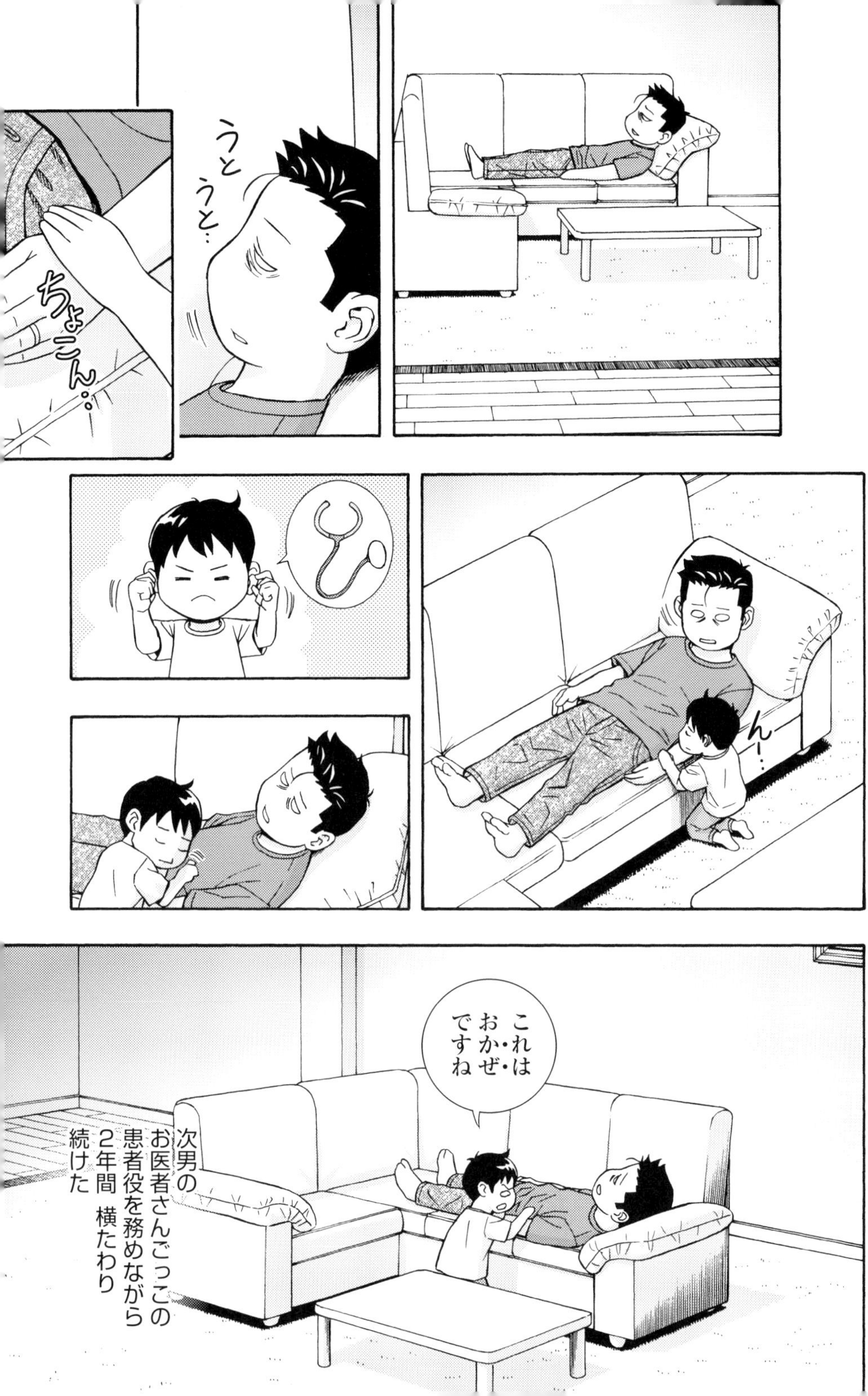
うと うと…
ちょこん。
ん-…
これは おかぜですね
次男のお医者さんごっこの患者役を務めながら2年間 横たわり続けた

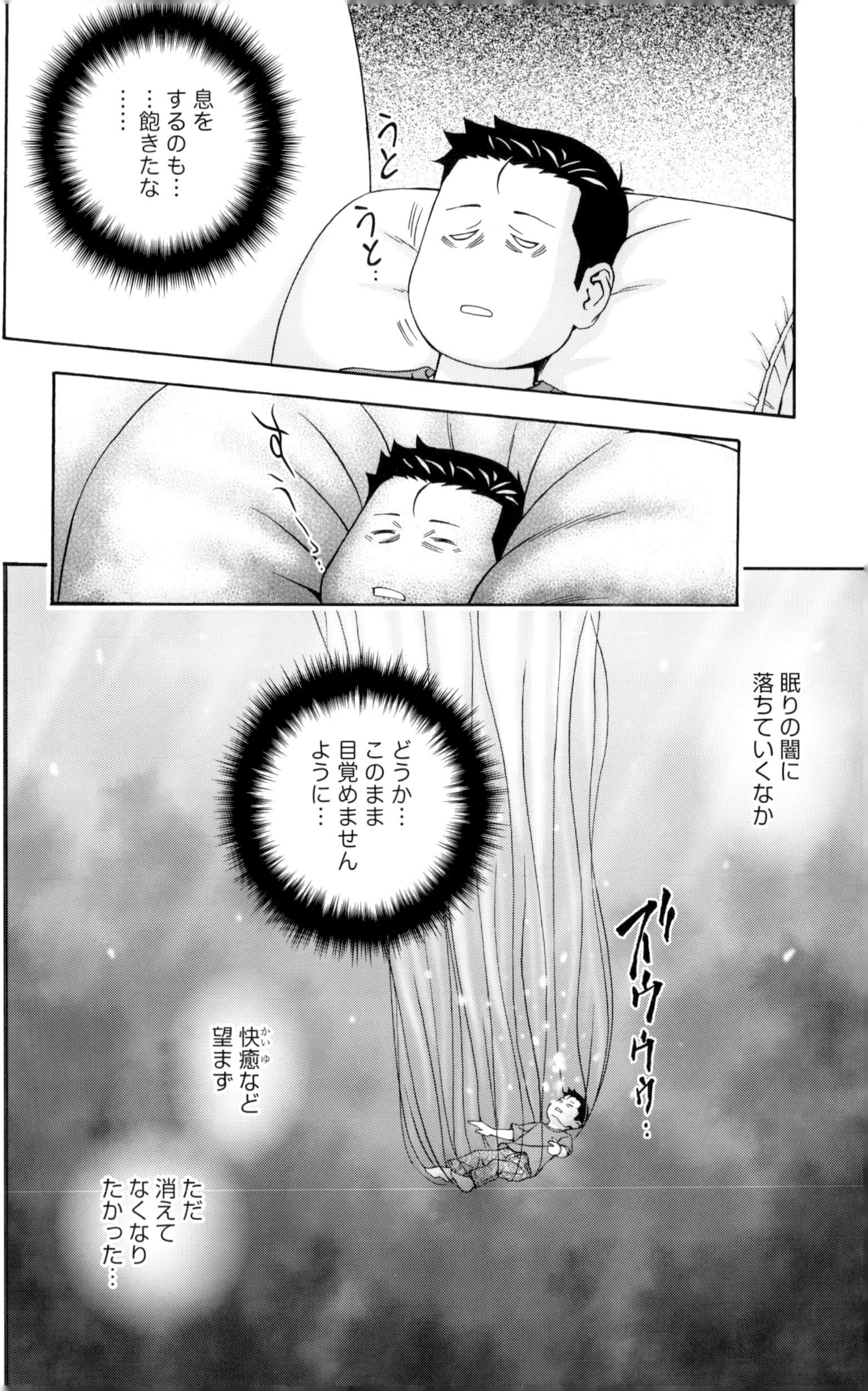

うと
うと…
息をするのも……飽きたな……
眠りの闇に落ちていくなか
どうか…このまま目覚めませんように…
快癒《かいゆ》など望まず
ただ消えてなくなりたかった…

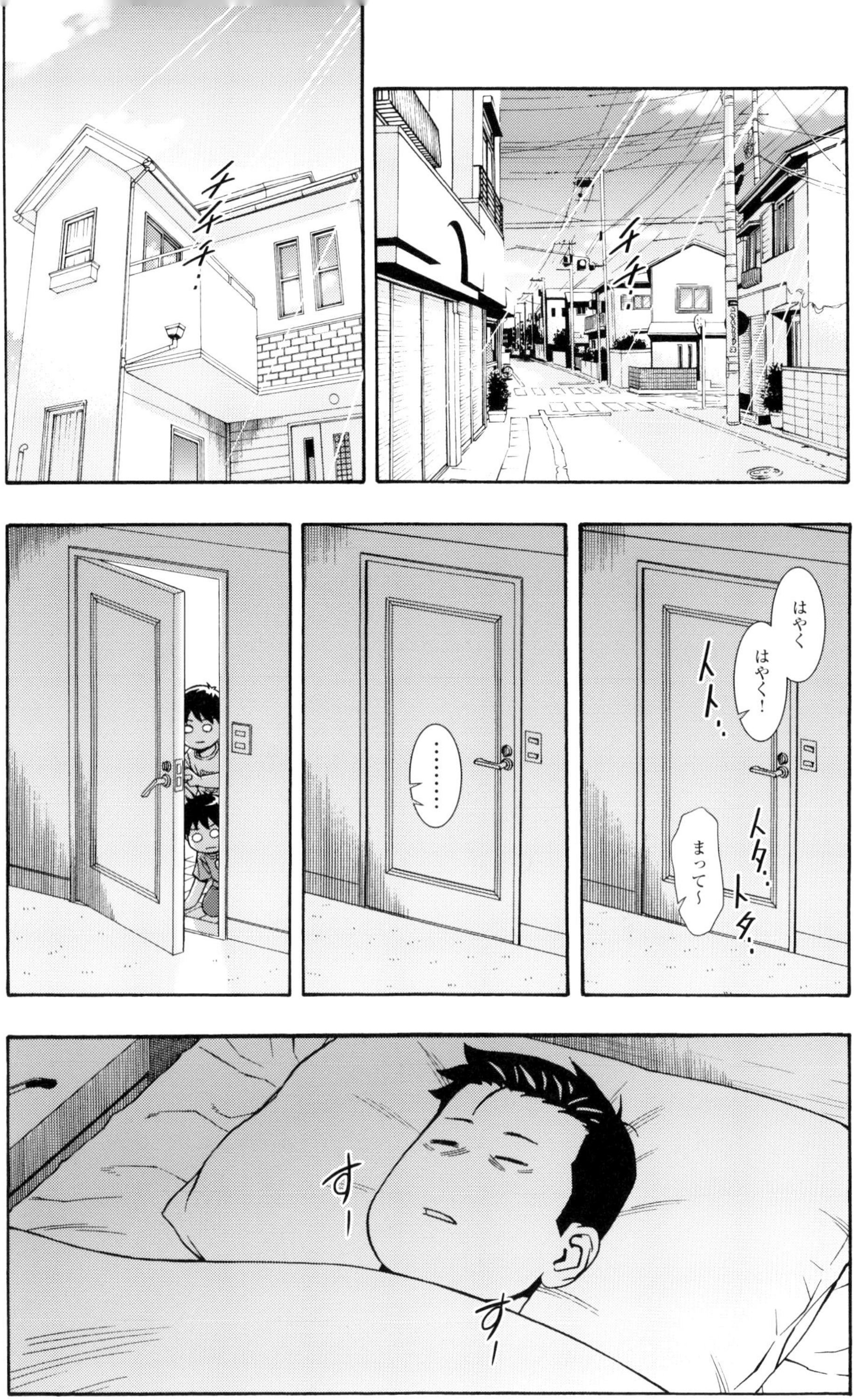
チチ‥
チチチ‥
はやく
はやく！
トト‥
まって～
トタ‥トタ‥
…………
すー
すー

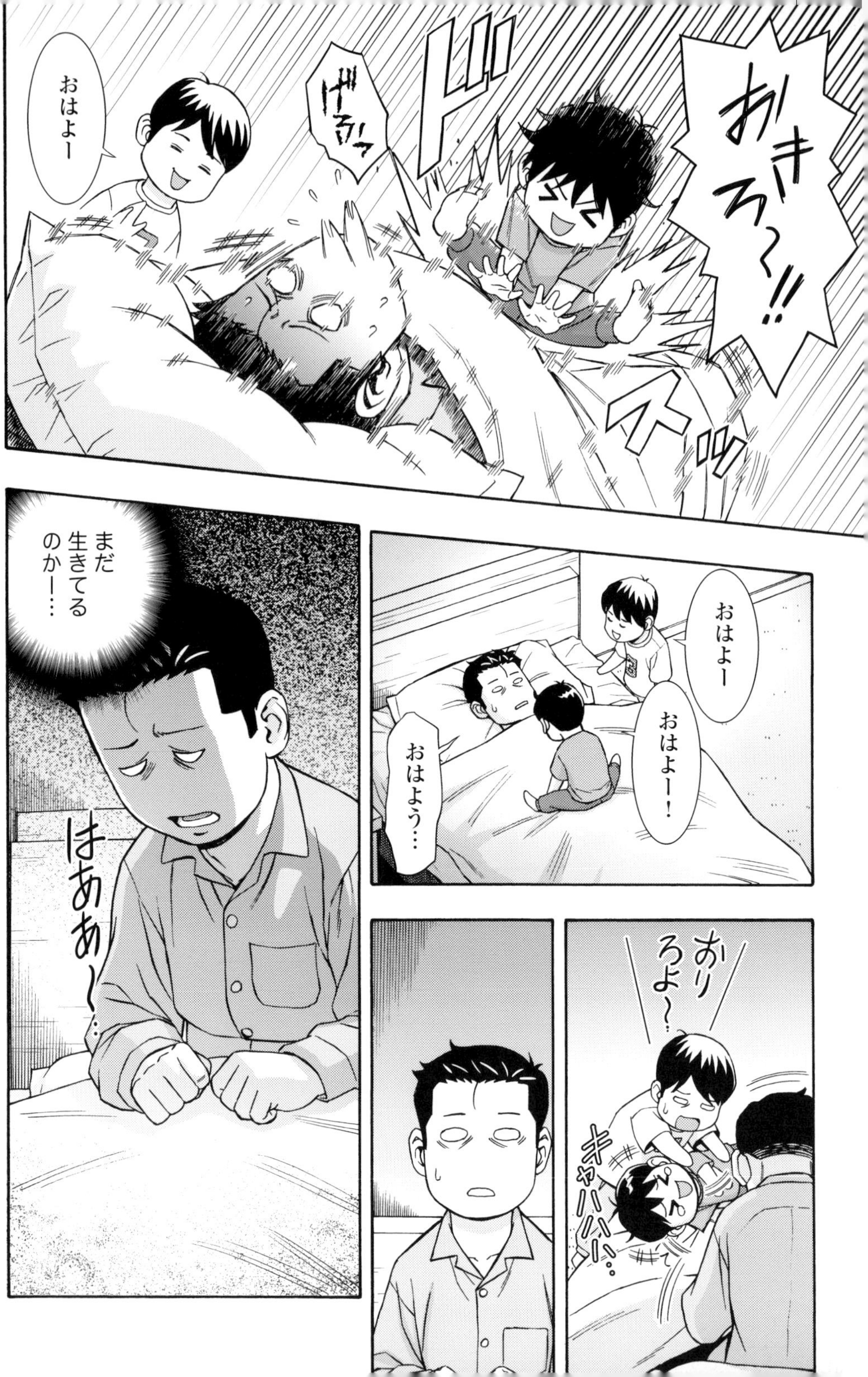
おきろ〜!!
ドッ
げふっ
ズッ
おはよー
おはよー
おはよー!
おはよう…
まだ生きてるのかー…
はあぁ〜…
おりろよ〜…
キャハハハ..

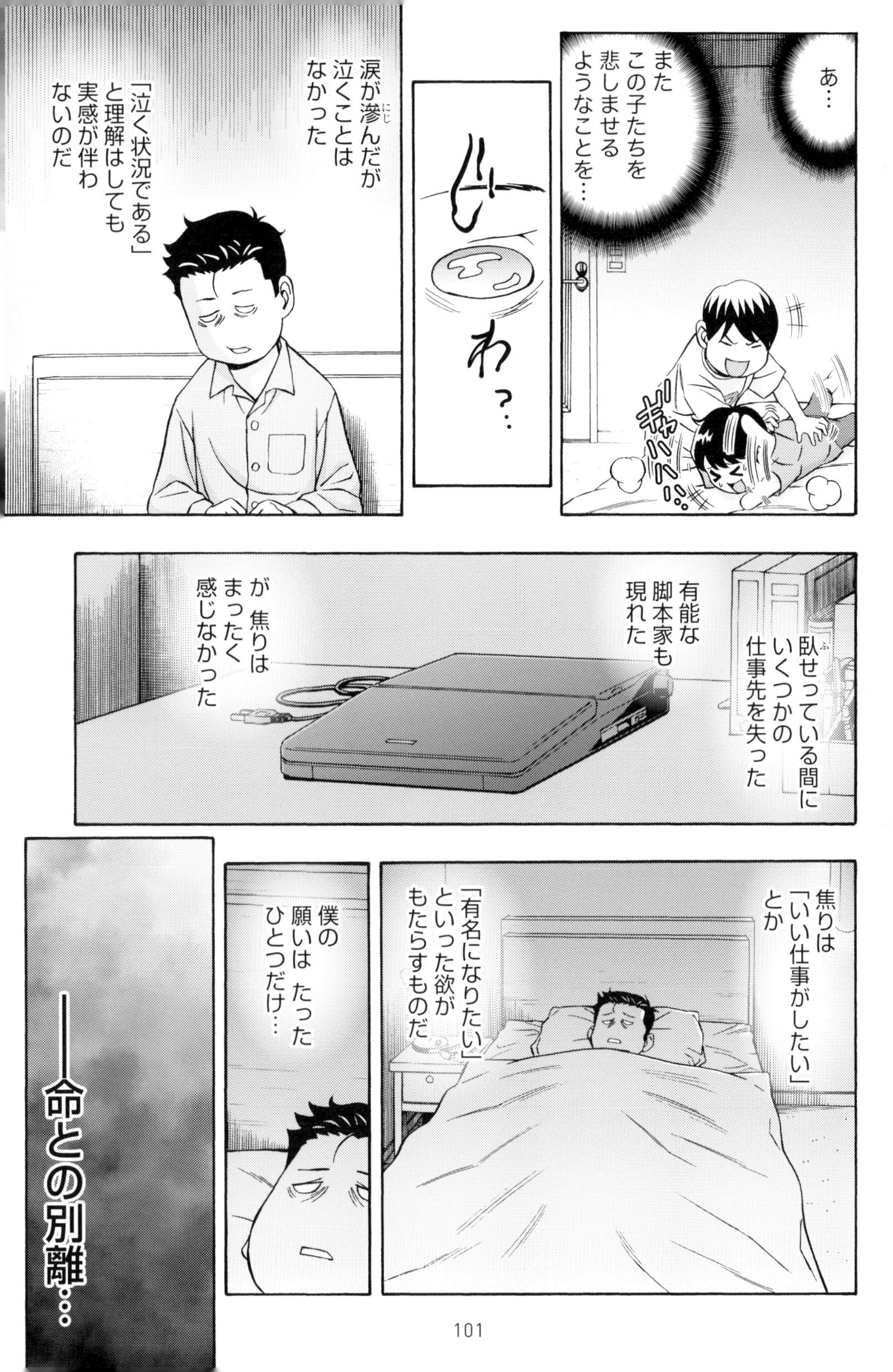
あ…
また この子たちを 悲しませる ようなことを…
涙が滲《にじ》んだが 泣くことは なかった
「泣く状況である」と理解はしても 実感が伴わ ないのだ
臥《ふ》せっている間に いくつかの 仕事先を失った
有能な 脚本家も 現れた
が 焦りは まったく 感じなかった
焦りは 「いい仕事がしたい」とか
「有名になりたい」といった欲が もたらすものだ
僕の 願いは たった ひとつだけ…
——命との別離…

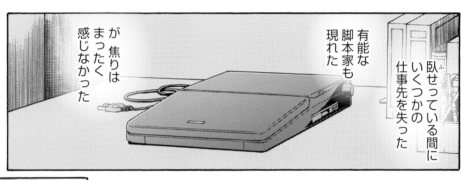

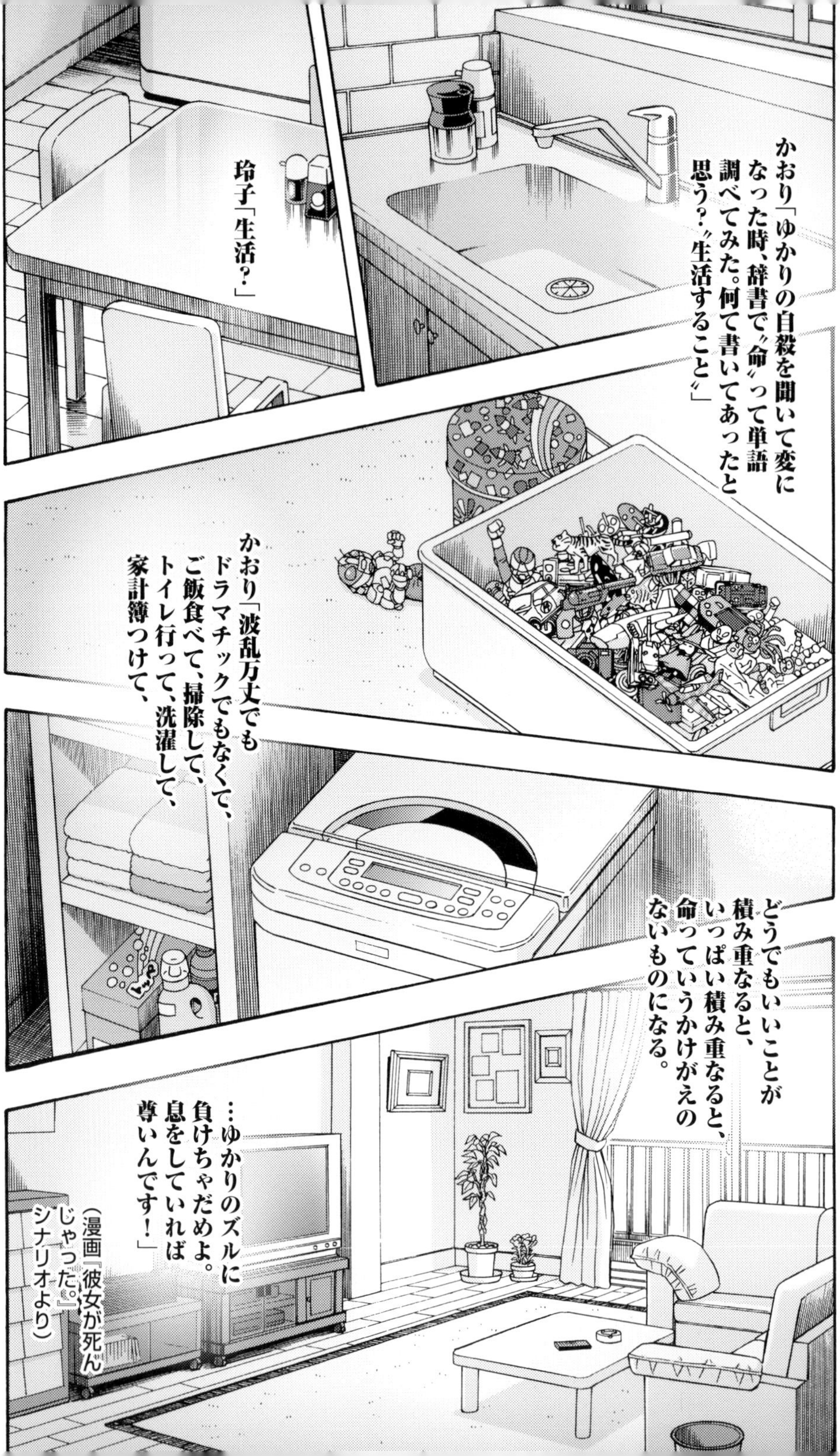
かおり「ゆかりの自殺を聞いて変になった時、辞書で〝命〟って単語調べてみた。何て書いてあったと思う？〝生活すること〟」
玲子「生活？」
かおり「波乱万丈でもドラマチックでもなくて、ご飯食べて、掃除して、洗濯して、トイレ行って、家計簿つけて、
どうでもいいことが積み重なると、いっぱい積み重なると、命っていうかけがえのないものになる。
…ゆかりのズルに負けちゃだめよ。息をしていれば尊いんです！」
（漫画『彼女が死んじゃった。』シナリオより）

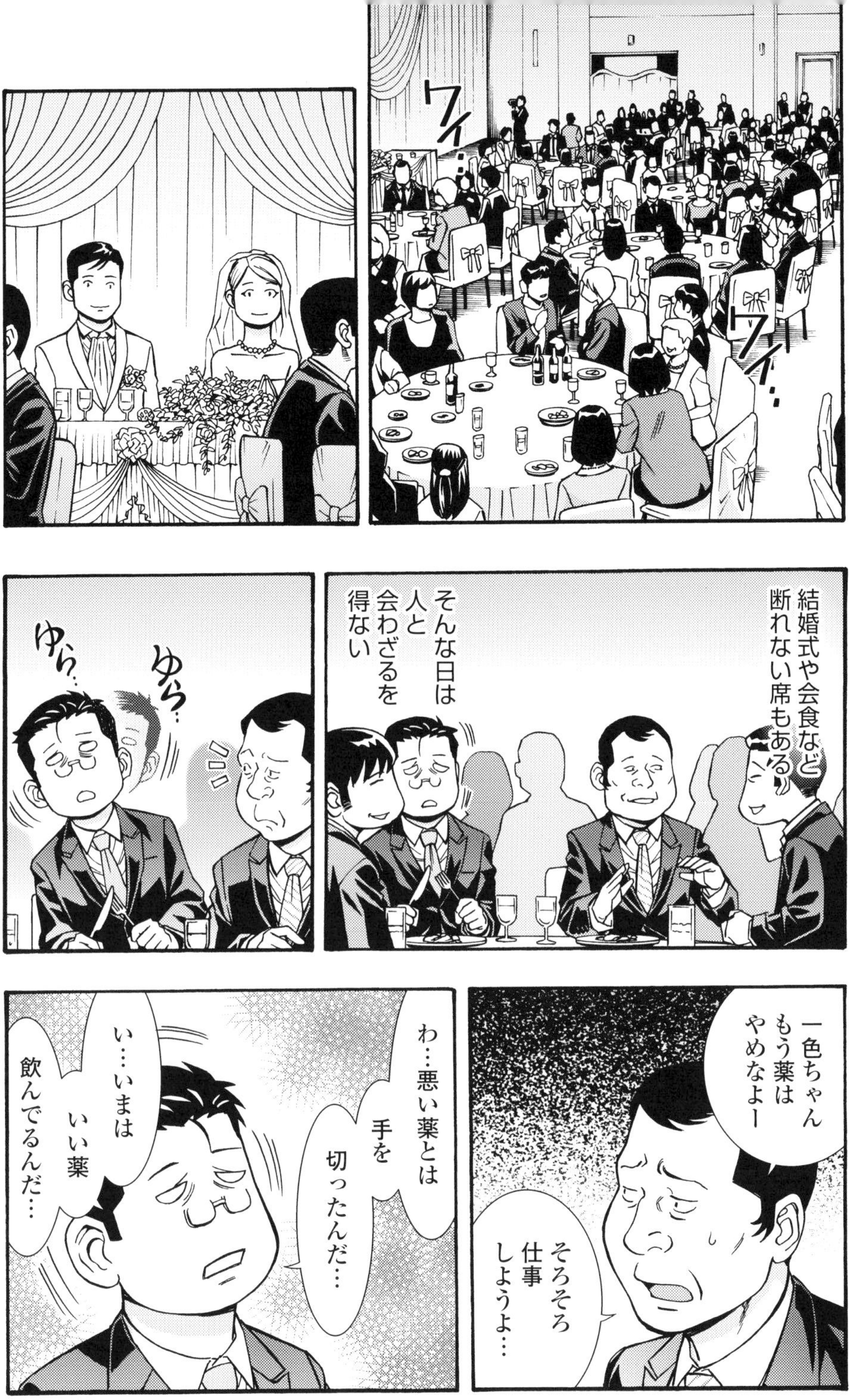
ワイ…
ワイ…
結婚式や会食など断れない席もある
そんな日は人と会わざるを得ない
ゆら…
ゆら…
一色ちゃんもう薬はやめなよー
そろそろ仕事しようよ…
わ…悪い薬とは手を切ったんだ…
い…いまはいい薬飲んでるんだ…

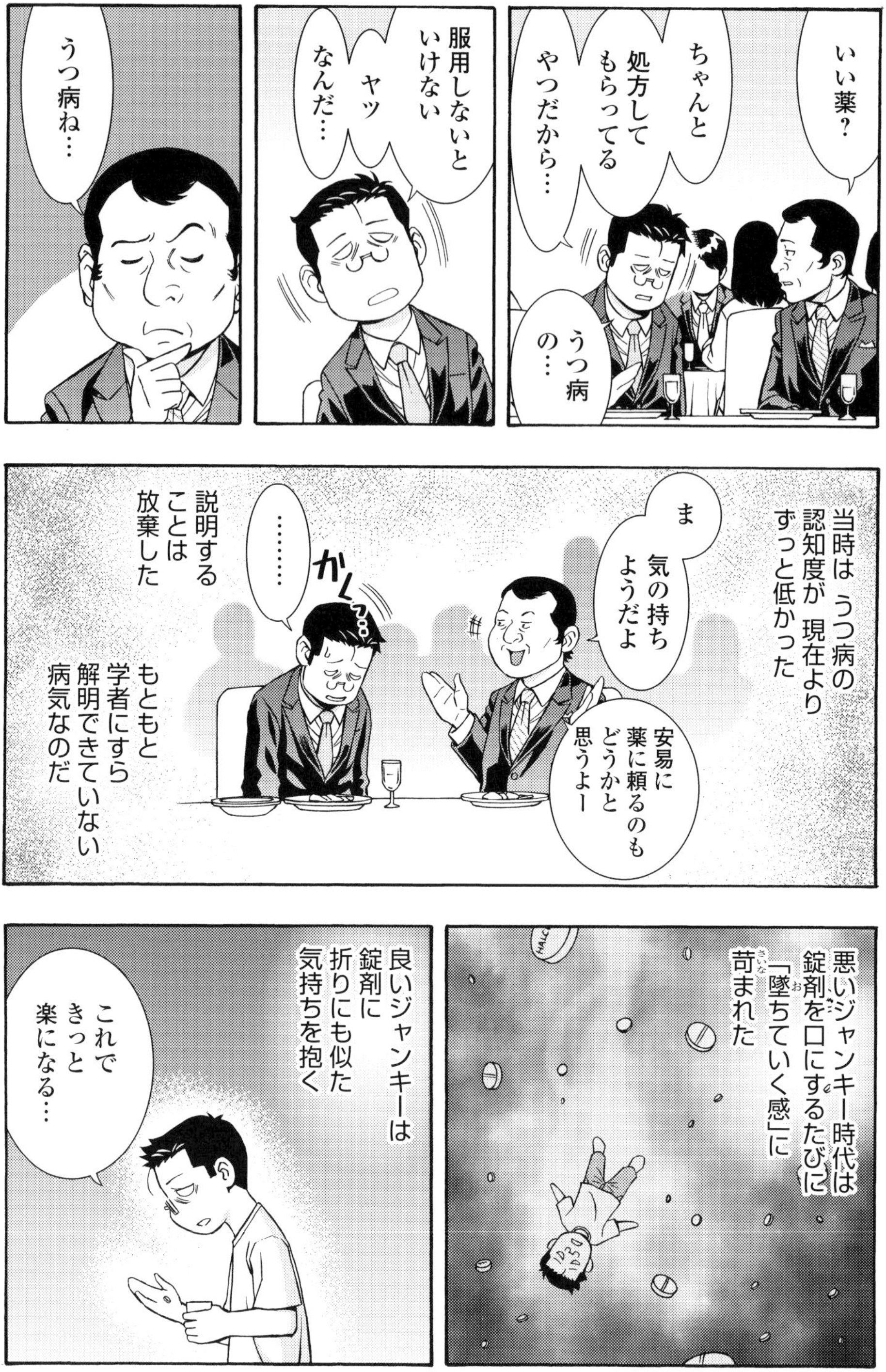
いい薬？
ちゃんと処方してもらってるやつだから…
うつ病の…
服用しないといけないヤツなんだ…
うつ病ね…
当時は うつ病の認知度が 現在よりずっと低かった
ま 気の持ちようだよ
安易に薬に頼るのもどうかと思うよー
かくっ
………
説明することは放棄した
もともと学者にすら解明できていない病気なのだ
悪いジャンキー時代は錠剤を口にするたびに「墜《お》ちていく感」に苛《さいな》まれた
良いジャンキーは錠剤に折りにも似た気持ちを抱く
これできっと楽になる…

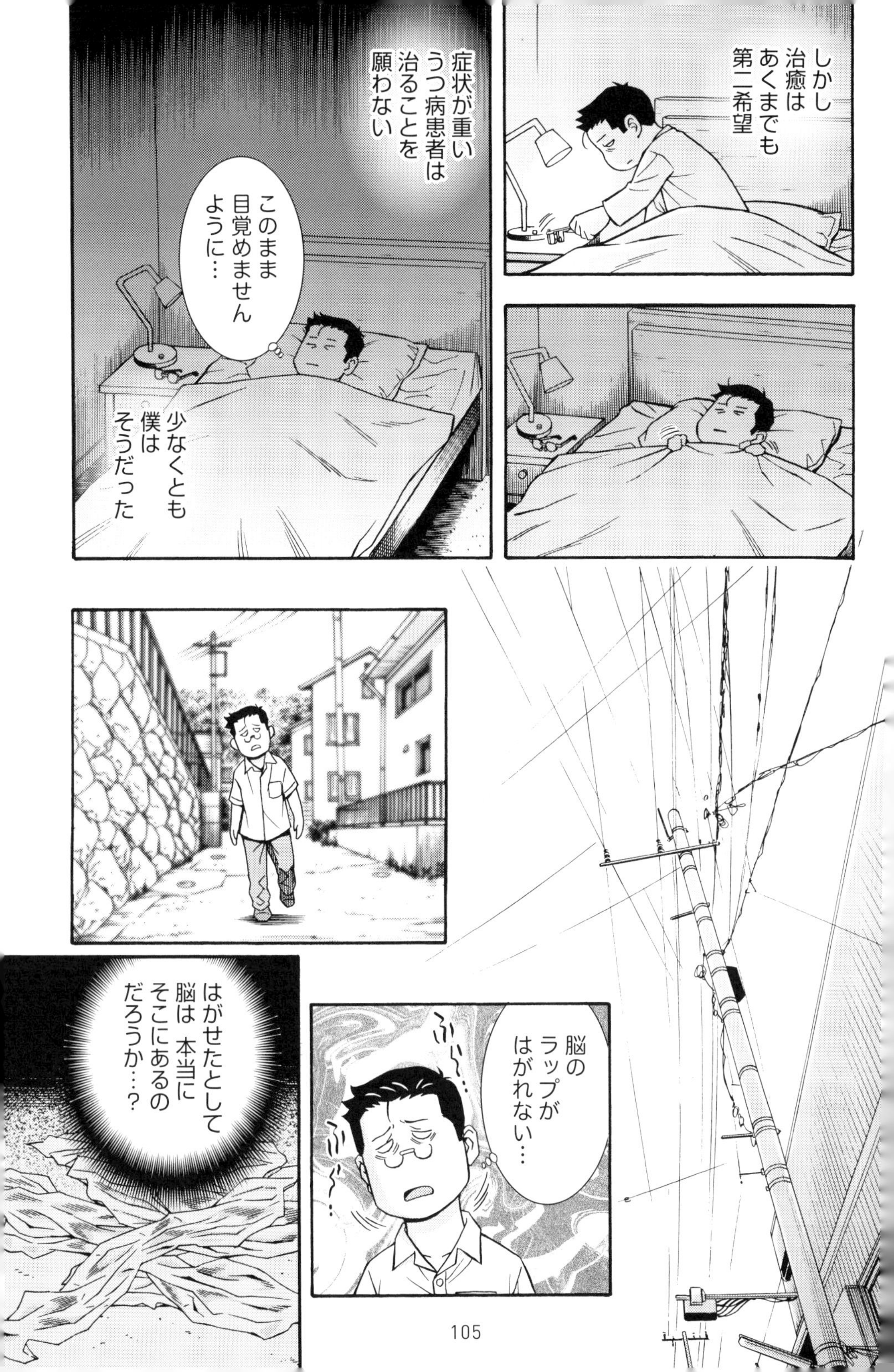
しかし
治癒は
あくまでも
第二希望
症状が重い
うつ病患者は
治ることを
願わない
このまま
目覚めません
ように…
少なくとも
僕は
そうだった
ふ～…
ふ～…
脳の
ラップが
はがれない…
はがせたとして
脳は 本当に
そこにあるの
だろうか…?

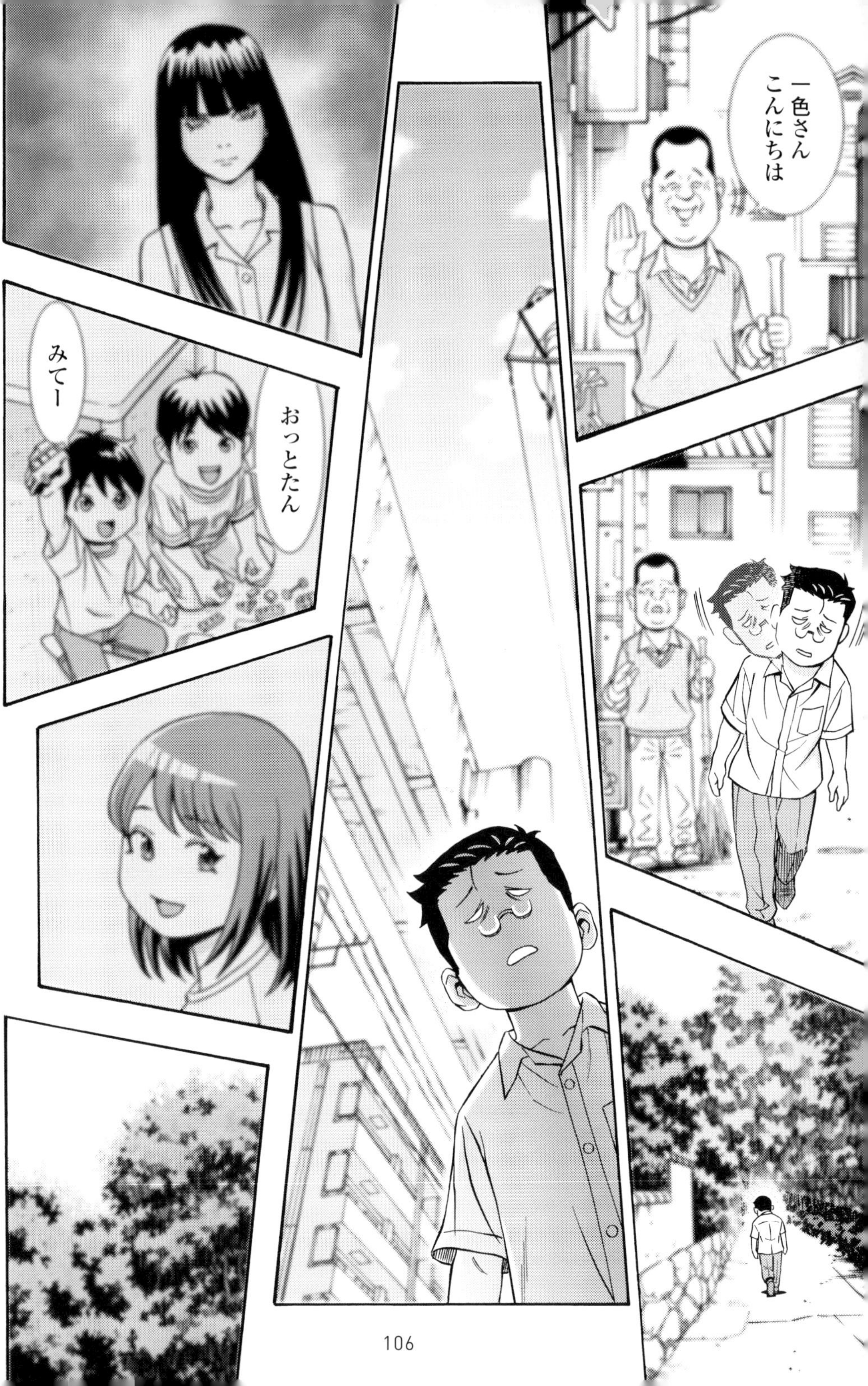
一色さん
こんにちは
おっとたん
みてー

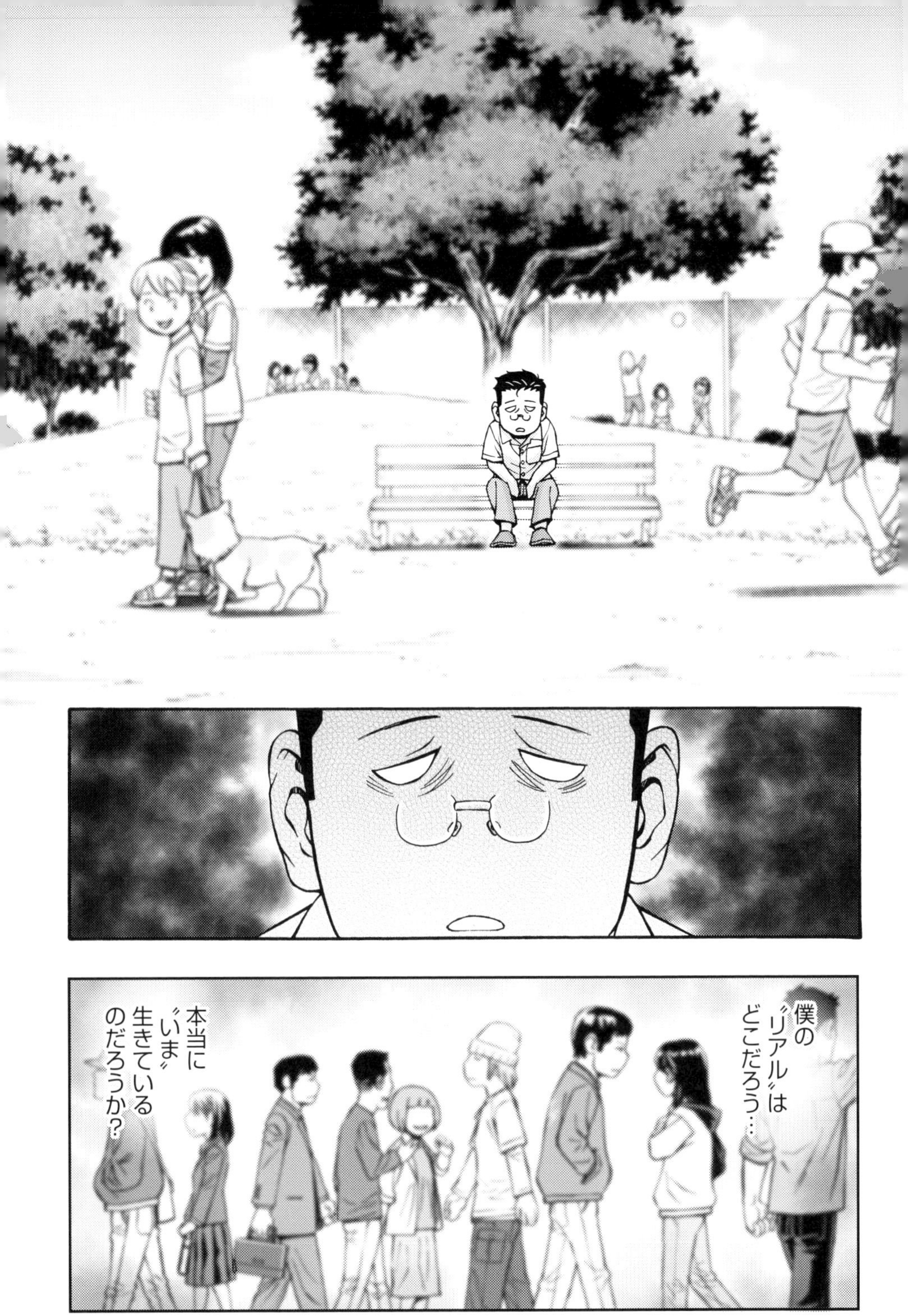

僕の
〝リアル〟は
どこだろう…
本当に
〝いま〟
生きている
のだろうか？

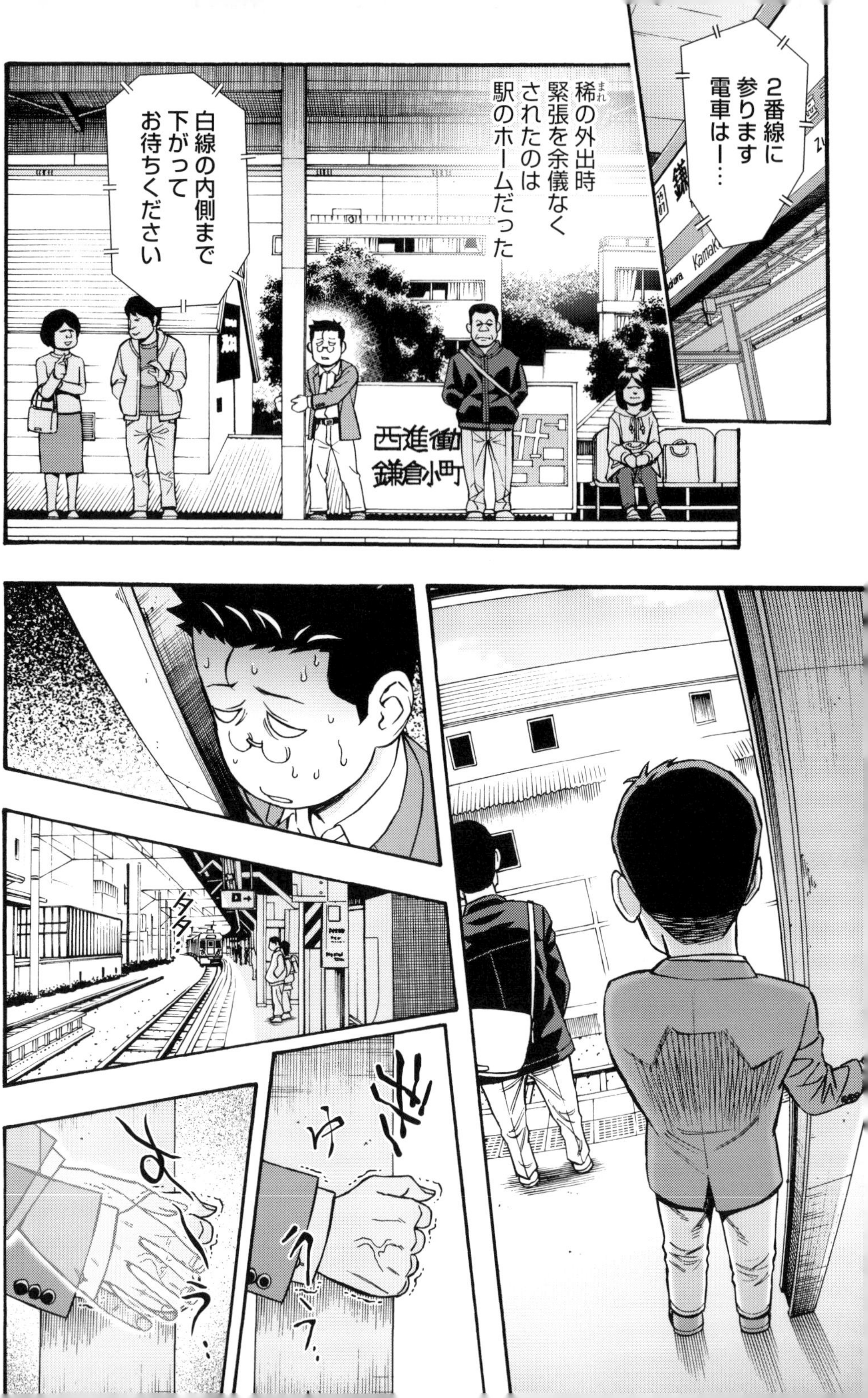
2番線に
参ります
電車は―…
稀《まれ》の外出時
緊張を余儀なく
されたのは
駅のホームだった
白線の内側まで
下がって
お待ちください
鎌倉小町

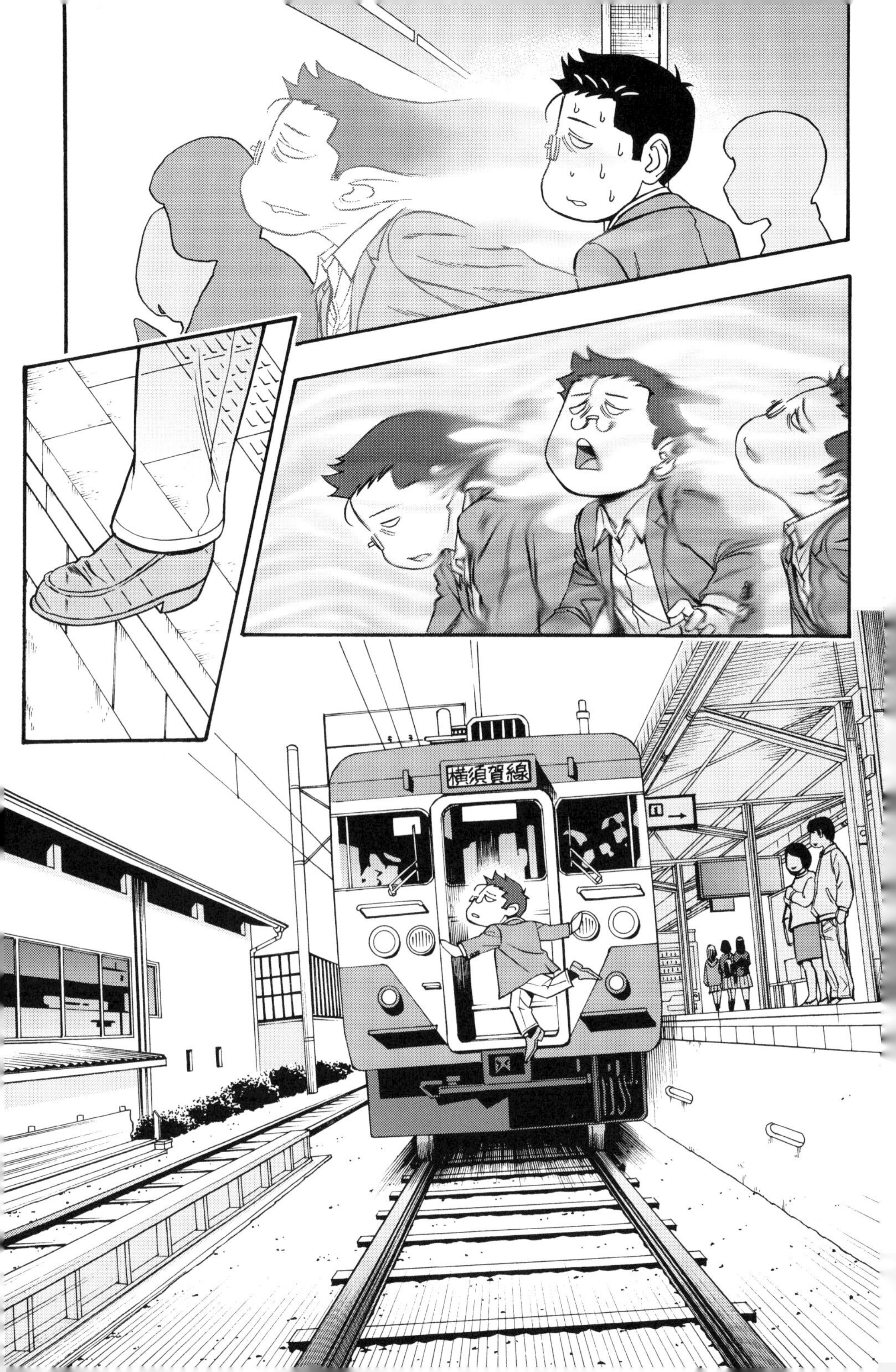
横須賀線

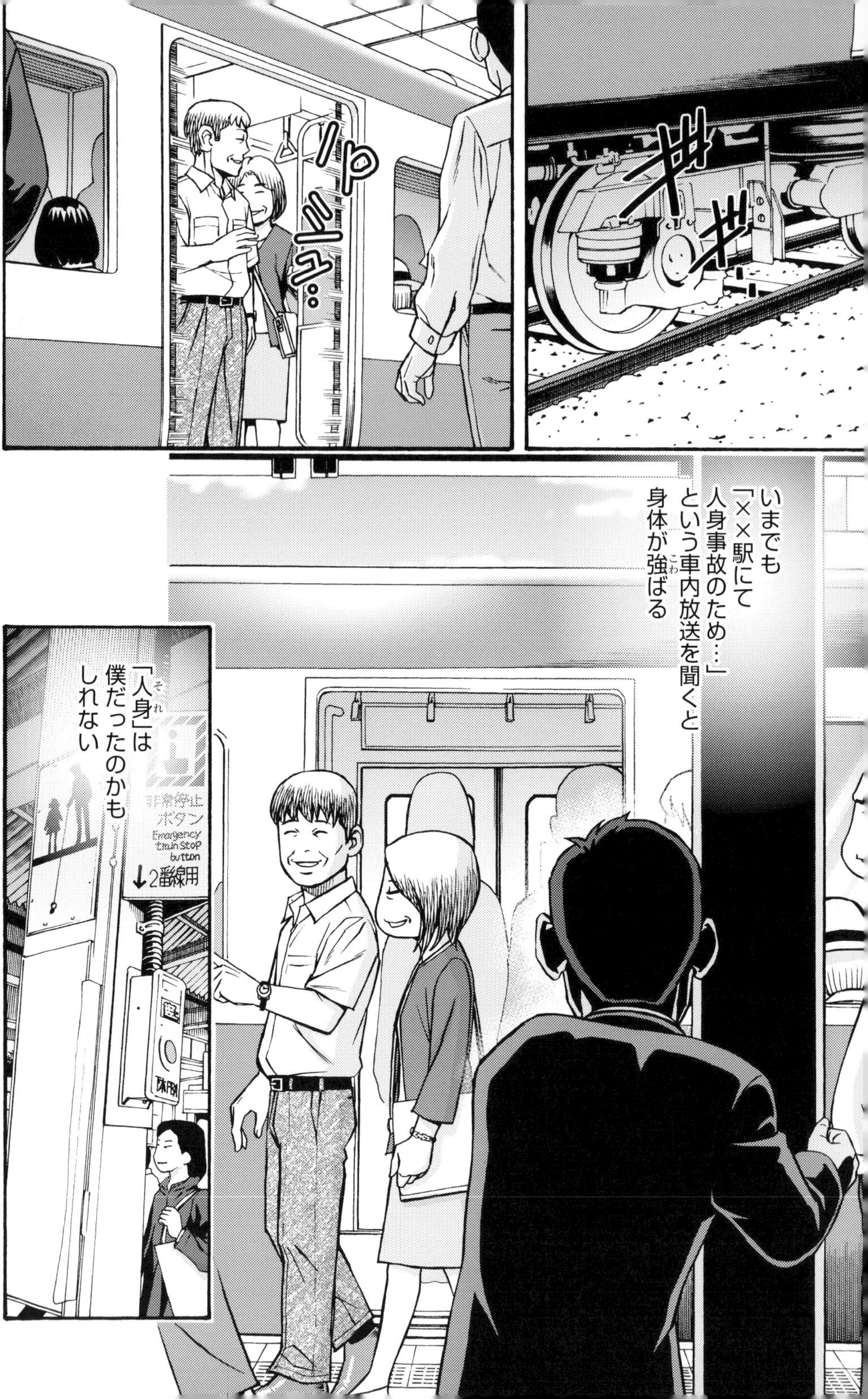

ギギ
プシュ…
いまでも
「××駅にて
人身事故のため…」
という車内放送を聞くと
身体が強《こわ》ばる
「人身《それ》」は
僕だったのかも
しれない
非常停止
ボタン
Emergency
train Stop
button
↓2番線用

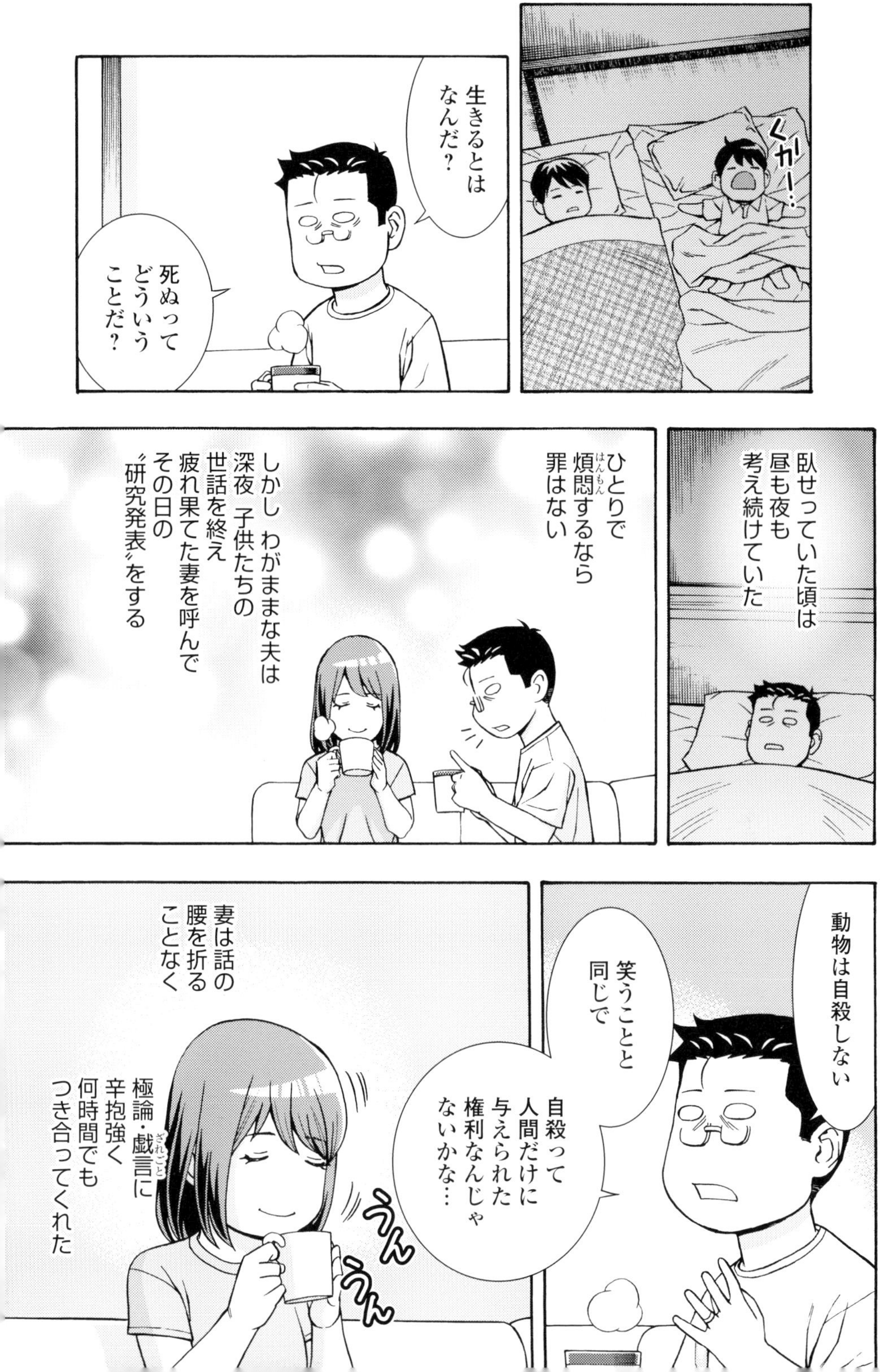

クカー…
生きるとはなんだ？
死ぬってどういうことだ？
臥せっていた頃は昼も夜も考え続けていた
ひとりで煩悶《はんもん》するなら罪はない
しかし わがままな夫は深夜 子供たちの世話を終え疲れ果てた妻を呼んでその日の〝研究発表〟をする
動物は自殺しない
笑うことと同じで
自殺って人間だけに与えられた権利なんじゃないかな…
うん うん
妻は話の腰を折ることなく
極論・戯言《ざれごと》に辛抱強く何時間でもつき合ってくれた

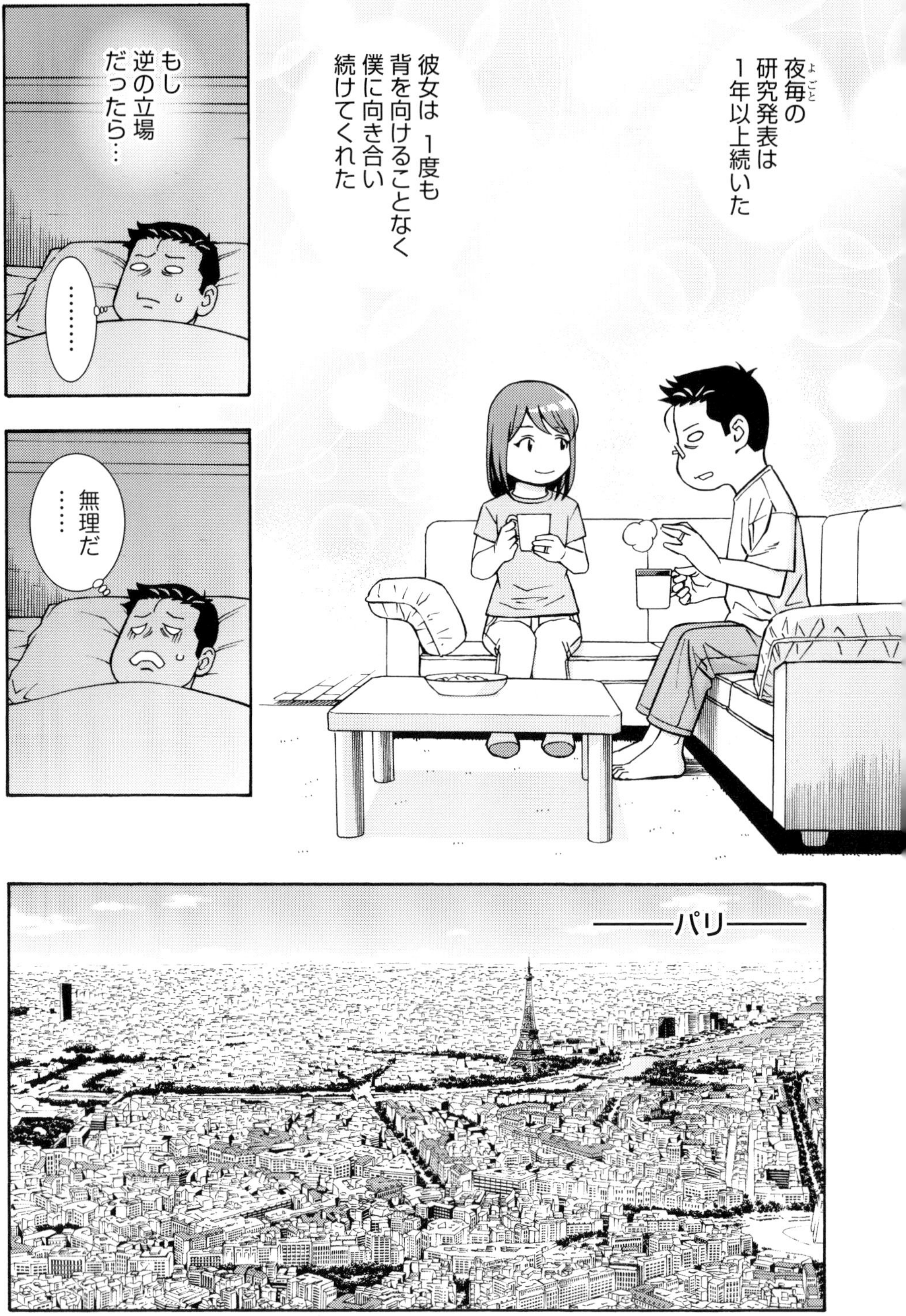
夜毎《よごと》の研究発表は1年以上続いた
彼女は 1度も背を向けることなく僕に向き合い続けてくれた
もし逆の立場だったら…
…………
無理だ……
──パリ──

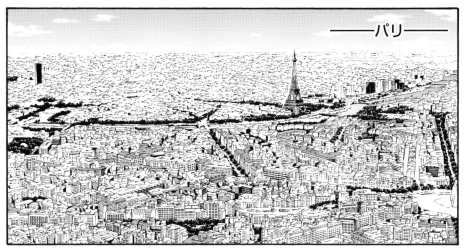

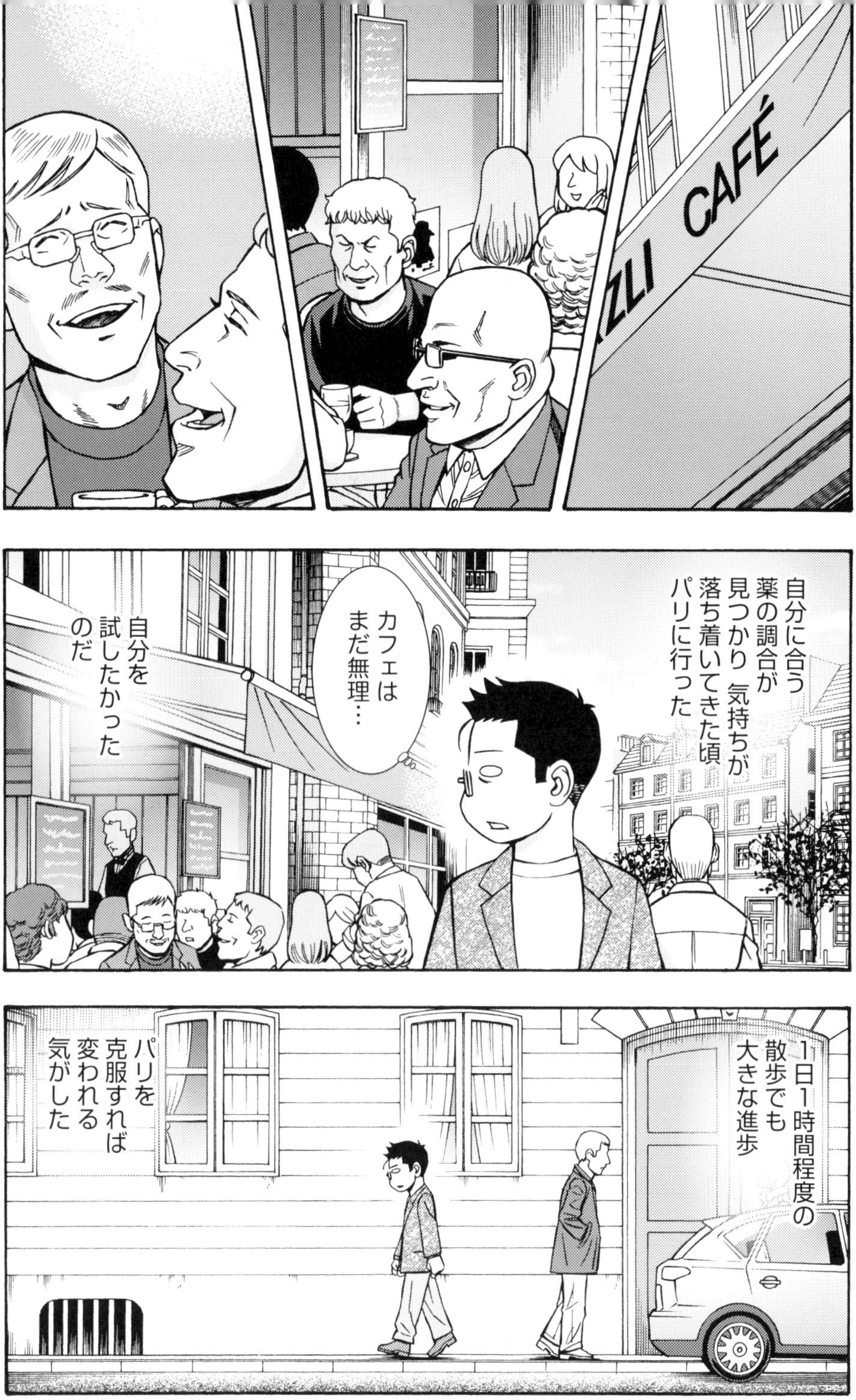
ZLI CAFÉ
自分に合う薬の調合が見つかり 気持ちが落ち着いてきた頃パリに行った
カフェはまだ無理…
自分を試したかったのだ
1日1時間程度の散歩でも大きな進歩
パリを克服すれば変われる気がした

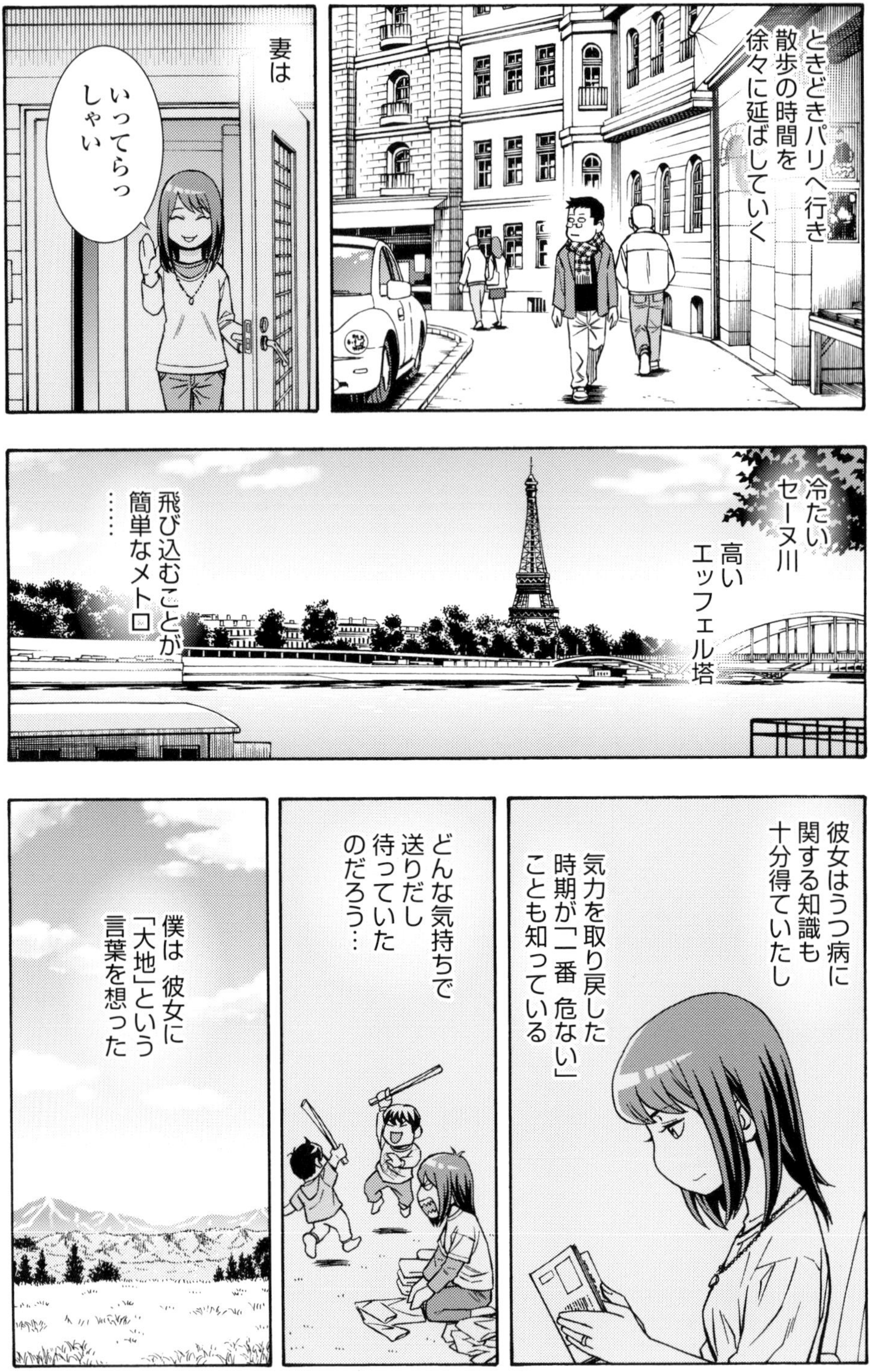
ときどきパリへ行き
散歩の時間を
徐々に延ばしていく
妻は
いってらっしゃい
冷たい
セーヌ川
高い
エッフェル塔
飛び込むことが
簡単なメトロ
……
彼女はうつ病に
関する知識も
十分得ていたし
気力を取り戻した
時期が「一番 危ない」
ことも知っている
どんな気持ちで
送りだし
待っていた
のだろう…
僕は 彼女に
「大地」という
言葉を想った

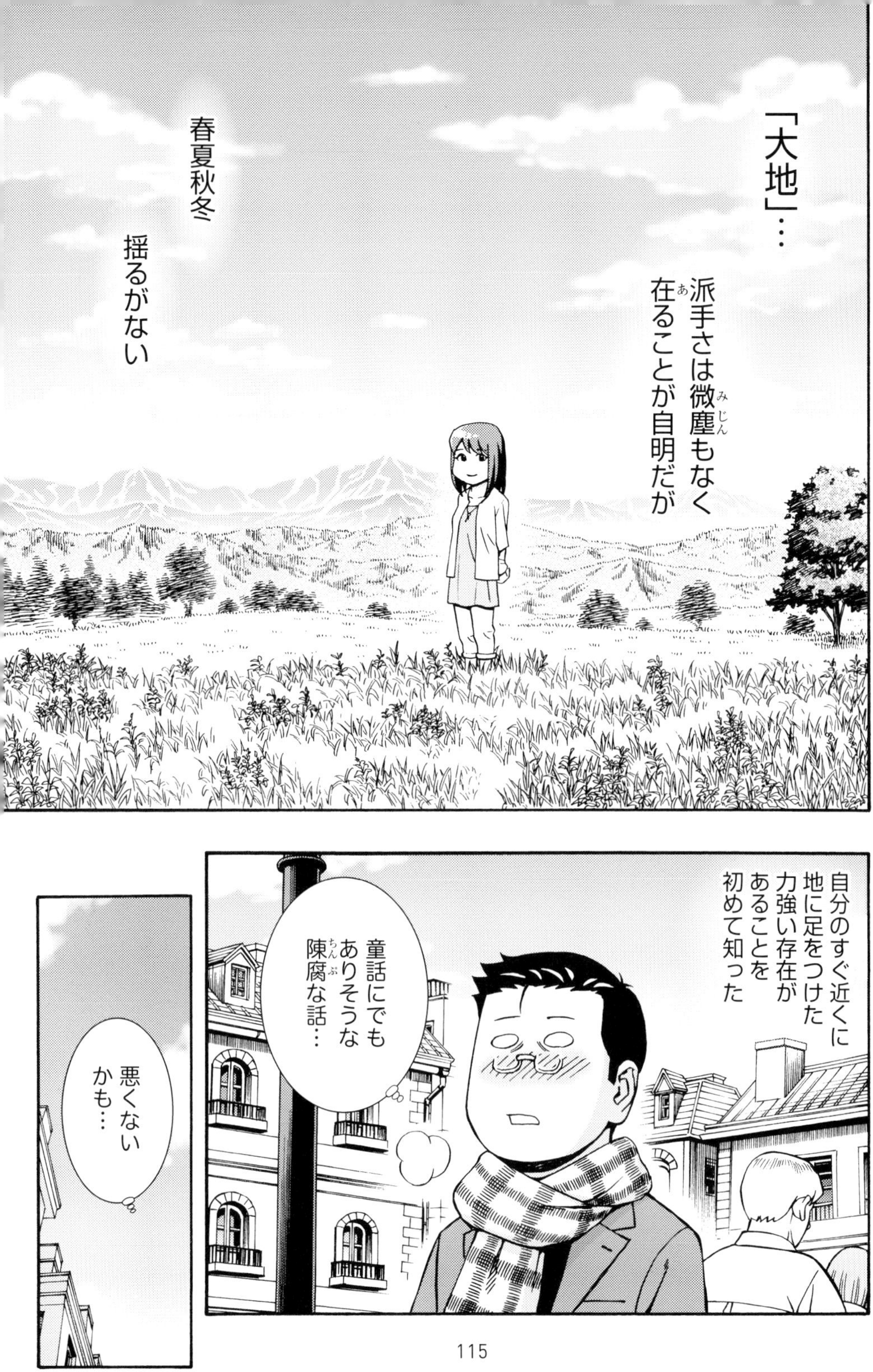
「大地」・・・
派手さは微塵《みじん》もなく在《あ》ることが自明だが
春夏秋冬
揺るがない
自分のすぐ近くに地に足をつけた力強い存在があることを初めて知った
童話にでもありそうな陳腐《ちんぷ》な話…
悪くないかも…

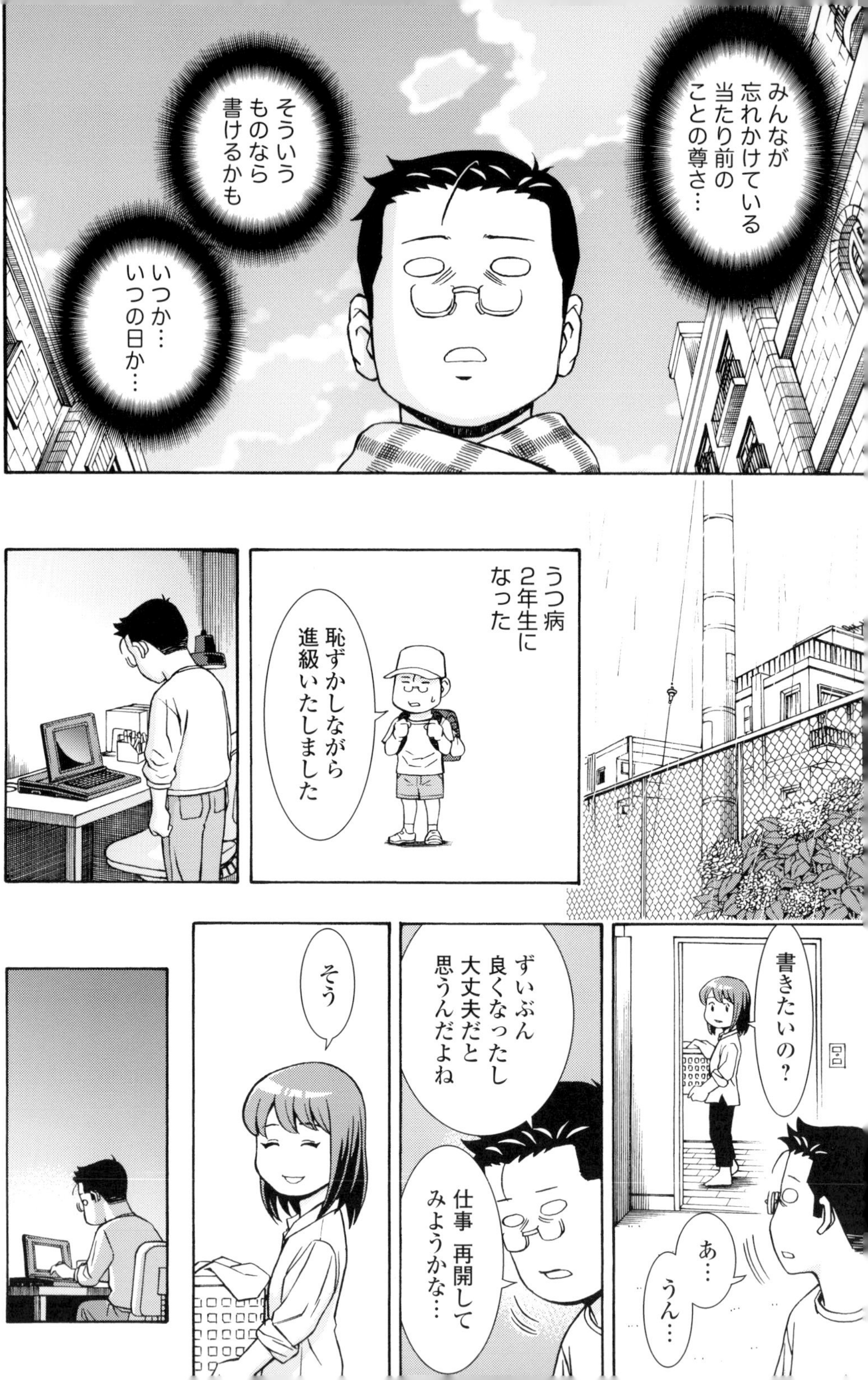
みんなが忘れかけている当たり前のことの尊さ…
そういうものなら書けるかも
いつか…いつの日か…
うつ病2年生になった
恥ずかしながら進級いたしました
書きたいの？
あ…
うん…
ずいぶん良くなったし大丈夫だと思うんだよね
仕事 再開してみようかな…
そう

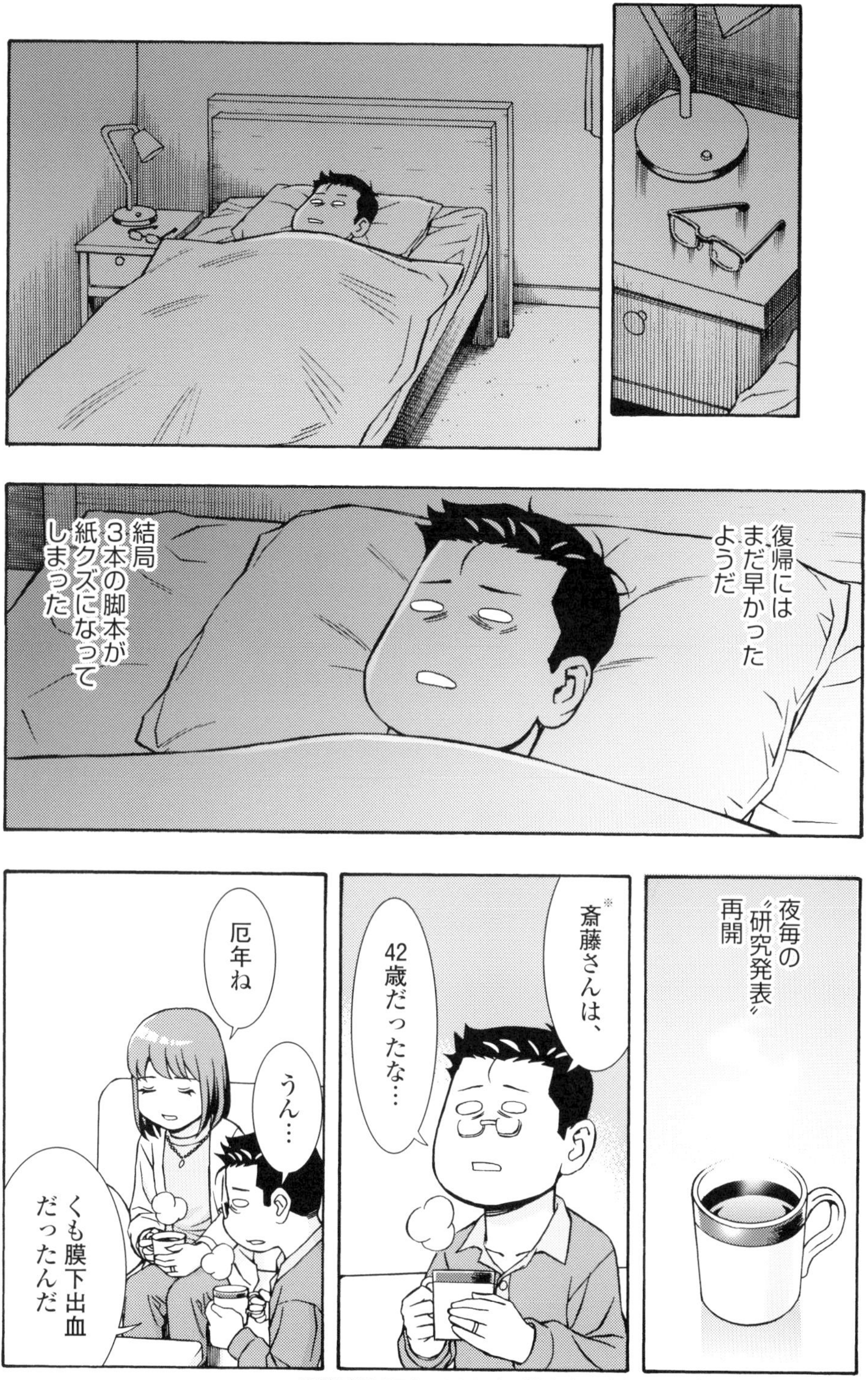
復帰にはまだ早かったようだ
結局3本の脚本が紙クズになってしまった
夜毎の〝研究発表〟再開
斎藤さんは、
42歳だったな…
厄年ね
うん…
くも膜下出血だったんだ

※斎藤博（1951〜1994）ー脚本家。日活ロマンポルノを中心に活躍。

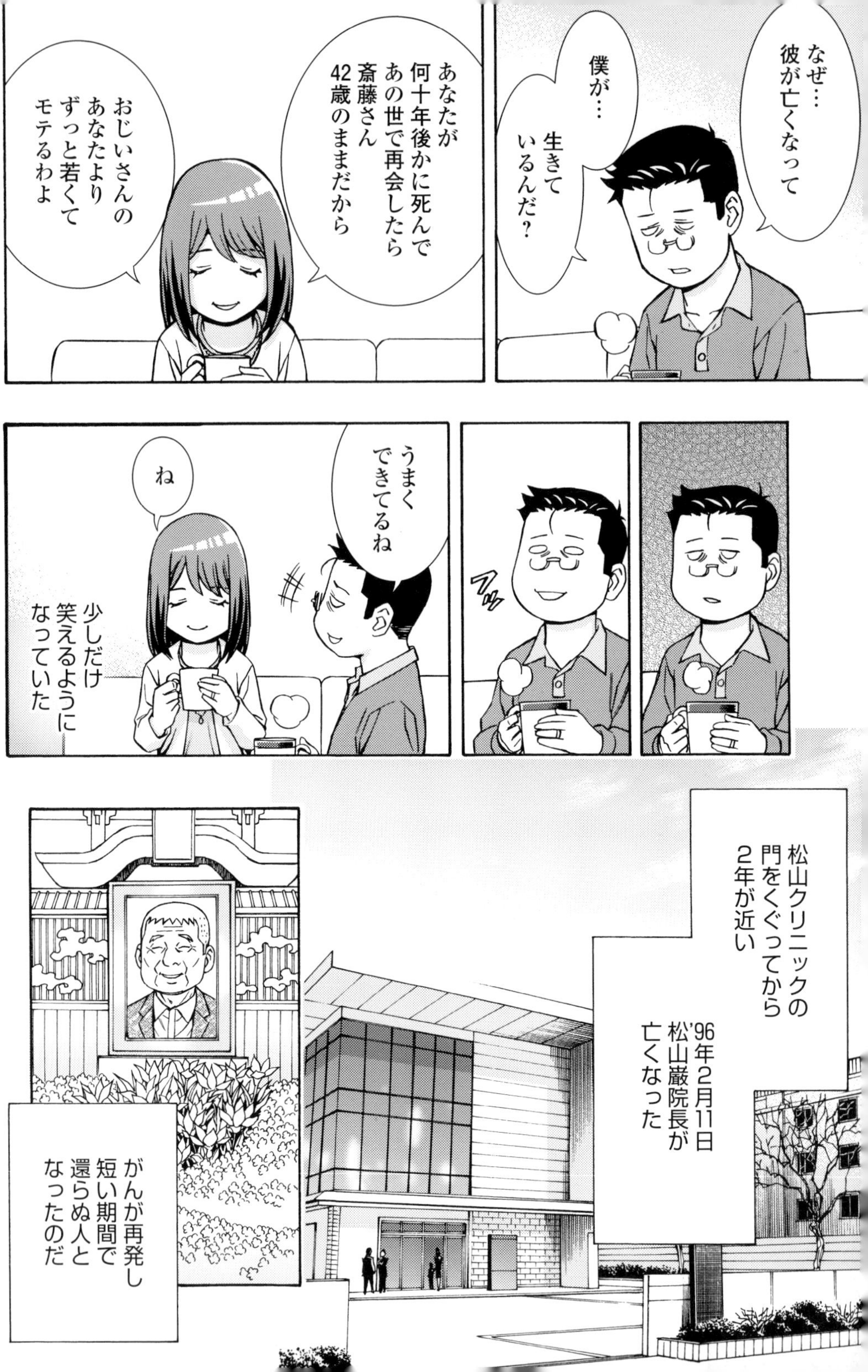
なぜ…
彼が亡くなって
僕が…
生きているんだ？
あなたが何十年後かに死んであの世で再会したら
斎藤さん42歳のままだから
おじいさんのあなたよりずっと若くてモテるわよ
ね
うまくできてるね
少しだけ笑えるようになっていた
松山クリニックの門をくぐってから2年が近い
'96年2月11日
松山巌院長が亡くなった
がんが再発し短い期間で還らぬ人となったのだ

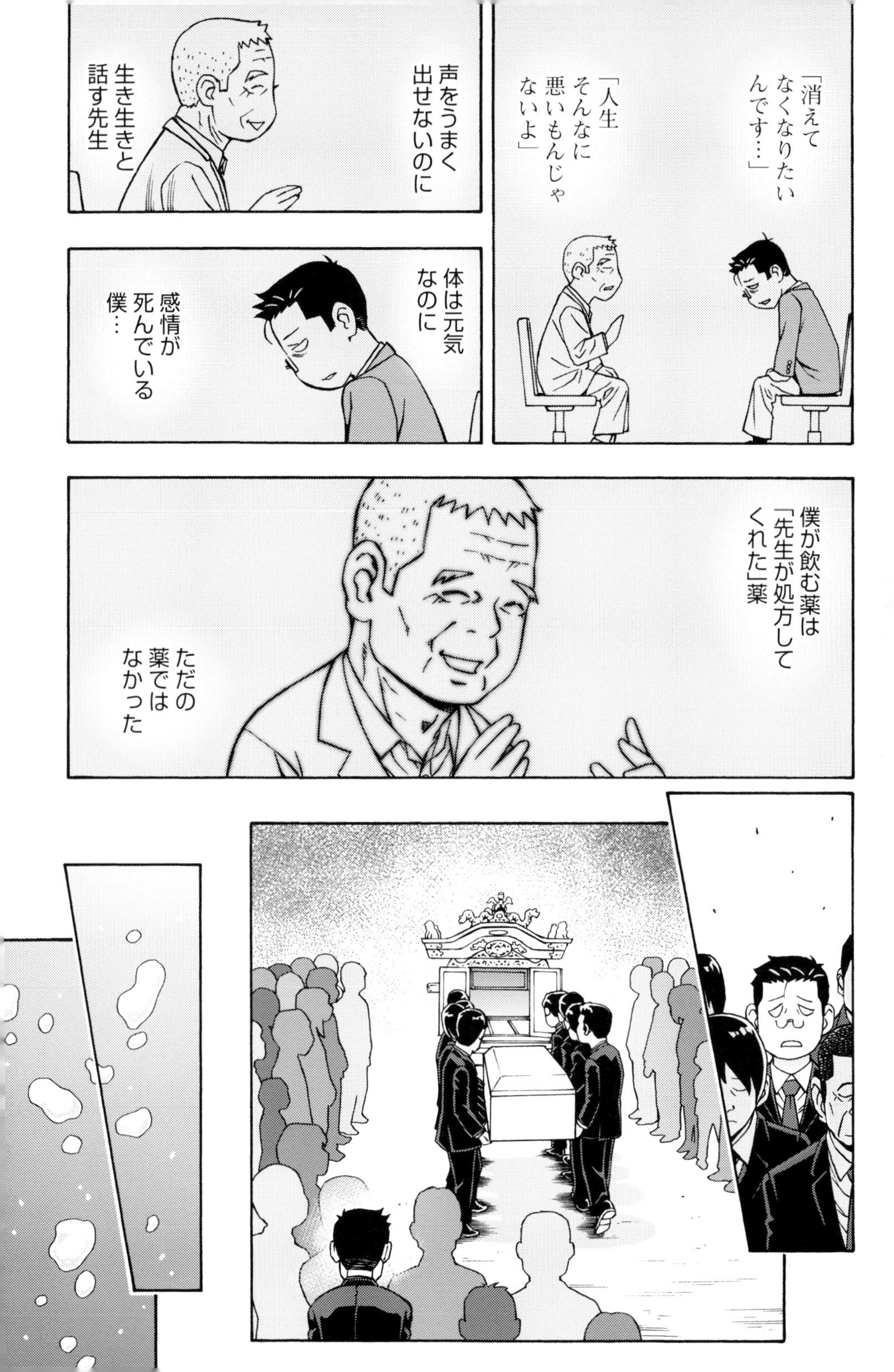

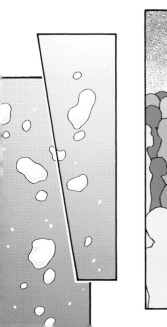

「消えてなくなりたいんです…」
「人生そんなに悪いもんじゃないよ」
声をうまく出せないのに
生き生きと話す先生
体は元気なのに
感情が死んでいる僕…
僕が飲む薬は「先生が処方してくれた」薬
ただの薬ではなかった

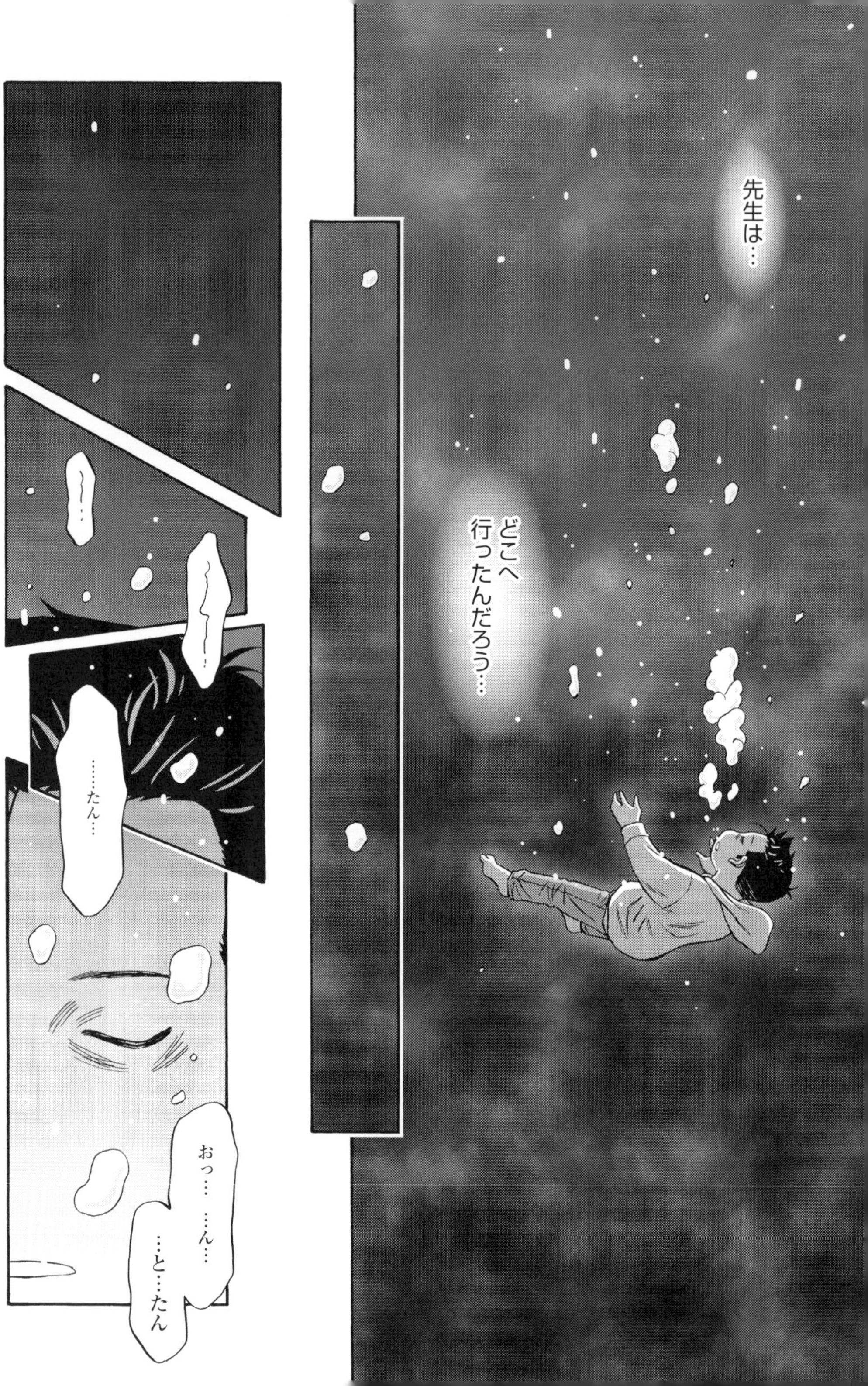

先生は…
どこへ行ったんだろう…
……たん…
おっ… …ん…
…と…たん

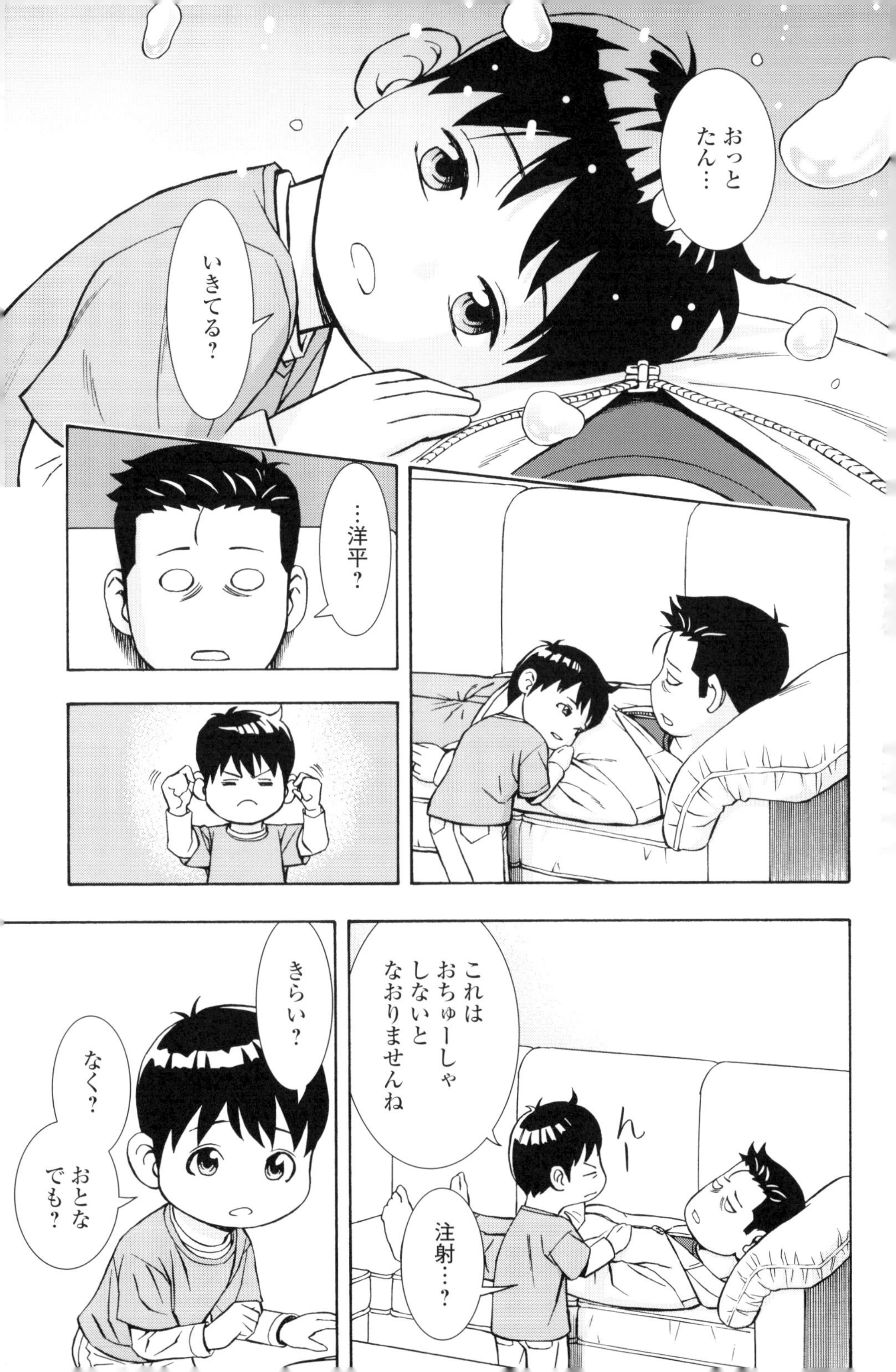
おっとたん…
いきてる？
…洋平？
これはおちゅーしゃしないとなおりませんね
んー
注射…？
きらい？
なく？
おとなでも？

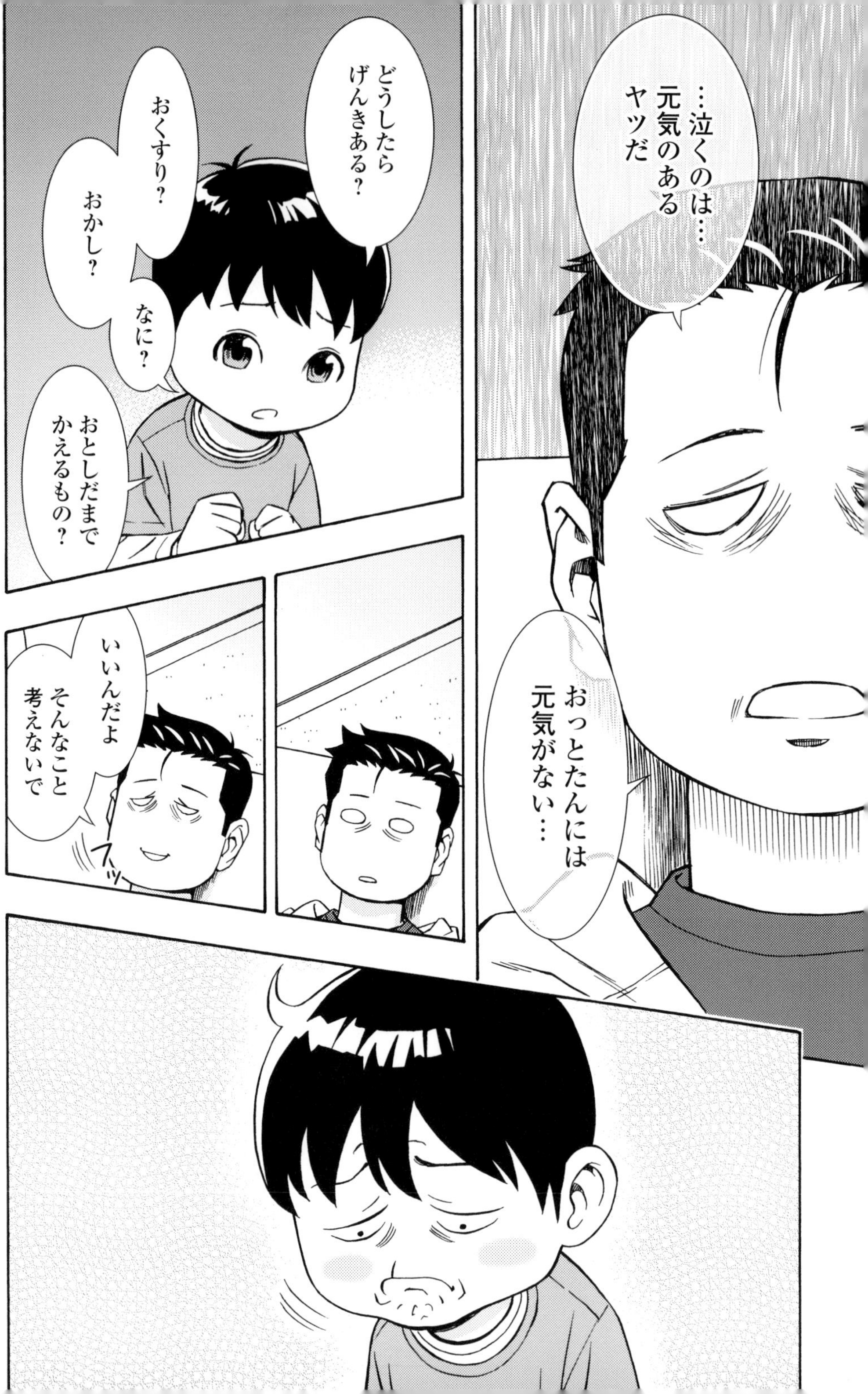
…泣くのは……元気のあるヤツだ
おっとたんには元気がない…
どうしたらげんきある？
おくすり？
おかし？
なに？
おとしだまでかえるもの？
いいんだよ
そんなこと考えないで
フッ

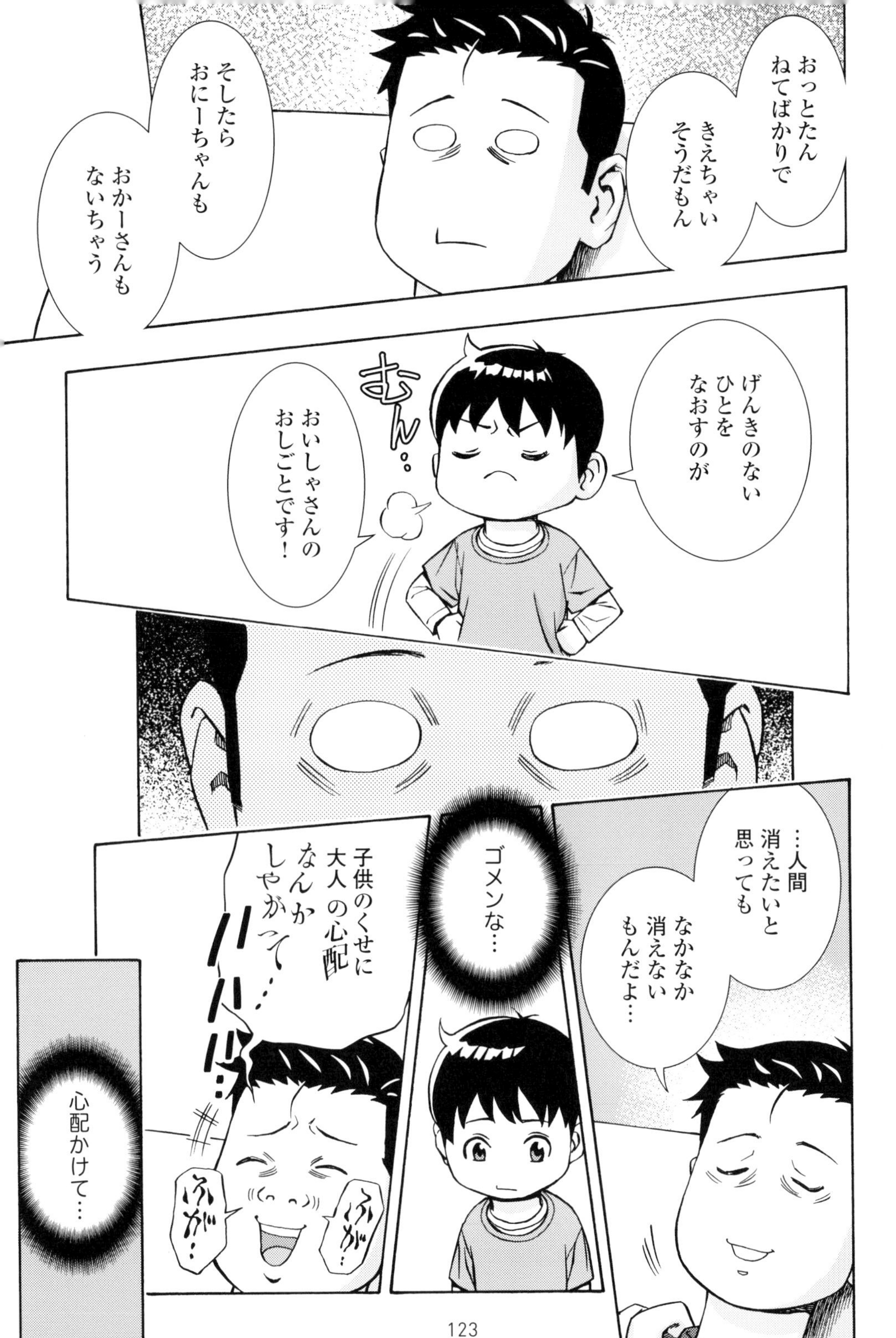
おっとたん ねてばかりで きえちゃいそうだもん
そしたら おにーちゃんも おかーさんも ないちゃう
げんきのない ひとを なおすのが
むん。。
おいしゃさんの おしごとです！
…人間 消えたいと 思っても
なかなか 消えない もんだよ…
ゴメンな…
子供のくせに 大人の心配 なんか しやがって…
ハハハ…
ふが ふが…
心配かけて…

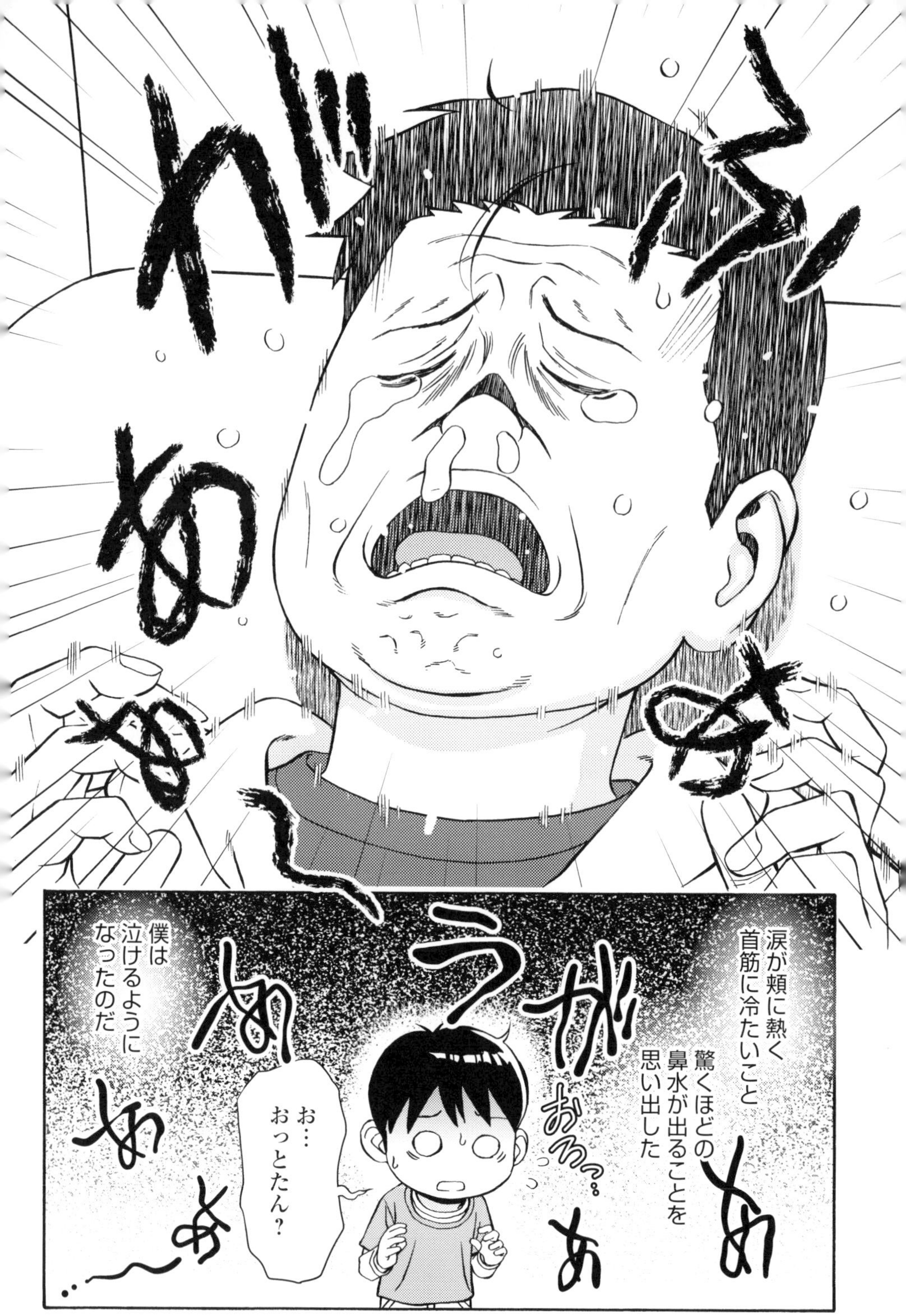
涙が頬に熱く
首筋に冷たいこと
驚くほどの
鼻水が出ることを
思い出した
お…
おっとたん？
僕は
泣けるように
なったのだ

第5章
彼女が死んじゃった

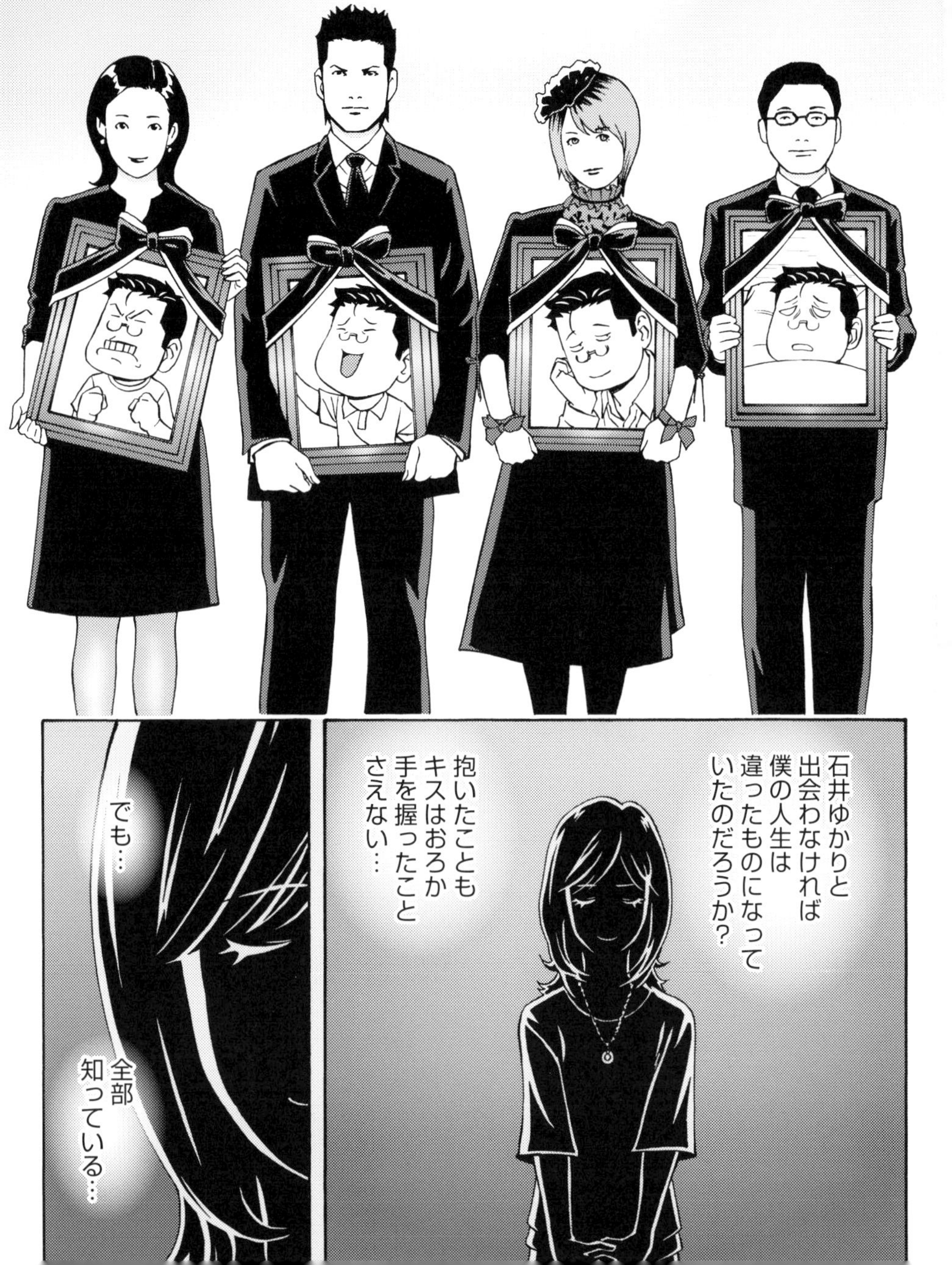

石井ゆかりと出会わなければ僕の人生は違ったものになっていたのだろうか?
抱いたこともキスはおろか手を握ったことさえない…
でも…
全部知っている…

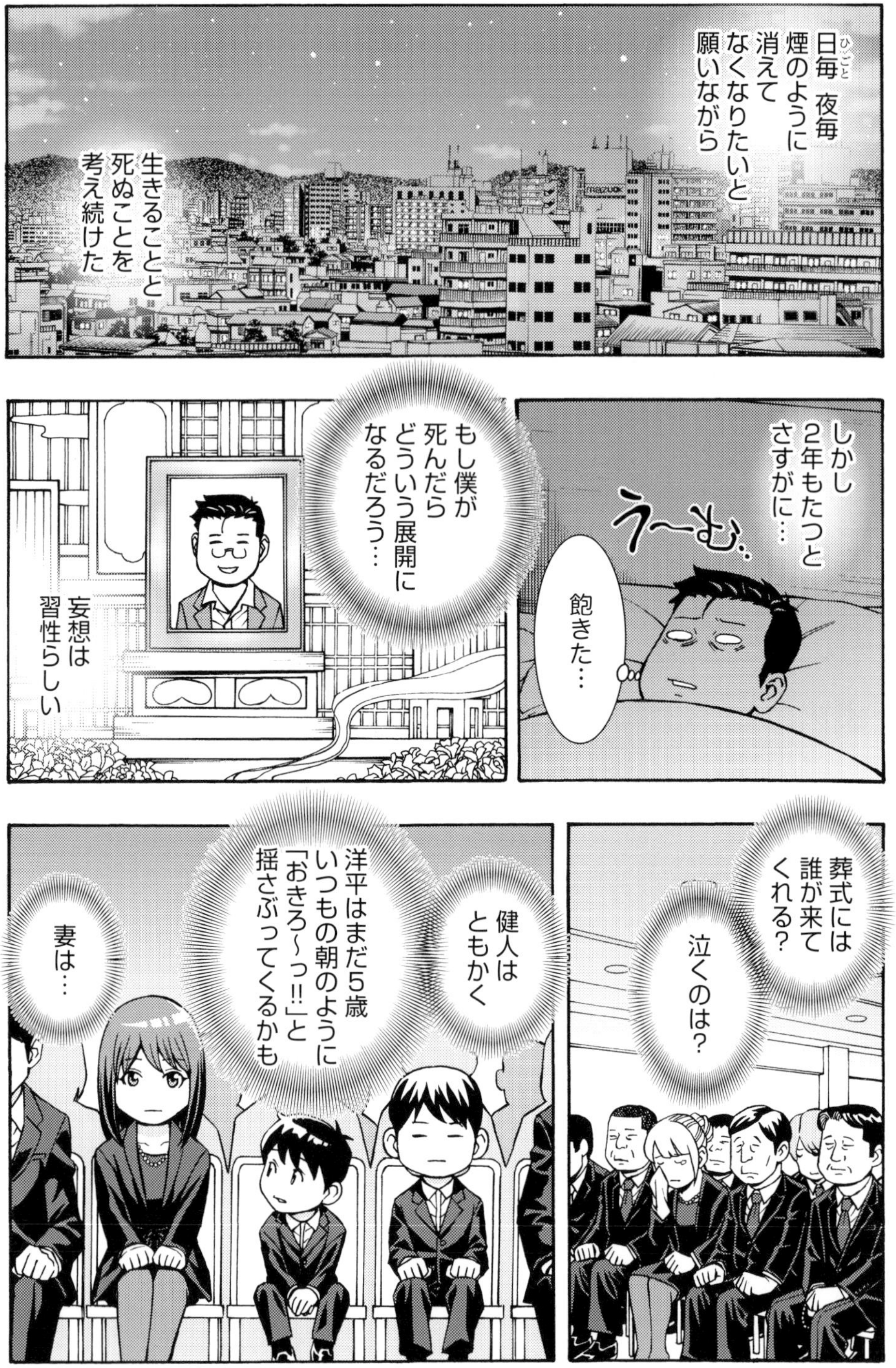
日毎《ひごと》 夜毎
煙のように
消えて
なくなりたいと
願いながら
生きることと
死ぬことを
考え続けた
しかし
2年もたつと
さすがに…
う〜む…
飽きた…
もし僕が
死んだら
どういう展開に
なるだろう…
妄想は
習性らしい
葬式には
誰が来て
くれる?
泣くのは?
健人は
ともかく
洋平はまだ5歳
いつもの朝のように
「おきろ〜っ!!」と
揺さぶってくるかも
妻は…

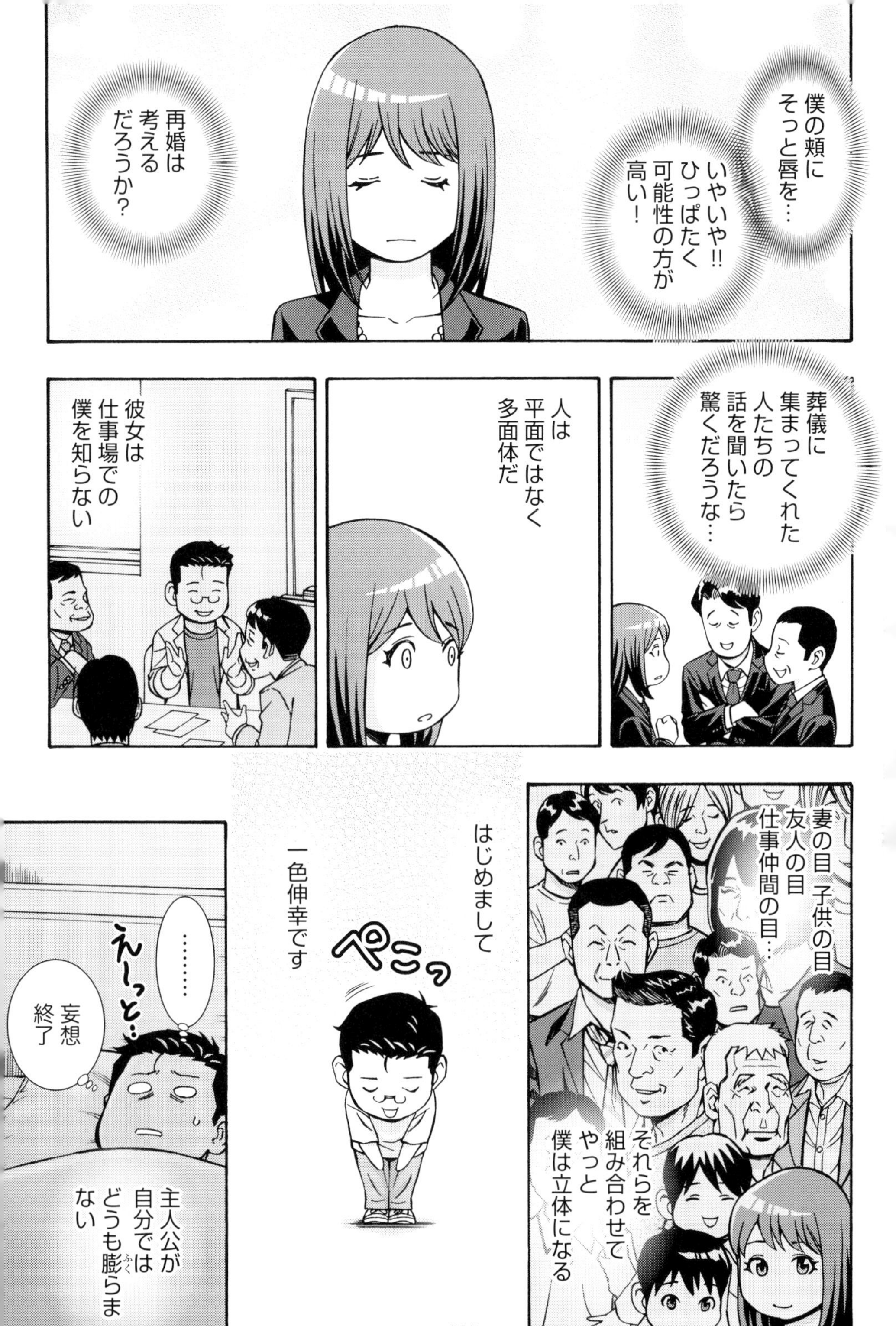

僕の頬にそっと唇を…
いやいや!! ひっぱたく可能性の方が高い!
再婚は考えるだろうか?
葬儀に集まってくれた人たちの話を聞いたら驚くだろうな…
人は平面ではなく多面体だ
彼女は仕事場での僕を知らない
妻の目 子供の目 友人の目 仕事仲間の目…
それらを組み合わせてやっと僕は立体になる
はじめまして
一色伸幸です
ぺこっ
えーっと…
………
妄想終了
主人公が自分ではどうも膨《ふく》らまない

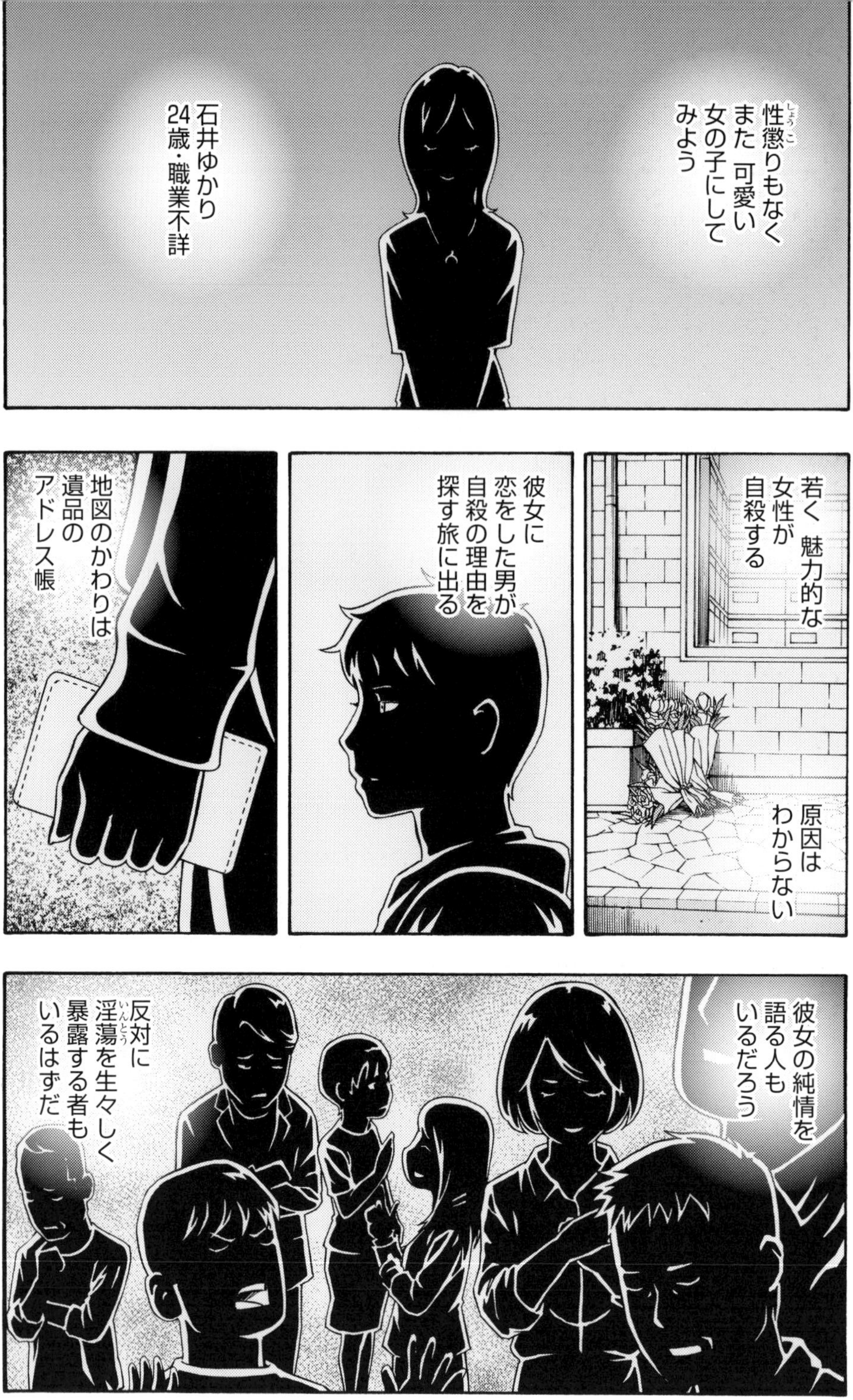
性懲《しょうこ》りもなく また 可愛い 女の子にして みよう
石井ゆかり 24歳・職業不詳
若く 魅力的な 女性が 自殺する
原因は わからない
彼女に 恋をした男が 自殺の理由を 探す旅に出る
地図のかわりは 遺品の アドレス帳
彼女の純情を 語る人も いるだろう
反対に 淫蕩《いんとう》を生々しく 暴露する者も いるはずだ

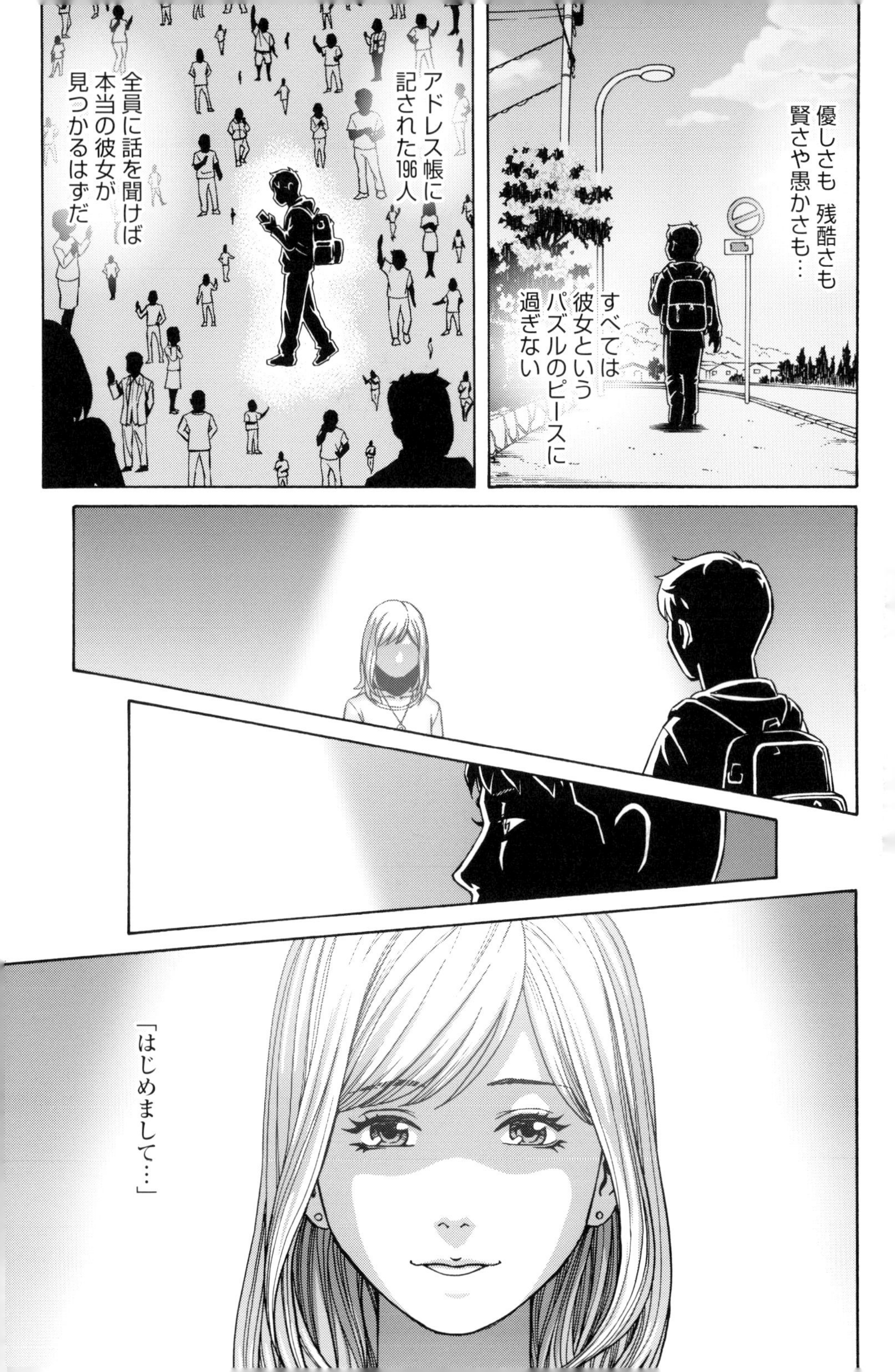
優しさも 残酷さも
賢さや愚かさも…
すべては
彼女という
パズルのピースに
過ぎない
アドレス帳に
記された196人
全員に話を聞けば
本当の彼女が
見つかるはずだ
「はじめまして…」

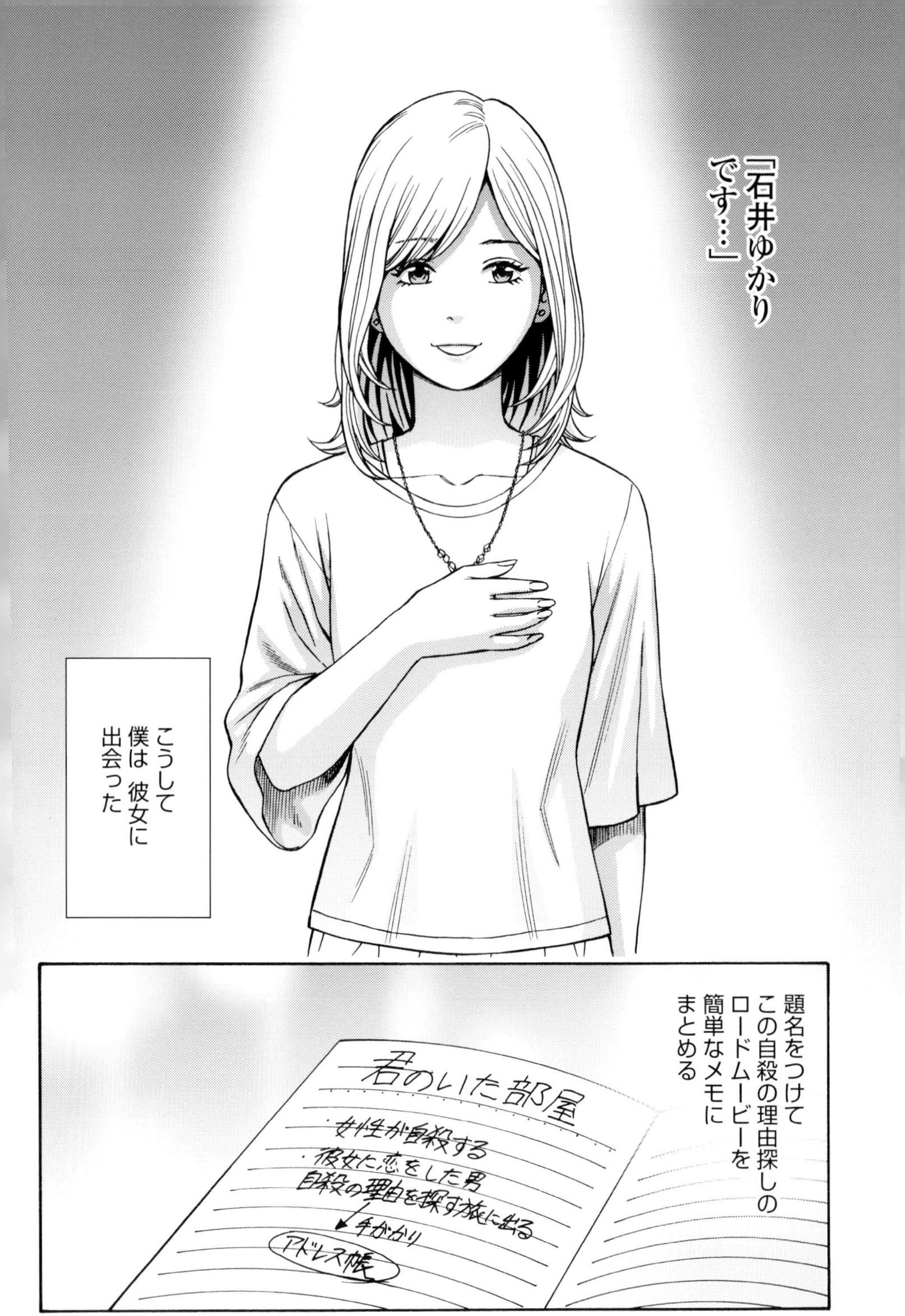
「石井ゆかりです…」
こうして僕は 彼女に出会った
題名をつけて この自殺の理由探しの ロードムービーを 簡単なメモに まとめる
君のいた部屋
・女性が自殺する
・彼女に恋をした男 自殺の理由を探す旅に出る
手がかり
アドレス帳

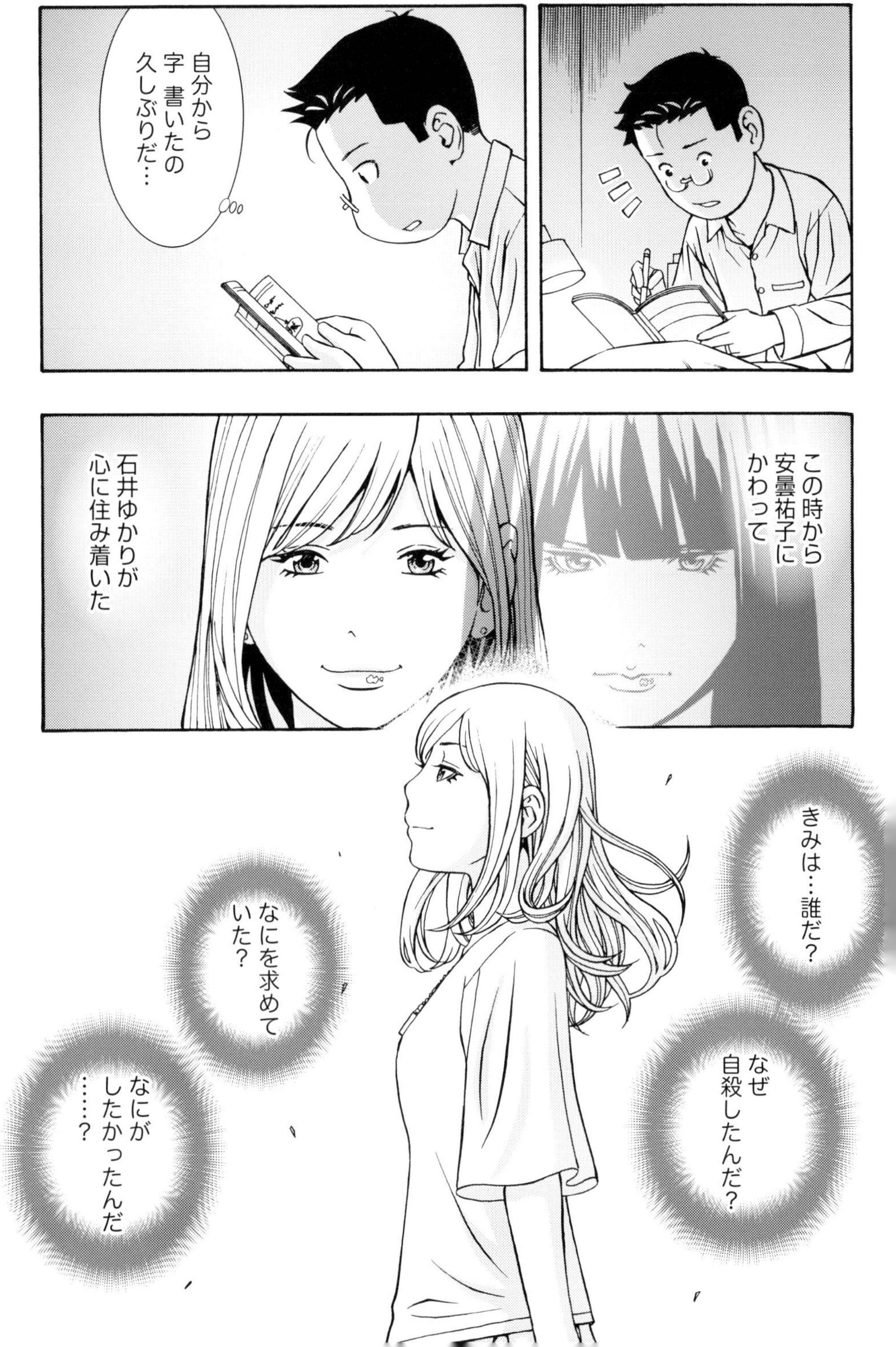

自分から字 書いたの久しぶりだ…
この時から安曇祐子にかわって
石井ゆかりが心に住み着いた
きみは…誰だ？
なぜ自殺したんだ？
なにを求めていた？
なにがしたかったんだ……？

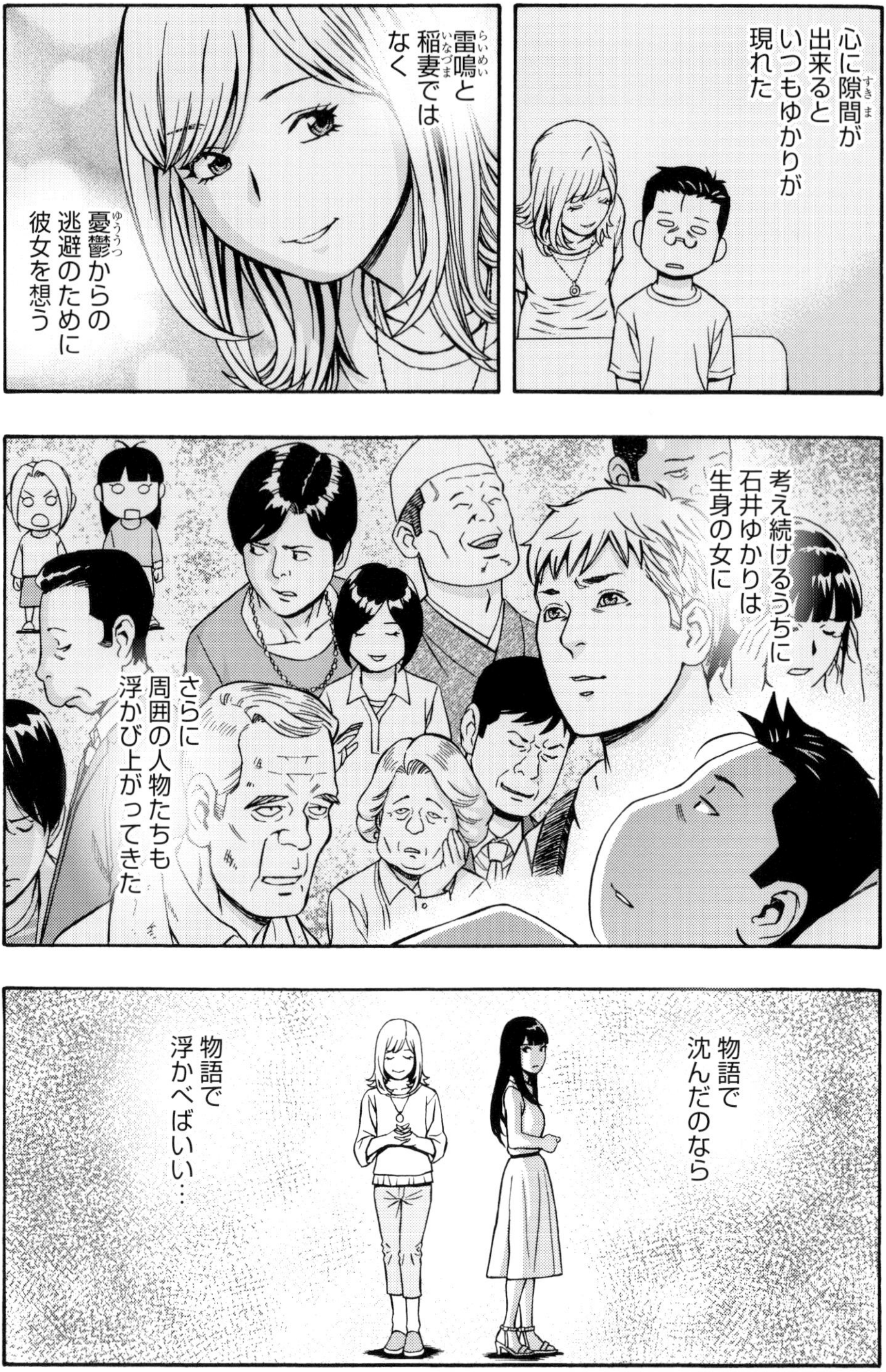
心に隙間《すきま》が出来るといつもゆかりが現れた
雷鳴《らいめい》と稲妻《いなづま》ではなく
憂鬱《ゆううつ》からの逃避のために彼女を想う
考え続けるうちに石井ゆかりは生身の女に
さらに周囲の人物たちも浮かび上がってきた
物語で沈んだのなら
物語で浮かべばいい…

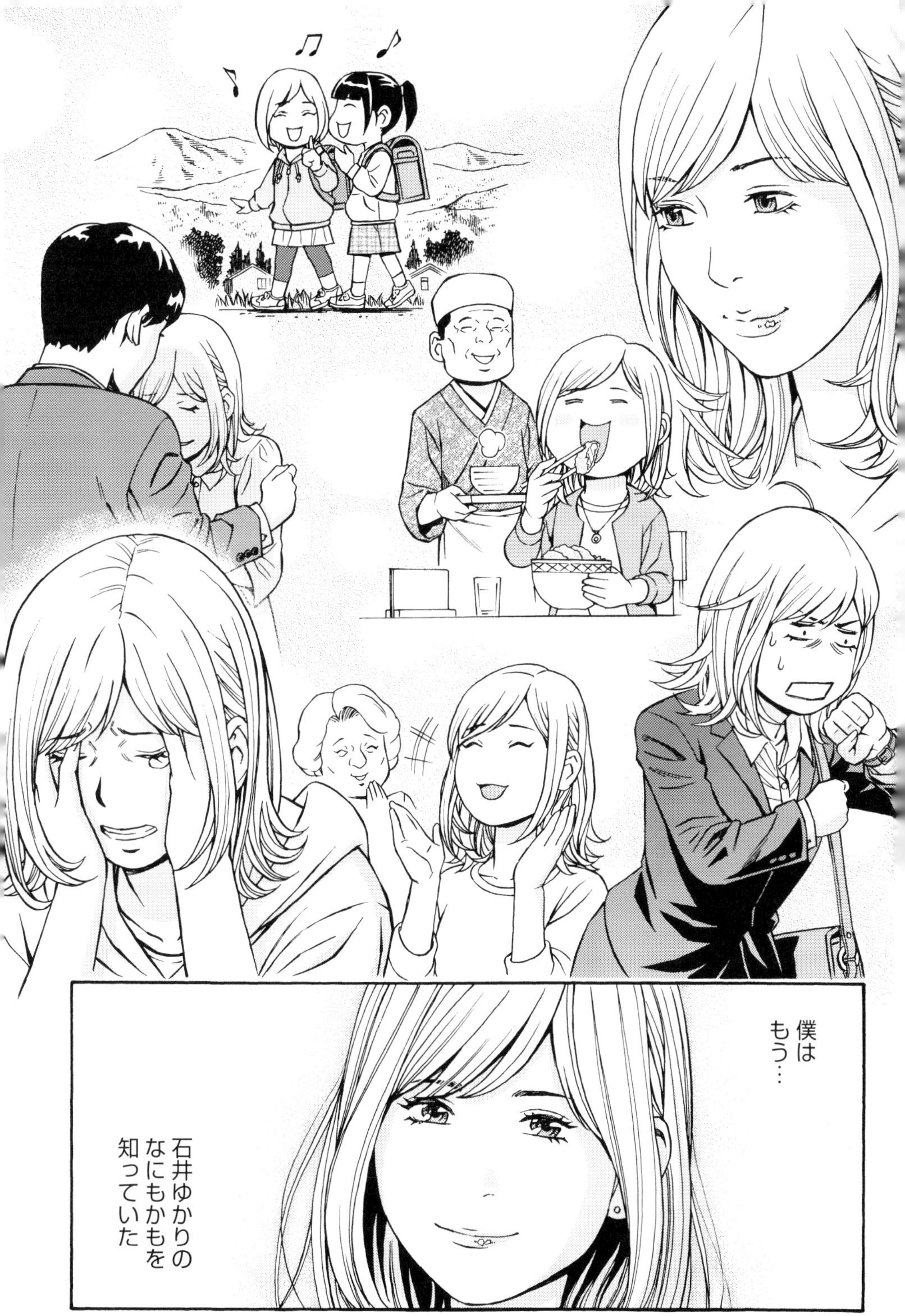
僕はもう…
石井ゆかりのなにもかもを知っていた

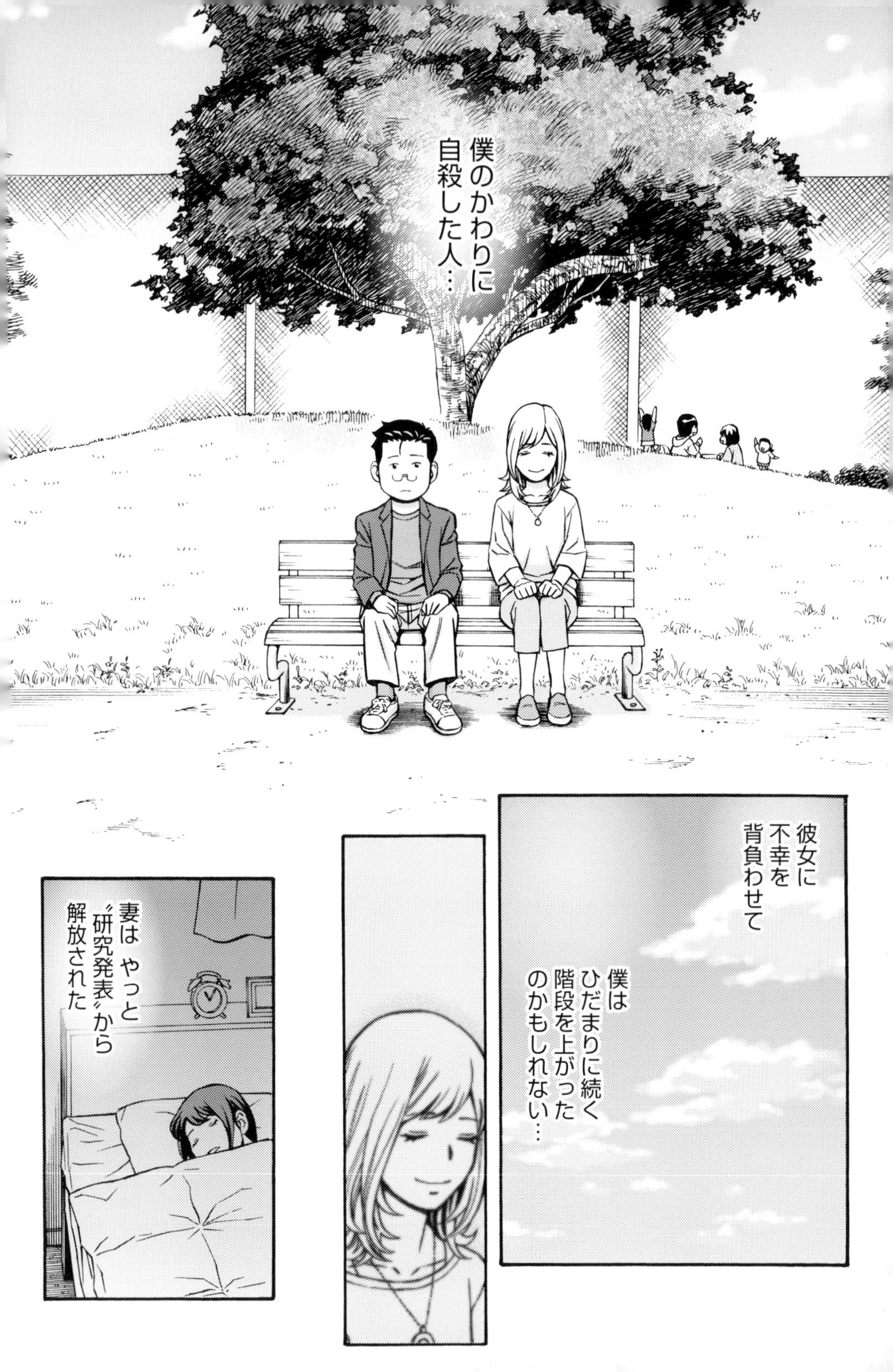

僕のかわりに
自殺した人…
彼女に
不幸を
背負わせて
僕は
ひだまりに続く
階段を上がった
のかもしれない…
妻は やっと
〝研究発表〟から
解放された

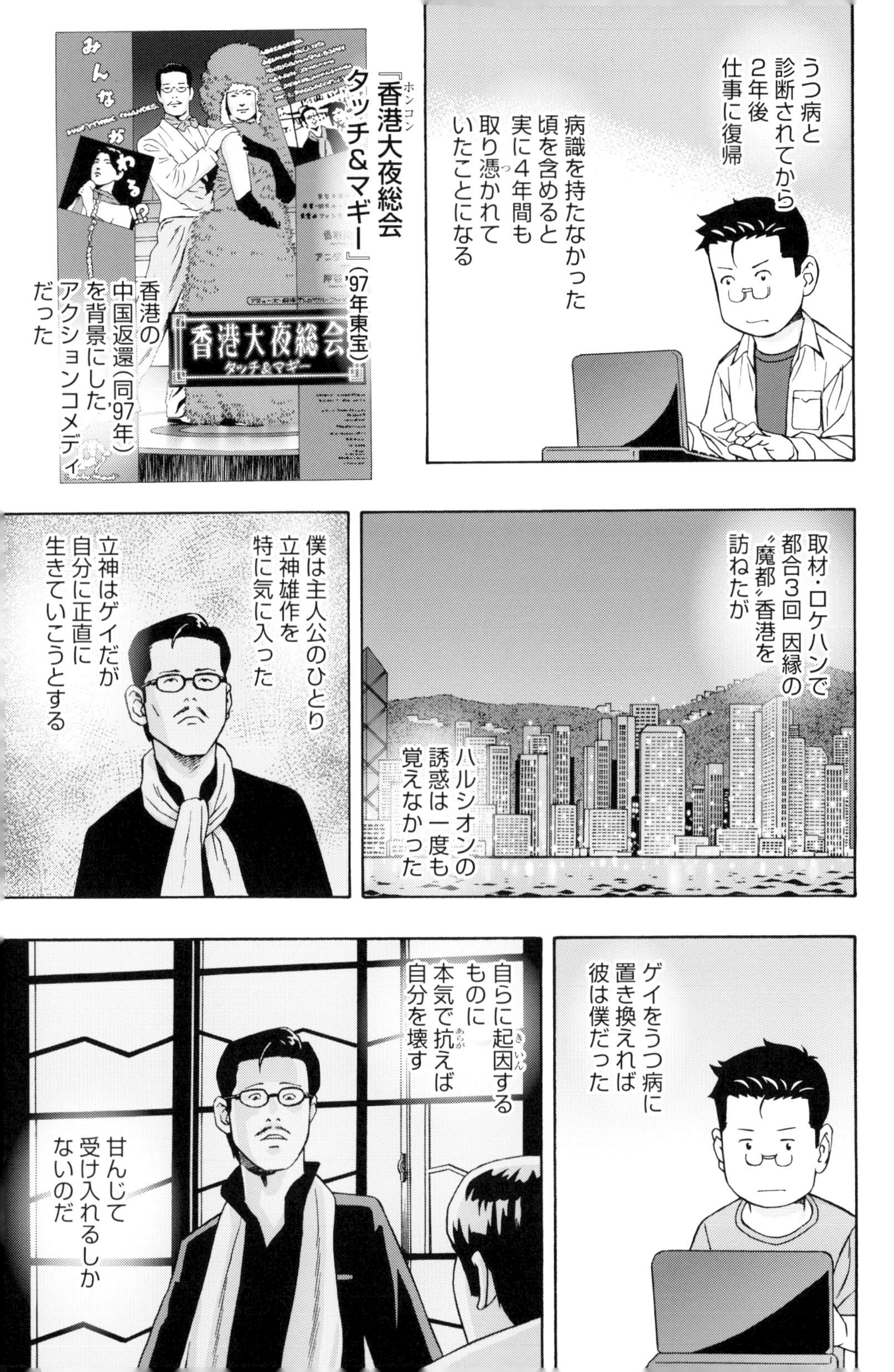
うつ病と
診断されてから
2年後
仕事に復帰
病識を持たなかった
頃を含めると
実に4年間も
取り憑《つ》かれて
いたことになる
『香港《ホンコン》大夜総会
タッチ&マギー』('97年東宝)
香港大夜総会
タッチ&マギー
香港の
中国返還(同'97年)
を背景にした
アクションコメディ
だった
取材・ロケハンで
都合3回 因縁の
〝魔都〟香港を
訪ねたが
ハルシオンの
誘惑は一度も
覚えなかった
僕は主人公のひとり
立神雄作を
特に気に入った
立神はゲイだが
自分に正直に
生きていこうとする
ゲイをうつ病に
置き換えれば
彼は僕だった
自らに起因《きいん》する
ものに
本気で抗《あらが》えば
自分を壊す
甘んじて
受け入れるしか
ないのだ

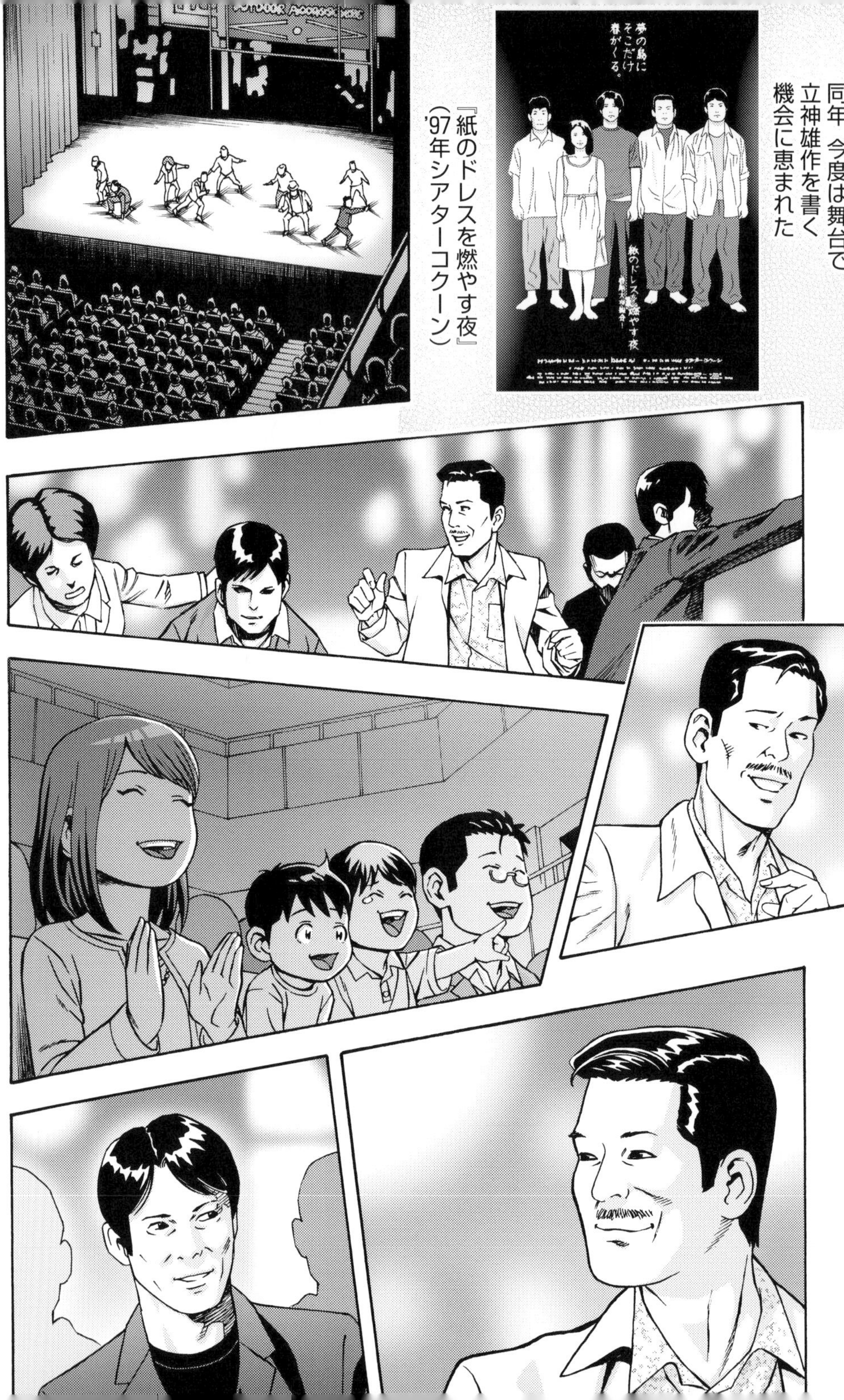
同年 今度は舞台で立神雄作を書く機会に恵まれた
夢の島に そこだけ 春がくる。
紙のドレスを燃やす夜
『紙のドレスを燃やす夜』('97年シアターコクーン)

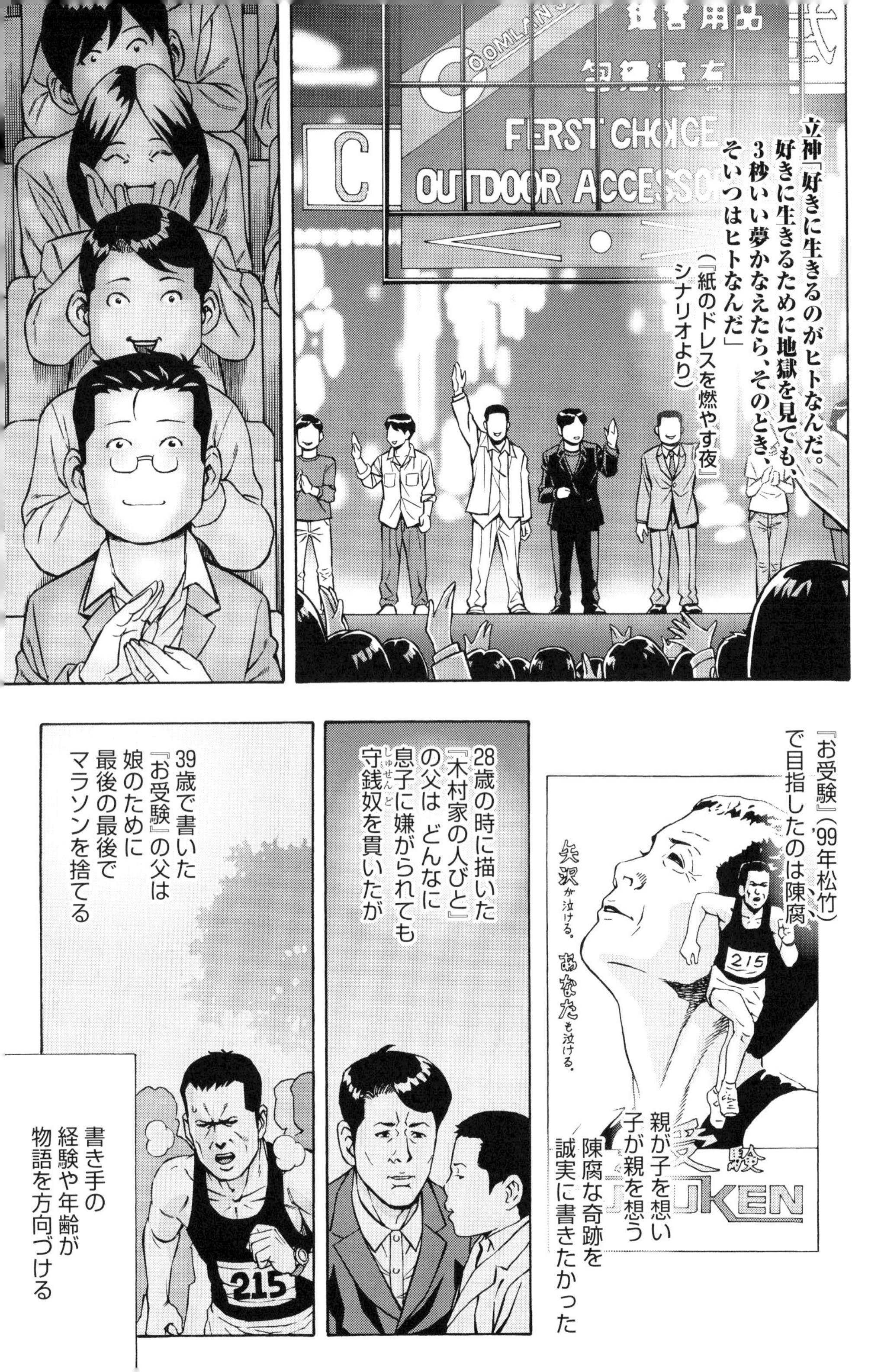

立神「好きに生きるのがヒトなんだ。
好きに生きるために地獄を見ても、
3秒いい夢かなえたら、そのとき、
そいつはヒトなんだ」
（『紙のドレスを燃やす夜』シナリオより）
『お受験』（'99年松竹）で目指したのは陳腐
矢沢が泣ける。あなたも泣ける。
親が子を想い
子が親を想う
陳腐な奇跡を
誠実に書きたかった
28歳の時に描いた『木村家の人びと』の父は どんなに息子に嫌がられても守銭奴《しゅせんど》を貫いたが
39歳で書いた『お受験』の父は娘のために最後の最後でマラソンを捨てる
書き手の経験や年齢が物語を方向づける

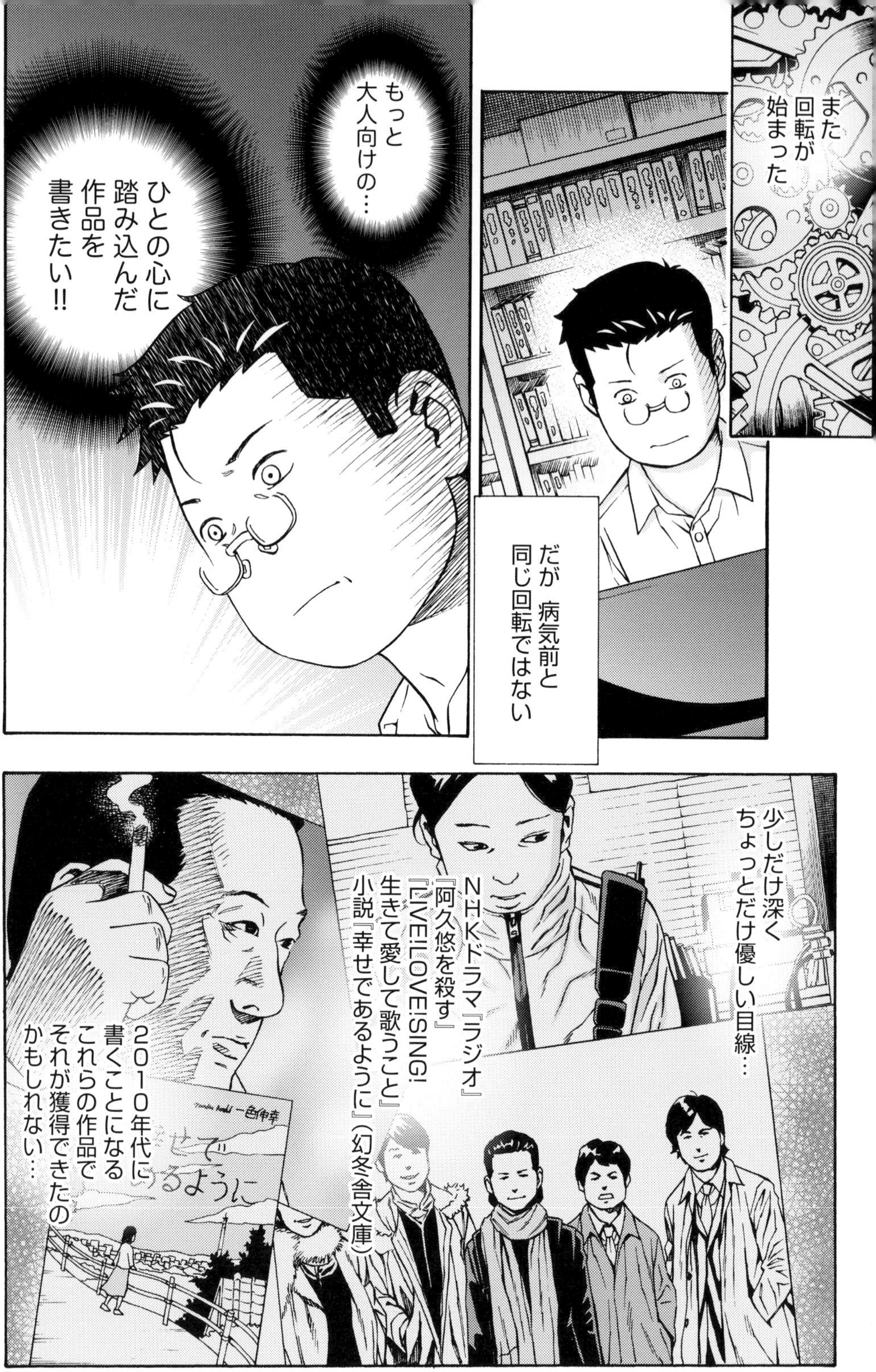
また
回転が
始まった
だが 病気前と
同じ回転ではない
もっと
大人向けの…
ひとの心に
踏み込んだ
作品を
書きたい!!
少しだけ深く
ちょっとだけ優しい目線…
NHKドラマ『ラジオ』
『阿久悠を殺す』
『LIVE!LOVE!SING!
生きて愛して歌うこと』
小説『幸せであるように』(幻冬舎文庫)
2010年代に
書くことになる
これらの作品で
それが獲得できたの
かもしれない…
一色伸幸
るように

第6章
波の数だけ抱きしめたいのに

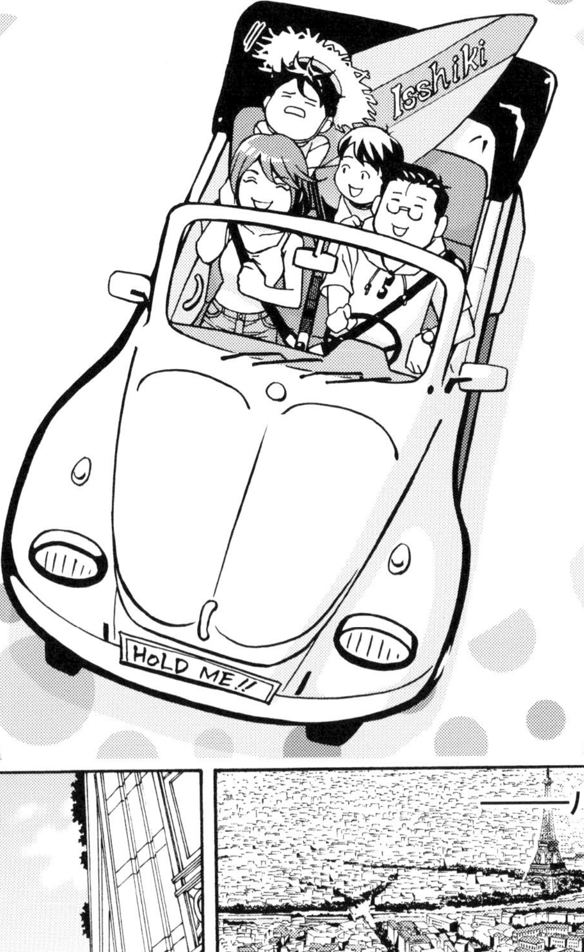

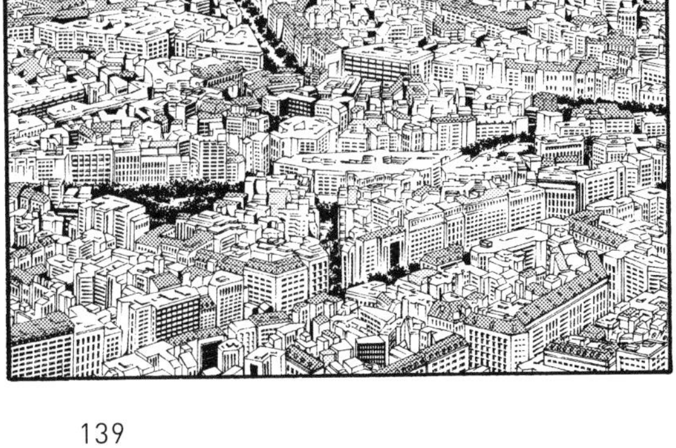

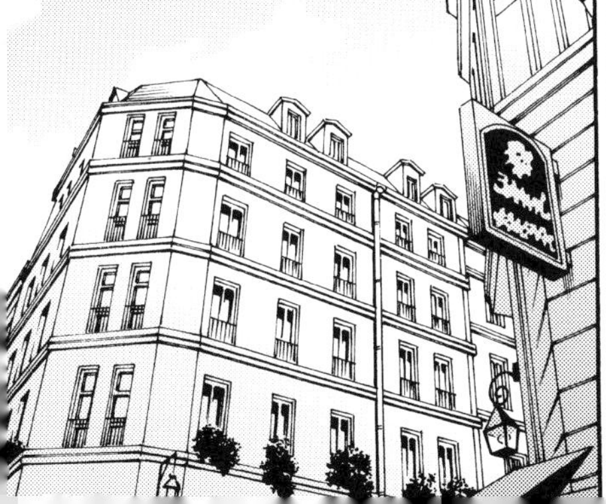

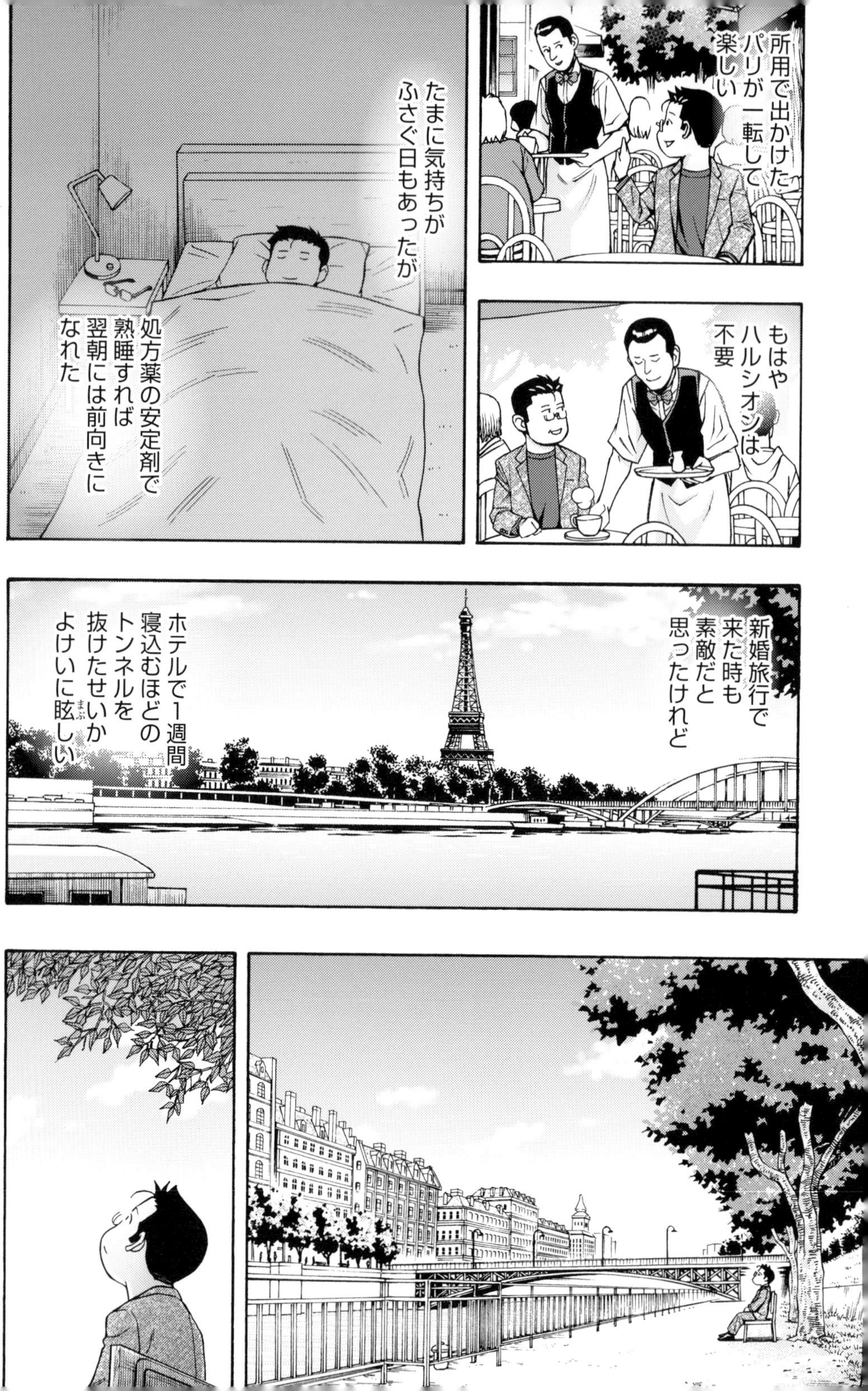
所用で出かけたパリが一転して楽しい
もはやハルシオンは不要
たまに気持ちがふさぐ日もあったが
処方薬の安定剤で熟睡すれば翌朝には前向きになれた
新婚旅行で来た時も素敵だと思ったけれど
ホテルで1週間寝込むほどのトンネルを抜けたせいかよけいに眩《まぶ》しい

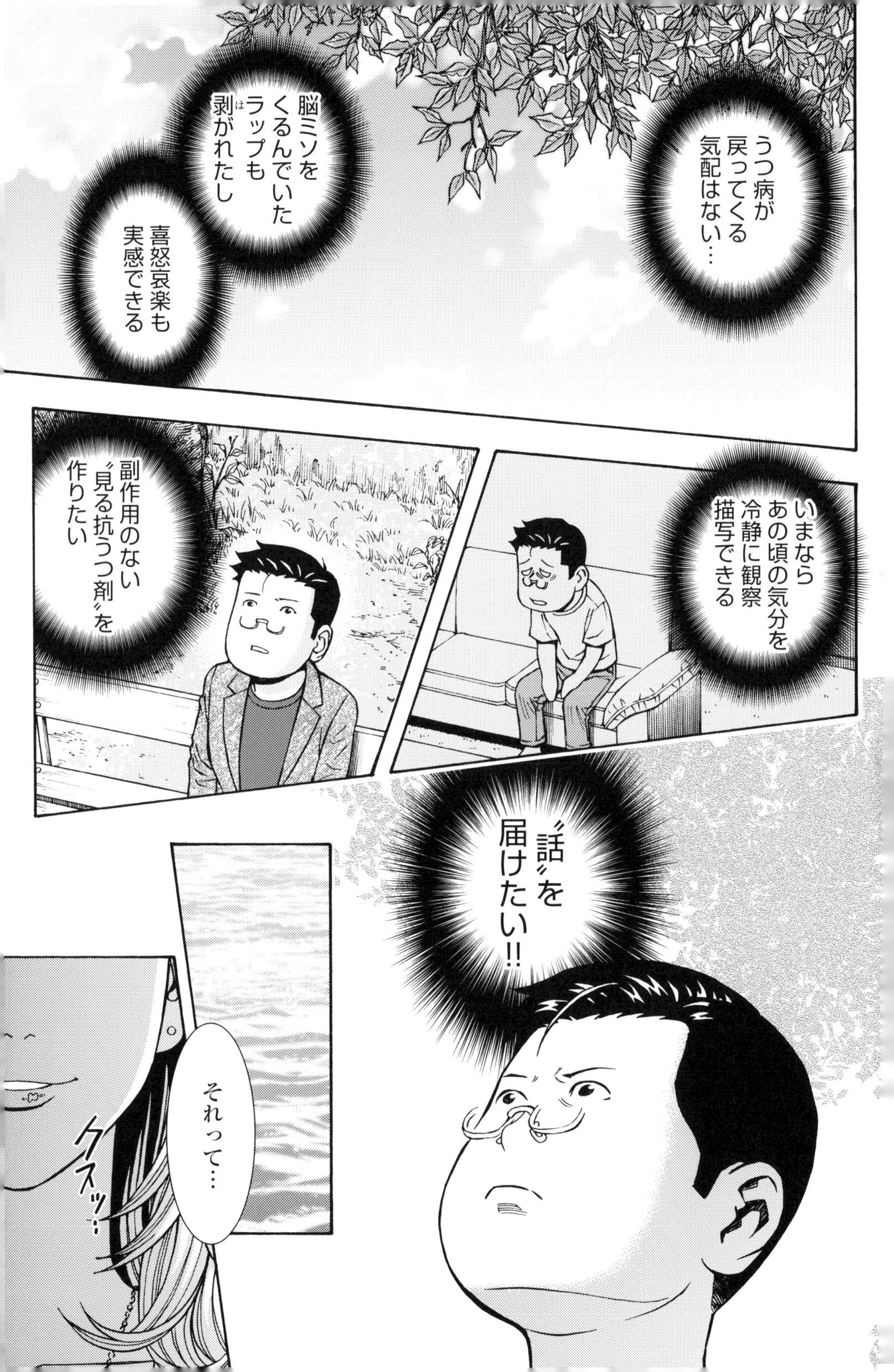
うつ病が
戻ってくる
気配はない…
脳ミソを
くるんでいた
ラップも
剥《は》がれたし
喜怒哀楽も
実感できる
いまなら
あの頃の気分を
冷静に観察
描写できる
副作用のない
〝見る抗うつ剤〟を
作りたい
〝話〟を
届けたい!!
それって…
クスッ…

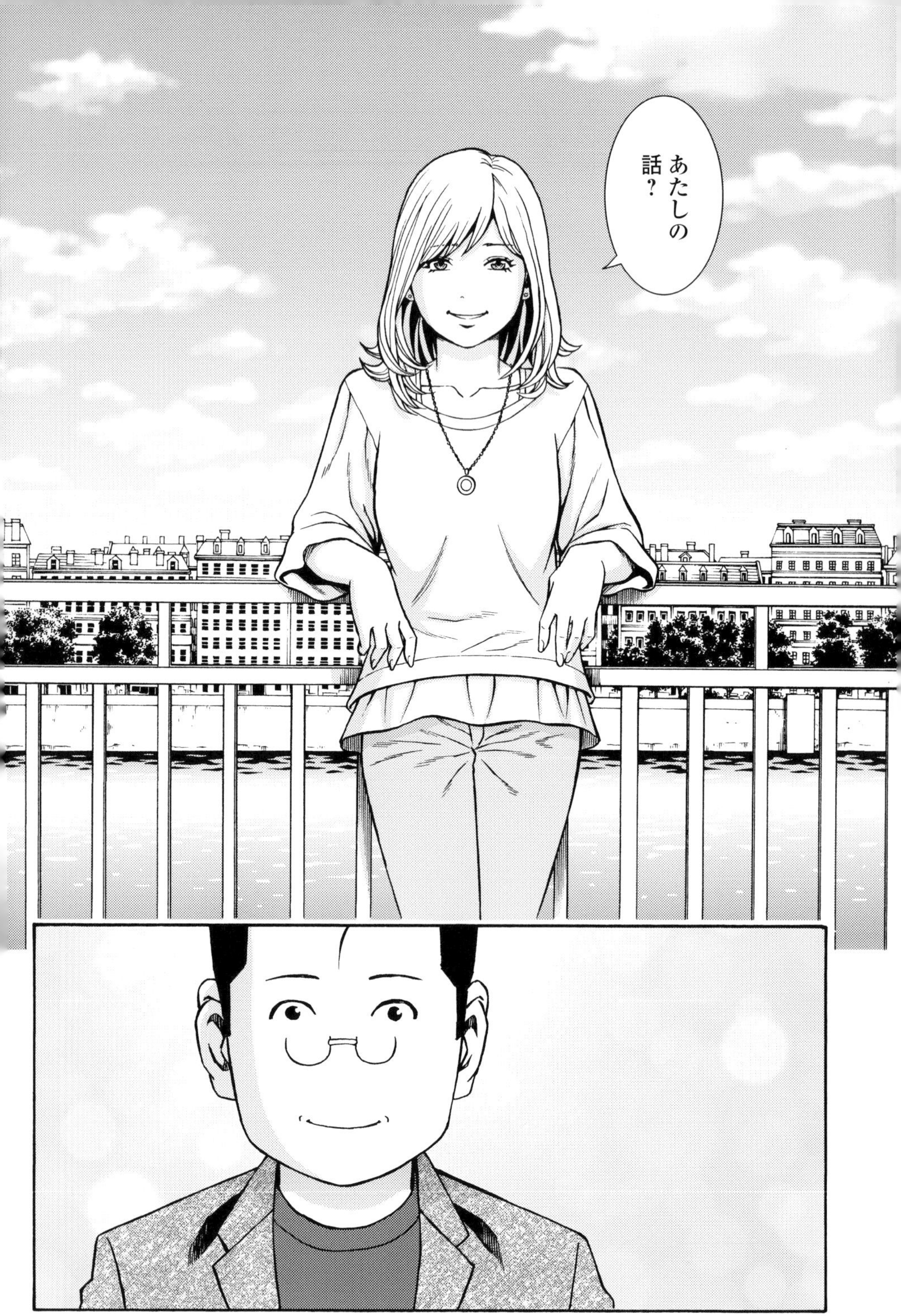
あたしの話？

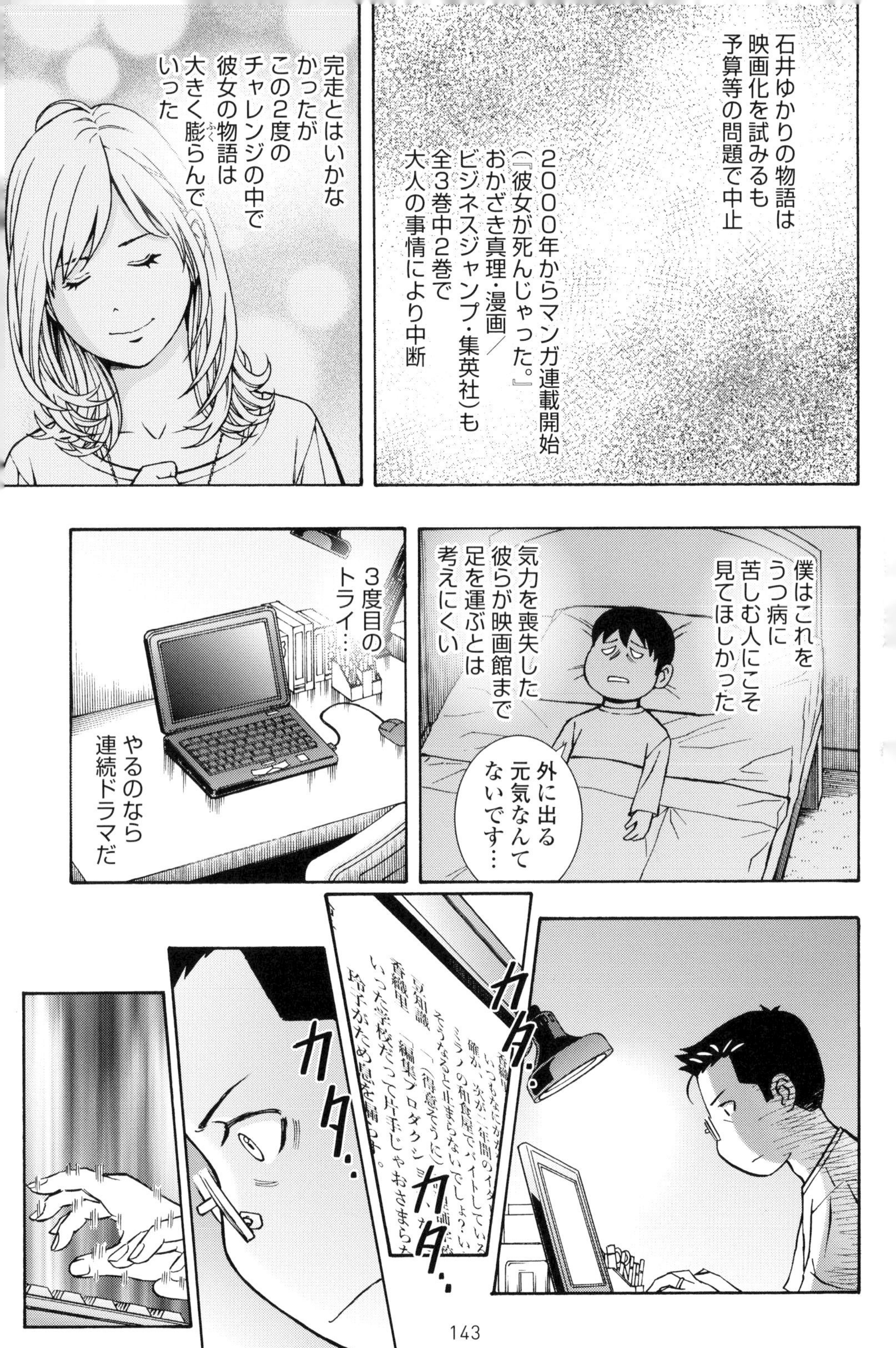
石井ゆかりの物語は
映画化を試みるも
予算等の問題で中止
2000年からマンガ連載開始
(『彼女が死んじゃった。』
おかざき真理・漫画／
ビジネスジャンプ・集英社)も
全3巻中2巻で
大人の事情により中断
完走とはいかなかったが
この2度のチャレンジの中で
彼女の物語は
大きく膨《ふく》らんでいった
僕はこれを
うつ病に
苦しむ人にこそ
見てほしかった
気力を喪失した
彼らが映画館まで
足を運ぶとは
考えにくい
外に出る
元気なんて
ないです…
3度目の
トライ…
やるのなら
連続ドラマだ
カタ.
カタ..
カタ
カタ..

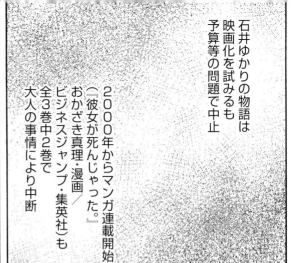

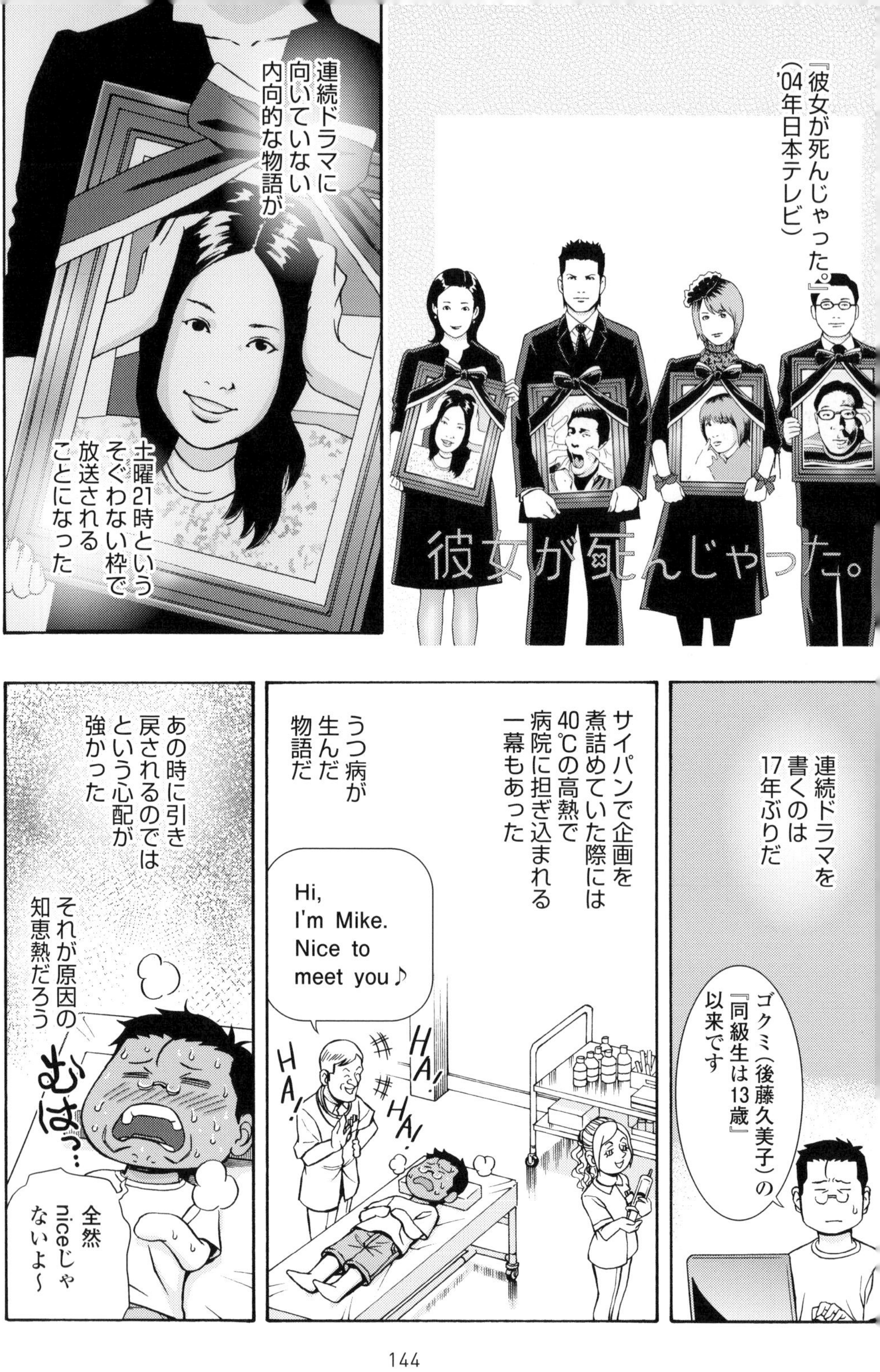

『彼女が死んじゃった。』
('04年日本テレビ)
彼女が死んじゃった。
連続ドラマに向いていない内向的な物語が
土曜21時というそぐわない枠で放送されることになった
連続ドラマを書くのは17年ぶりだ
ゴクミ(後藤久美子)の『同級生は13歳』以来です
サイパンで企画を煮詰めていた際には40℃の高熱で病院に担ぎ込まれる一幕もあった
うつ病が生んだ物語だ
Hi, I'm Mike. Nice to meet you♪
HA! HA! HA! HA!
あの時に引き戻されるのではという心配が強かった
それが原因の知恵熱だろう
むはっ…
全然niceじゃないよ~

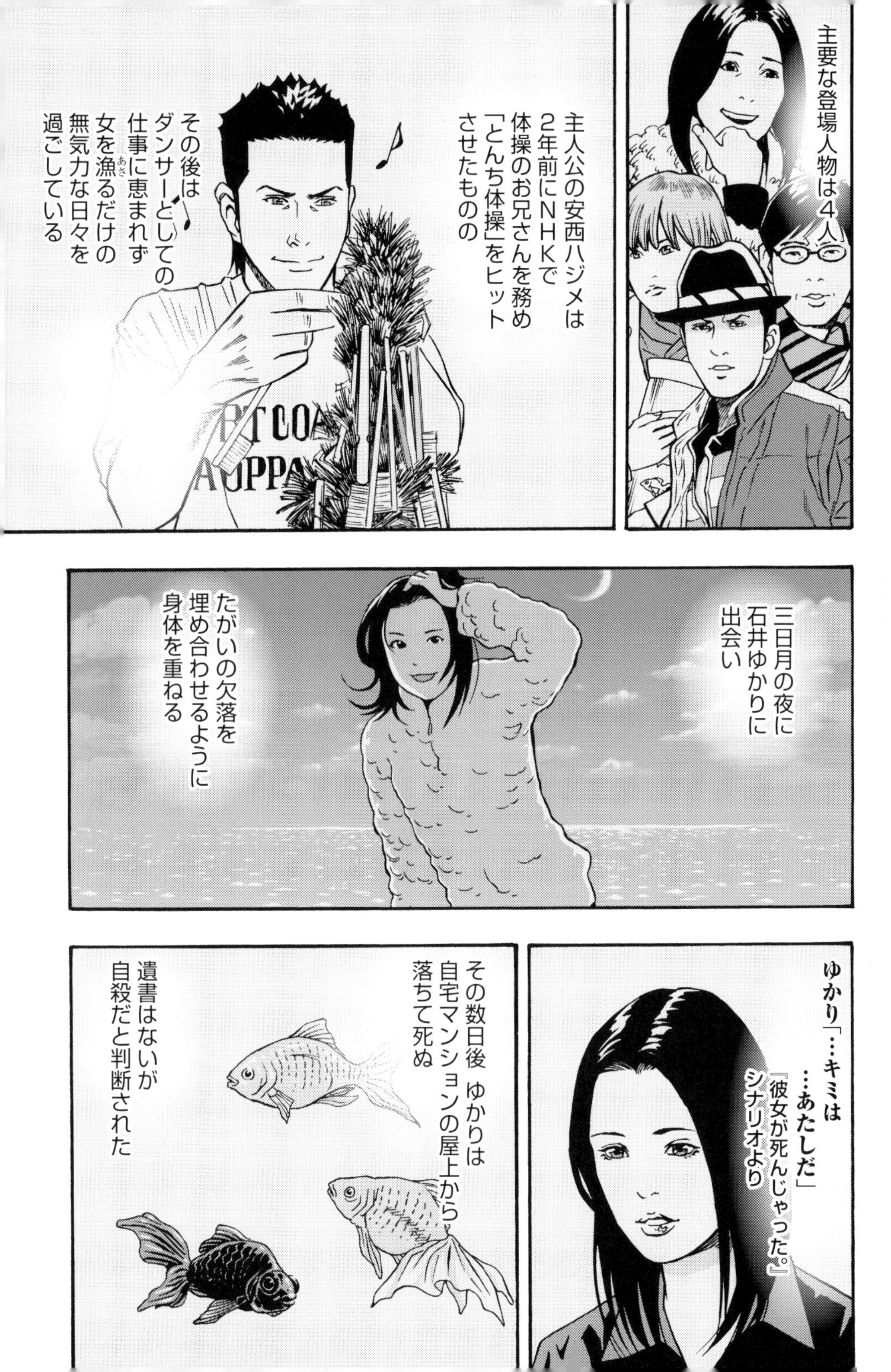

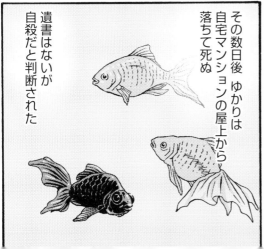

主要な登場人物は4人
主人公の安西ハジメは2年前にNHKで体操のお兄さんを務め「とんち体操」をヒットさせたものの
その後はダンサーとしての仕事に恵まれず女を漁《あさ》るだけの無気力な日々を過ごしている
三日月の夜に石井ゆかりに出会い
たがいの欠落を埋め合わせるように身体を重ねる
ゆかり「…キミは…あたしだ」
『彼女が死んじゃった。』シナリオより
その数日後 ゆかりは自宅マンションの屋上から落ちて死ぬ
遺書はないが自殺だと判断された

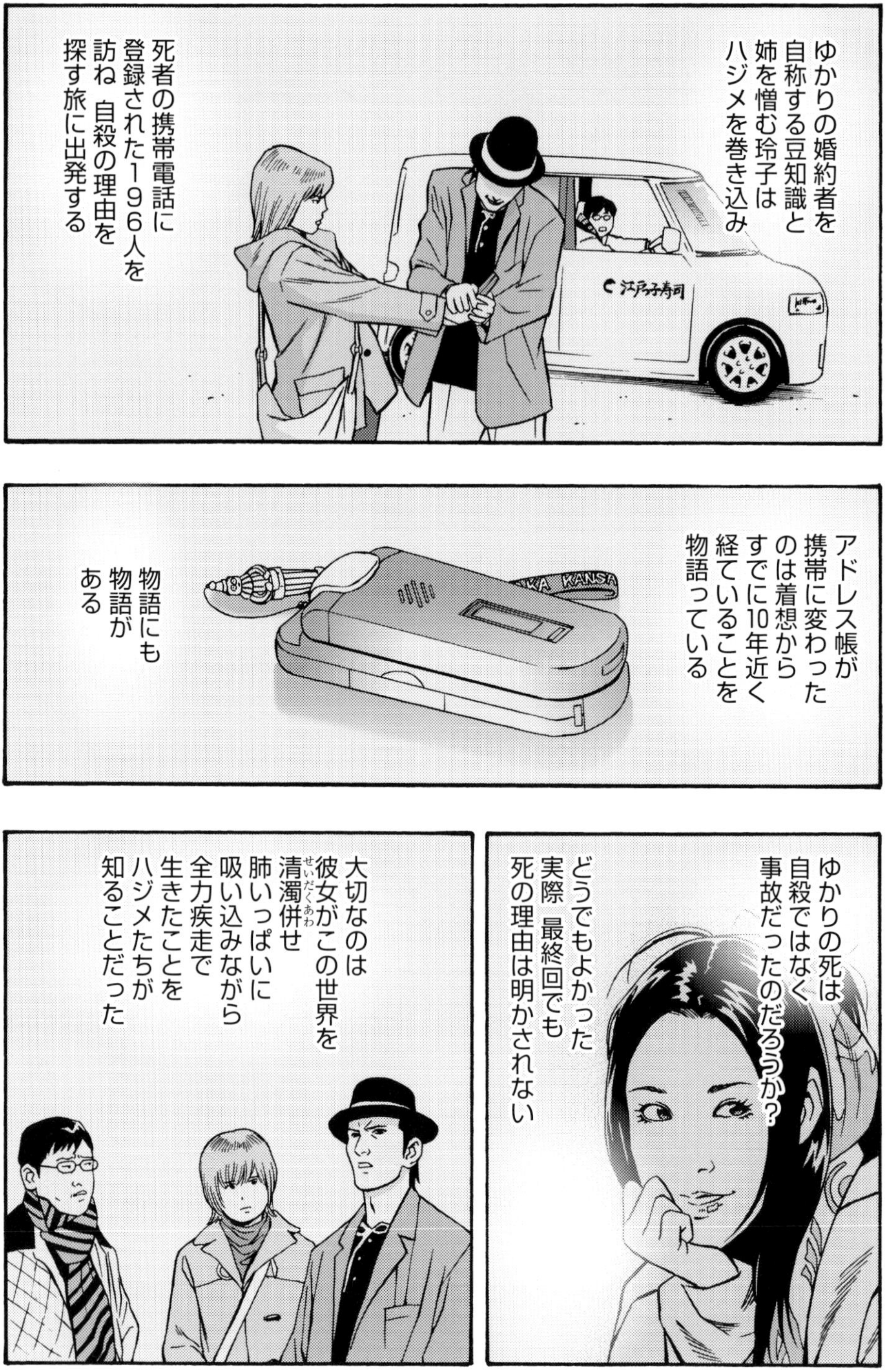
ゆかりの婚約者を
自称する豆知識と
姉を憎む玲子は
ハジメを巻き込み
死者の携帯電話に
登録された196人を
訪ね 自殺の理由を
探す旅に出発する
アドレス帳が
携帯に変わった
のは着想から
すでに10年近く
経ていることを
物語っている
物語にも
物語が
ある
ゆかりの死は
自殺ではなく
事故だったのだろうか？
どうでもよかった
実際 最終回でも
死の理由は明かされない
大切なのは
彼女がこの世界を
清濁《せいだく》併《あわ》せ
肺いっぱいに
吸い込みながら
全力疾走で
生きたことを
ハジメたちが
知ることだった

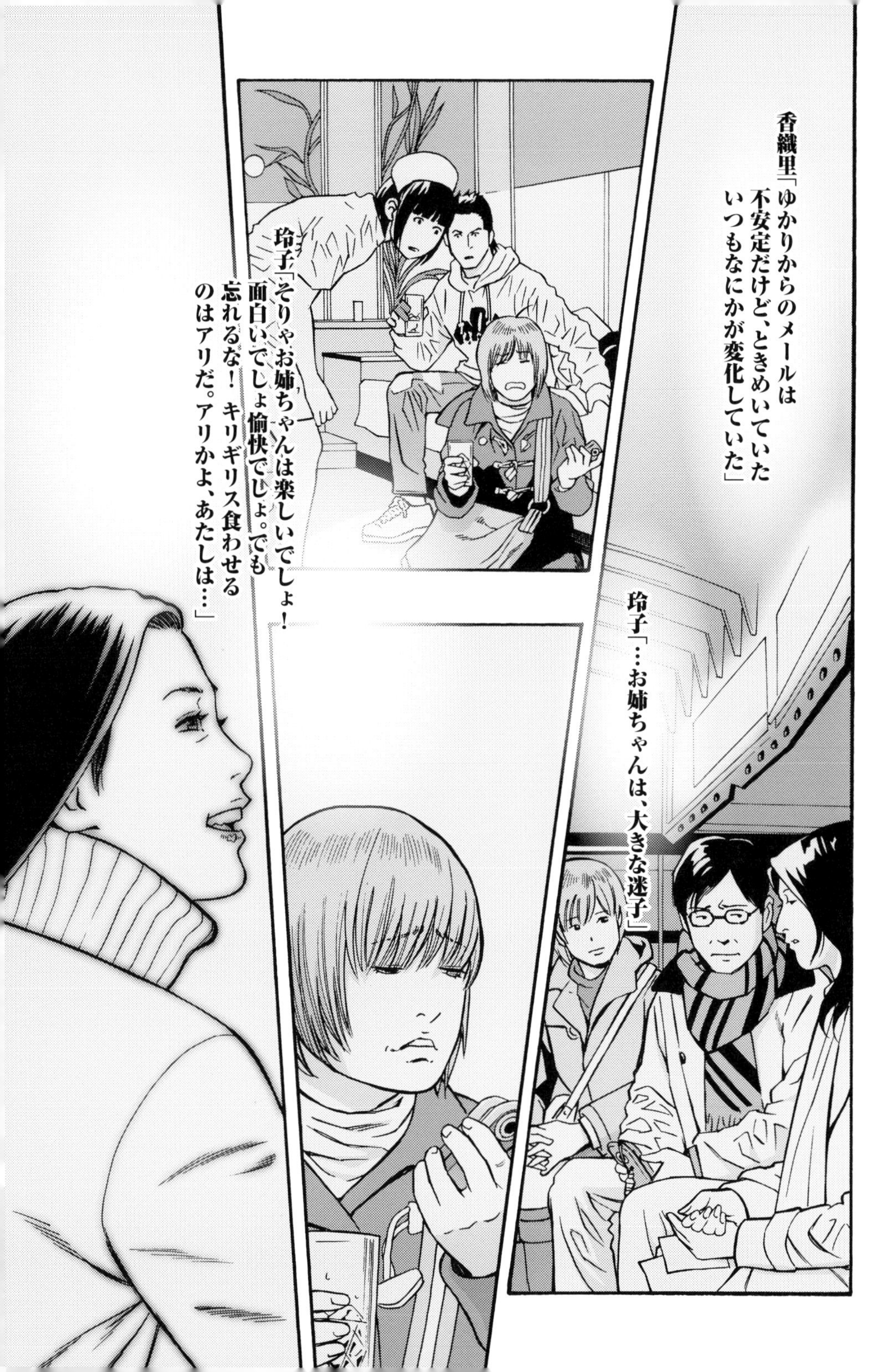

香織里「ゆかりからのメールは
不安定だけど、ときめいていた
いつもなにかが変化していた」
玲子「…お姉ちゃんは、大きな迷子」
玲子「そりゃお姉ちゃんは楽しいでしょ！
面白いでしょ愉快でしょ。でも
忘れるな！ キリギリス食わせる
のはアリだ。アリかよ、あたしは…」

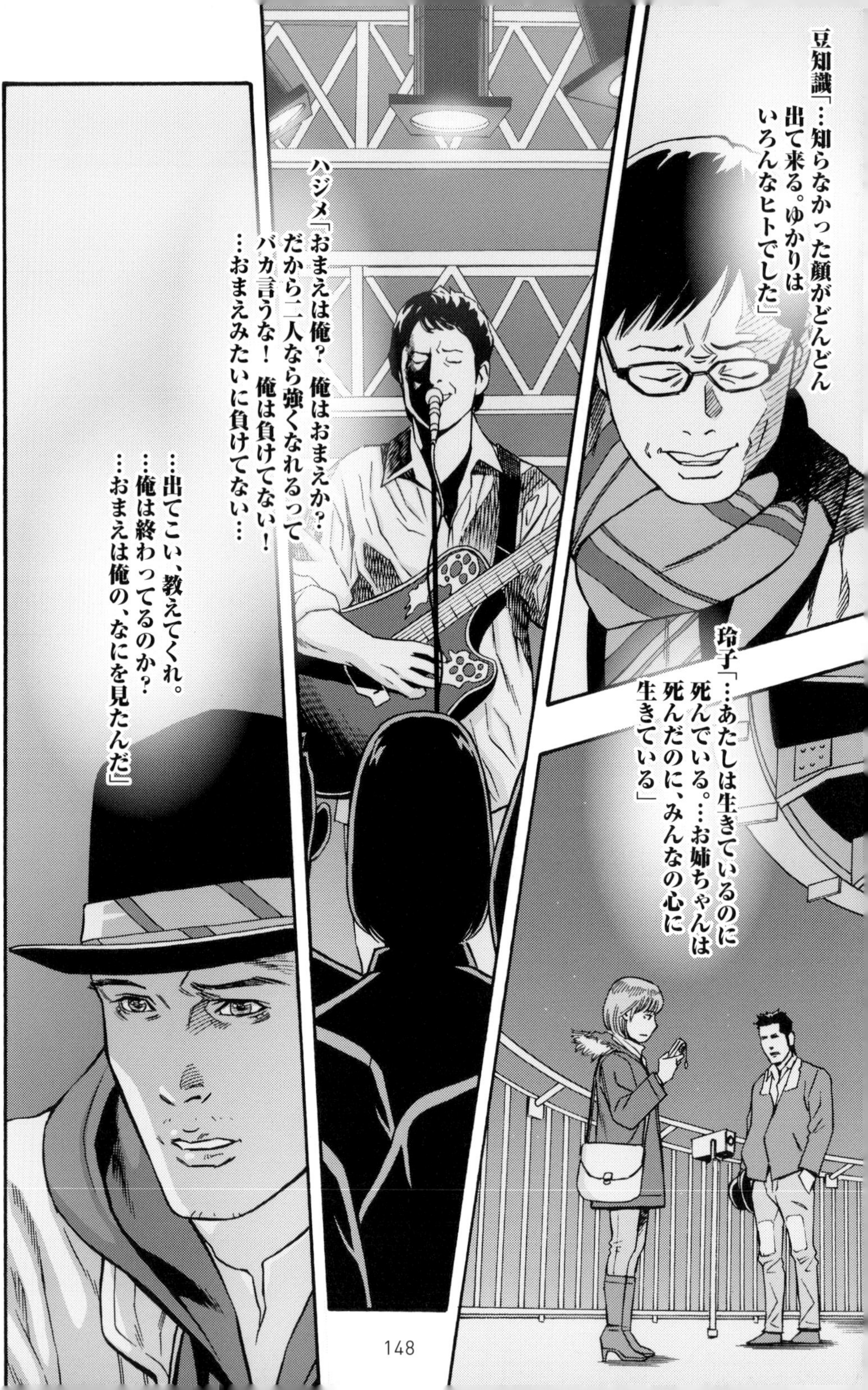
豆知識「…知らなかった顔がどんどん
出て来る。ゆかりは
いろんなヒトでした」
玲子「…あたしは生きているのに
死んでいる。…お姉ちゃんは
死んだのに、みんなの心に
生きている」
ハジメ「おまえは俺？ 俺はおまえか？
だから二人なら強くなれるって
バカ言うな！ 俺は負けてない！
…おまえみたいに負けてない…
…出てこい、教えてくれ。
…俺は終わってるのか？
…おまえは俺の、なにを見たんだ」

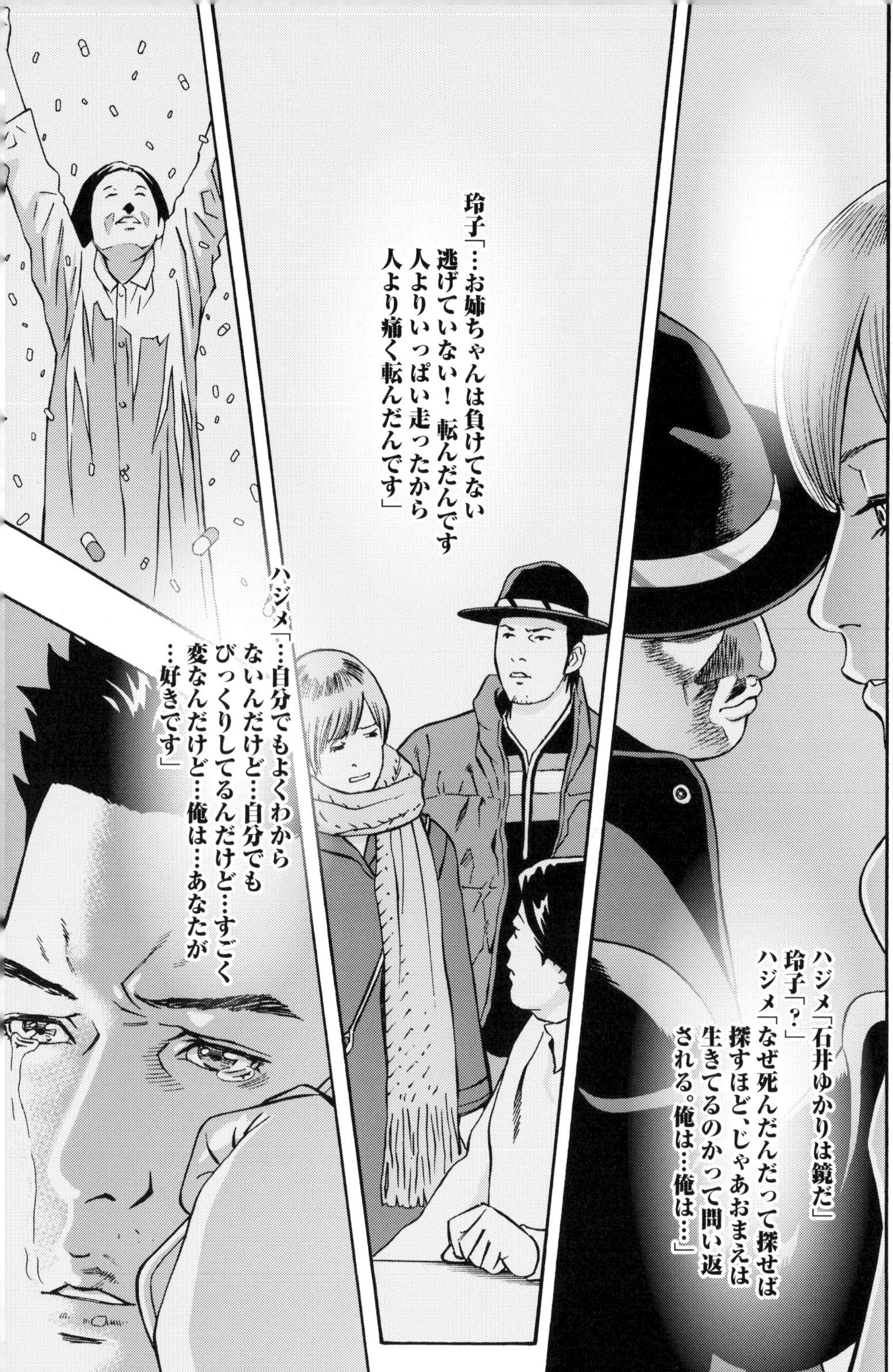
ハジメ「石井ゆかりは鏡だ」
玲子「？」
ハジメ「なぜ死んだんだって探せば探すほど、じゃあおまえは生きてるのかって問い返される。俺は…俺は…」
玲子「…お姉ちゃんは負けてない 逃げていない！ 転んだんです 人よりいっぱい走ったから 人より痛く転んだんです」
ハジメ「…自分でもよくわからないんだけど…自分でもびっくりしてるんだけど…すごく変なんだけど…俺は…あなたが…好きです」

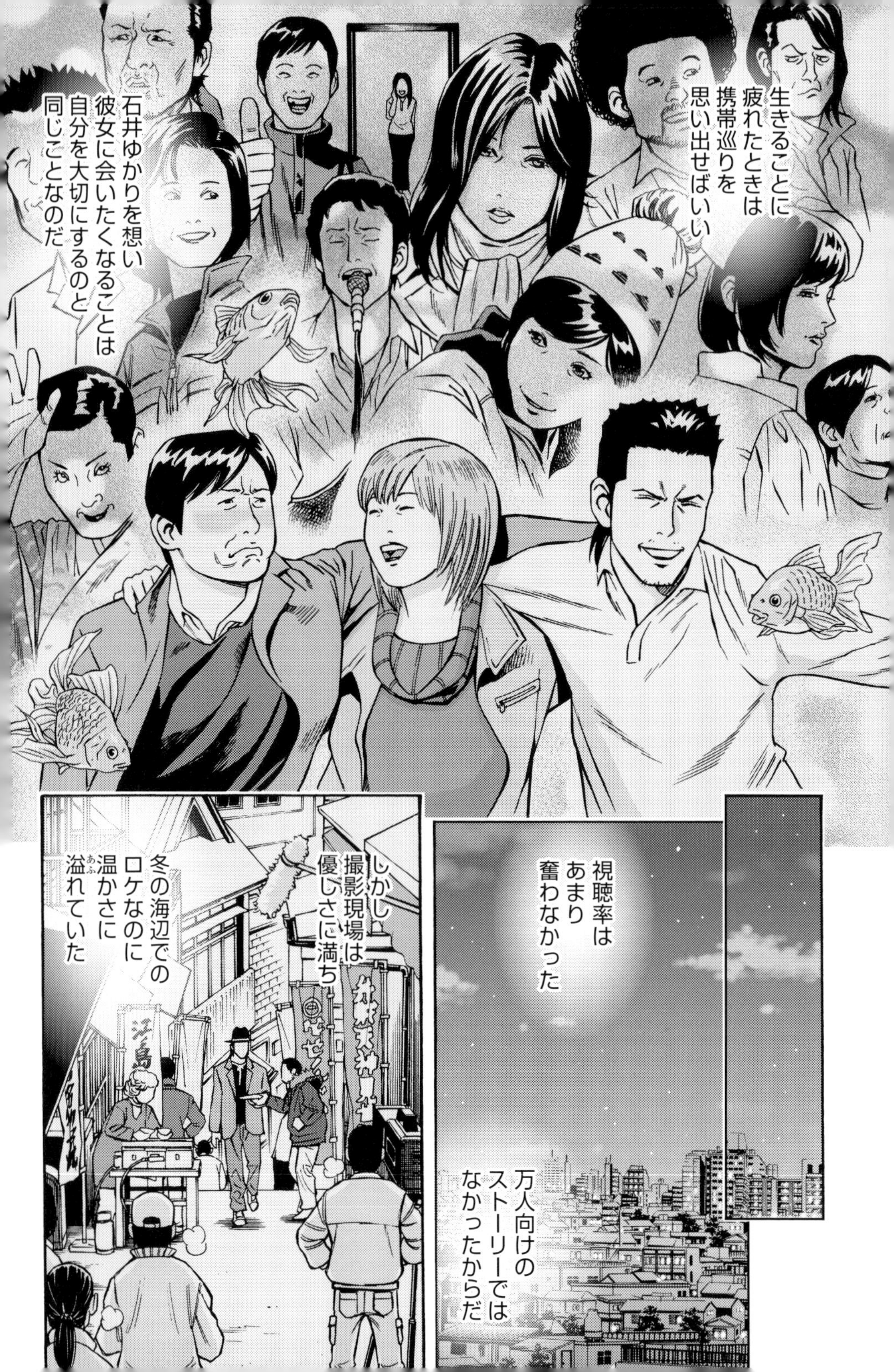
生きることに
疲れたときは
携帯巡りを
思い出せばいい
石井ゆかりを想い
彼女に会いたくなることは
自分を大切にするのと
同じことなのだ
視聴率は
あまり
奮わなかった
万人向けの
ストーリーでは
なかったからだ
しかし
撮影現場は
優しさに満ち
冬の海辺での
ロケなのに
温かさに
溢《あふ》れていた

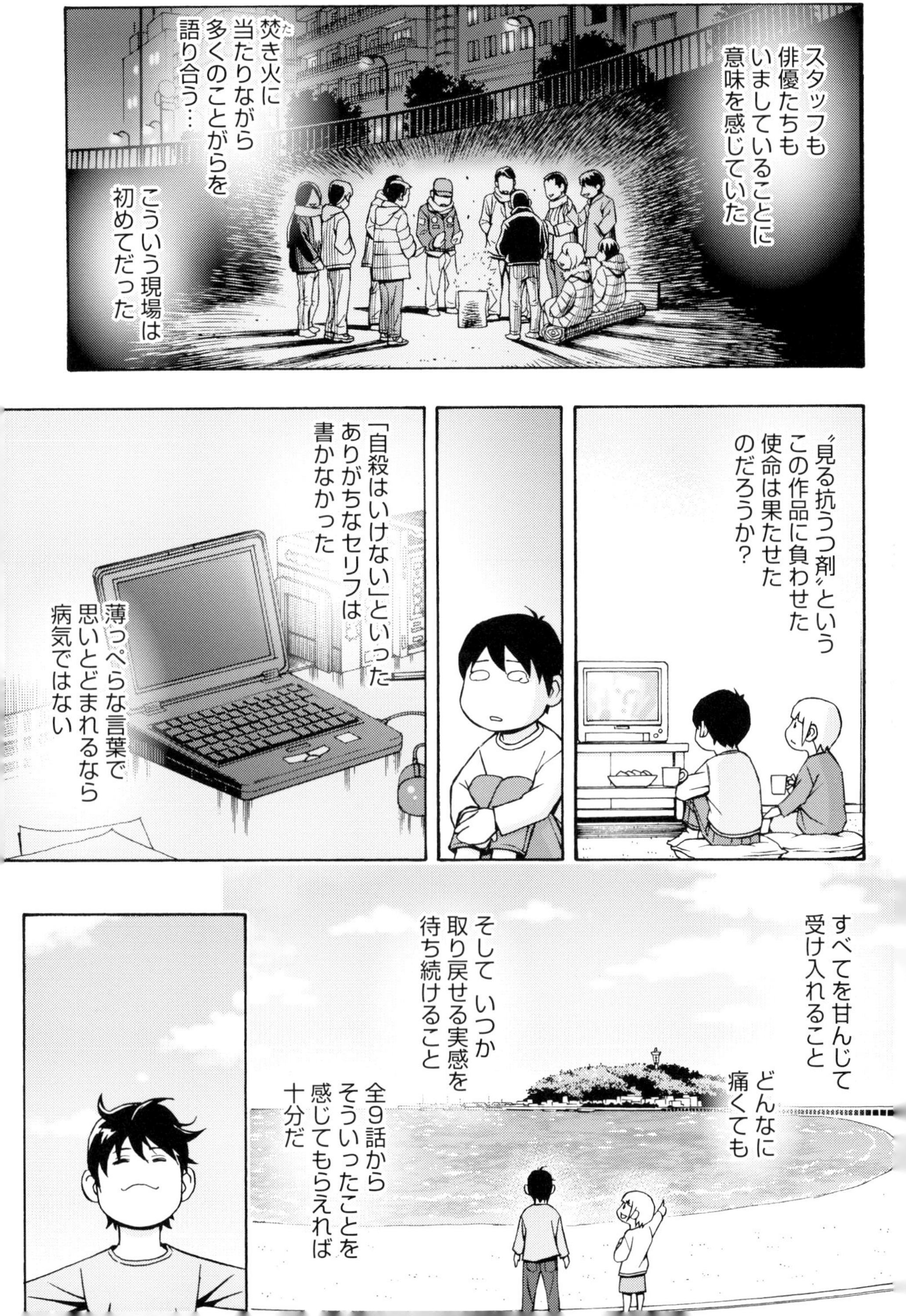
スタッフも
俳優たちも
いましていることに
意味を感じていた
焚《た》き火に
当たりながら
多くのことがらを
語り合う…
こういう現場は
初めてだった
〝見る抗うつ剤〟という
この作品に負わせた
使命は果たせた
のだろうか?
「自殺はいけない」といった
ありがちなセリフは
書かなかった
薄っぺらな言葉で
思いとどまれるなら
病気ではない
すべてを甘んじて
受け入れること
どんなに
痛くても
そして いつか
取り戻せる実感を
待ち続けること
全9話から
そういったことを
感じてもらえれば
十分だ

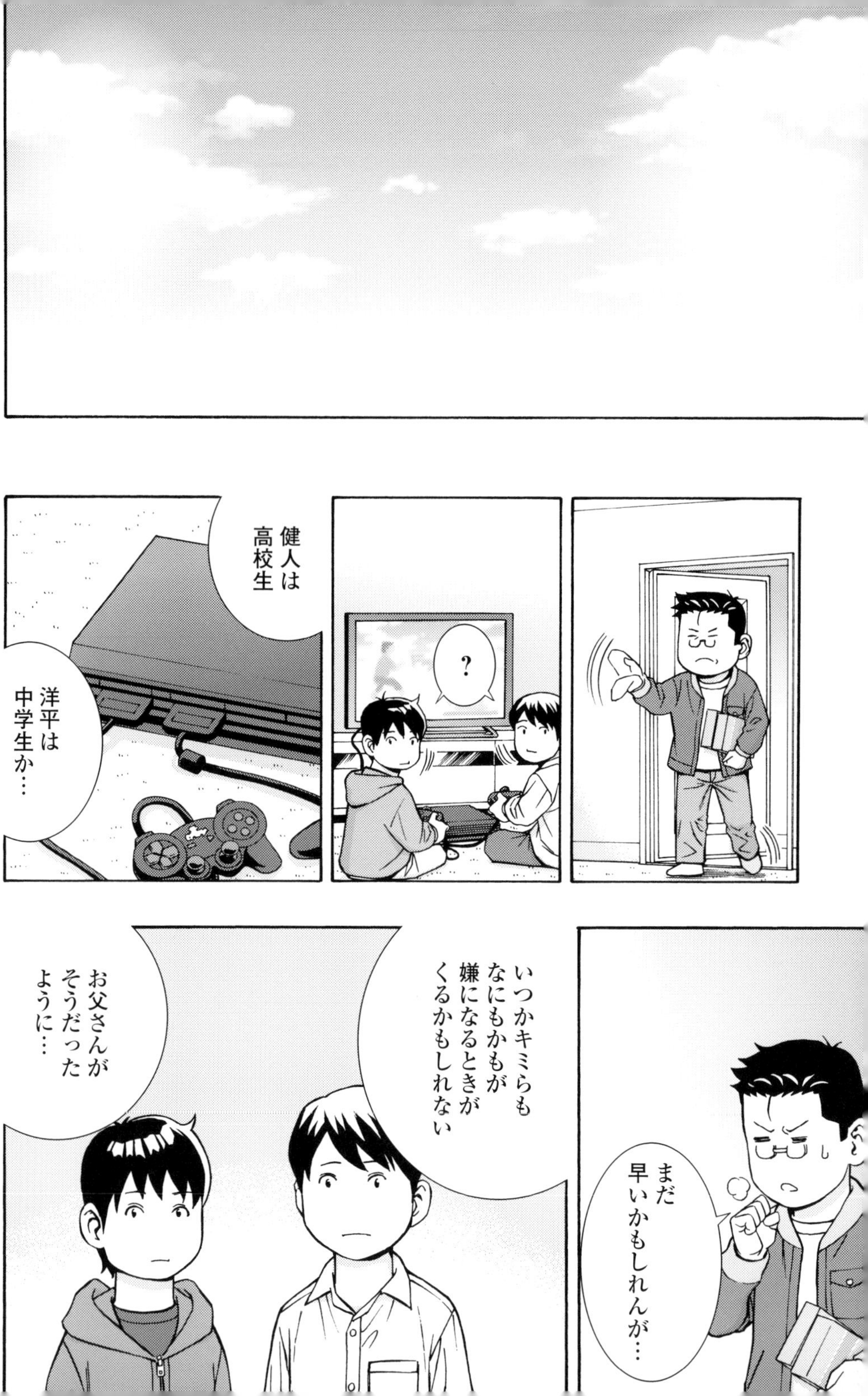
?
健人は高校生
洋平は中学生か…
まだ早いかもしれんが…
いつかキミらもなにもかもが嫌になるときがくるかもしれない
お父さんがそうだったように…

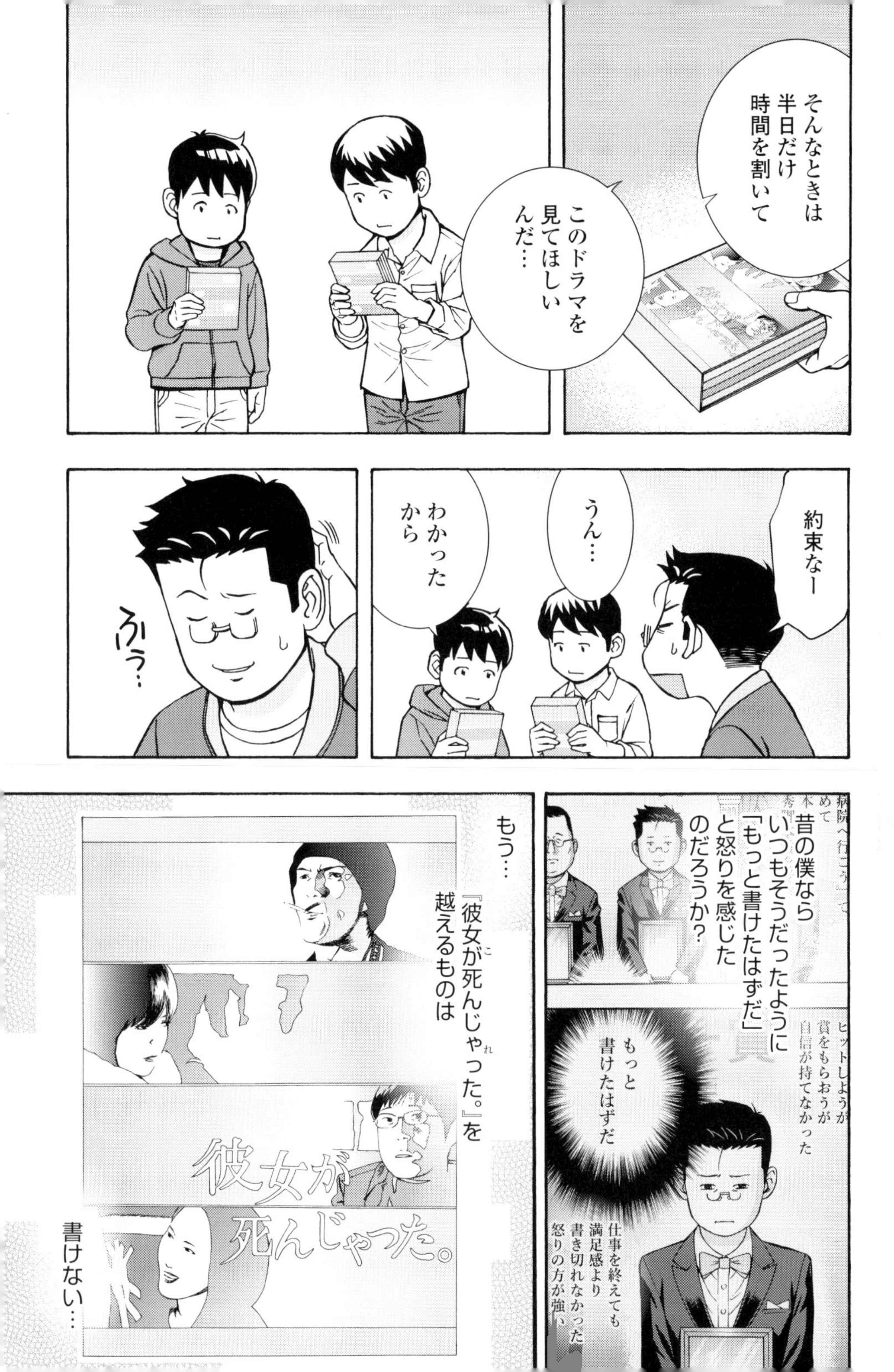
そんなときは半日だけ時間を割いて
このドラマを見てほしいんだ…
約束なー
うん…
わかったから
ふぅ…
昔の僕ならいつもそうだったように「もっと書けたはずだ」と怒りを感じたのだろうか？
ヒットしようが賞をもらおうが自信が持てなかった
もっと書けたはずだ
仕事を終えても満足感より書き切れなかった怒りの方が強い
もう…
『彼女が《こ》死んじゃ《れ》った。』を越えるものは
彼女が死んじゃった。
書けない…

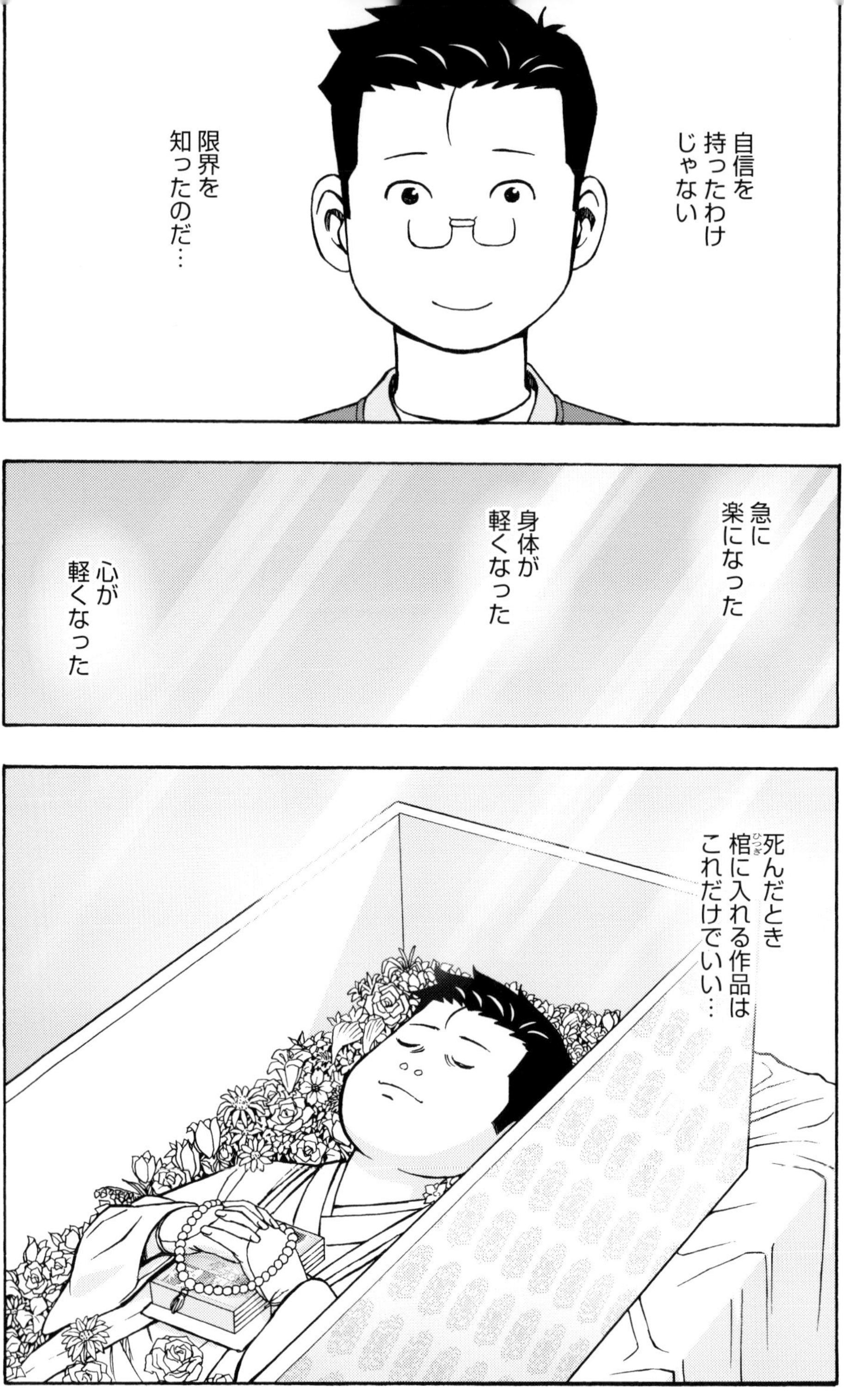
自信を
持ったわけ
じゃない
限界を
知ったのだ…
急に
楽になった
身体が
軽くなった
心が
軽くなった
死んだとき
棺《ひつぎ》に入れる作品は
これだけでいい…

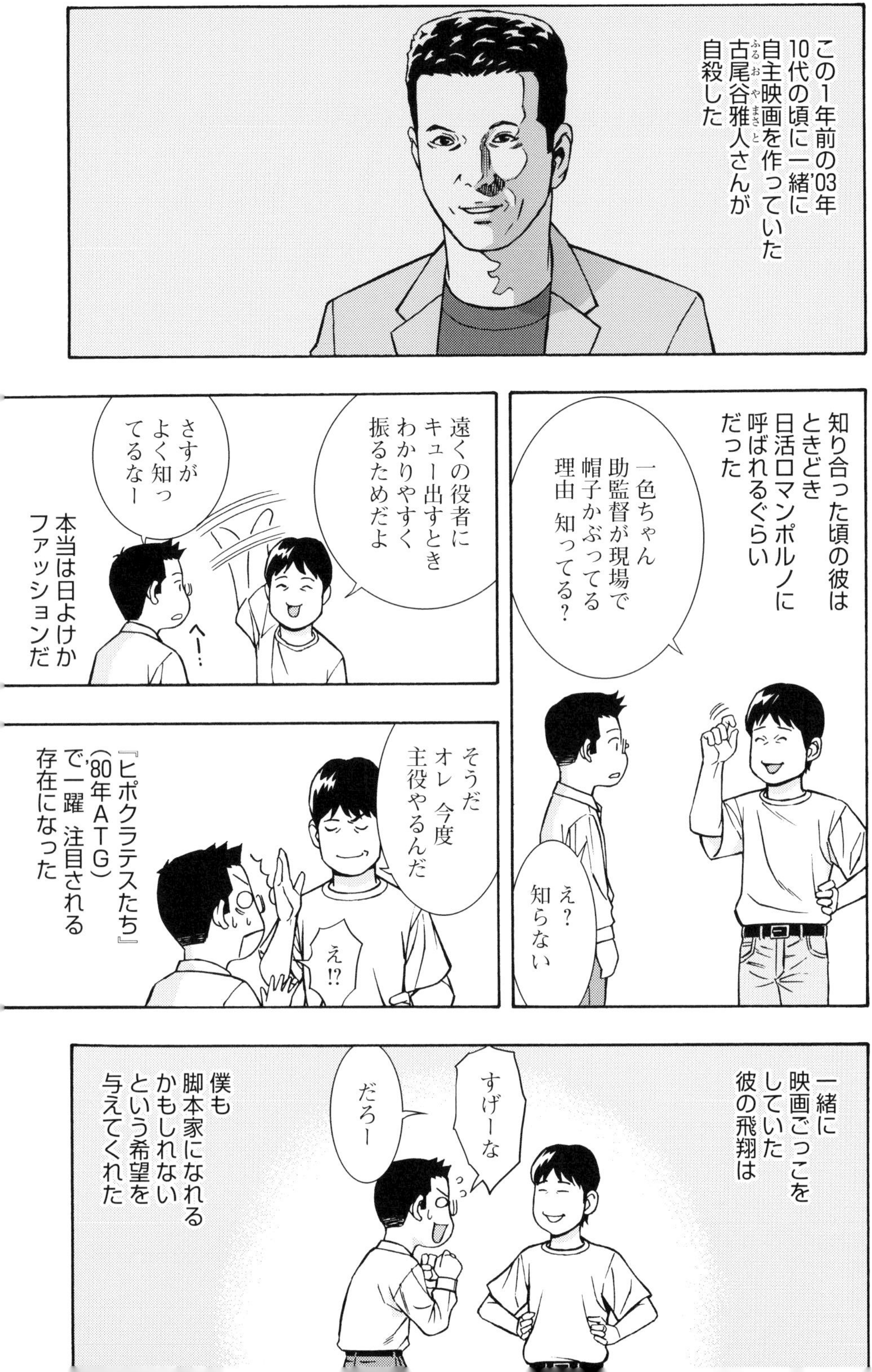
この1年前の'03年
10代の頃に一緒に
自主映画を作っていた
古尾谷雅人《ふるおやまさと》さんが
自殺した
知り合った頃の彼は
ときどき
日活ロマンポルノに
呼ばれるぐらい
だった
一色ちゃん 助監督が現場で 帽子かぶってる 理由 知ってる？
え？ 知らない
遠くの役者に キュー出すとき わかりやすく 振るためだよ
さすが よく知っ てるなー
へー…
本当は日よけか
ファッションだ
そうだ オレ 今度 主役やるんだ
え!?
『ヒポクラテスたち』
（'80年ATG）
で一躍 注目される
存在になった
一緒に
映画ごっこを
していた
彼の飛翔は
すげーな
だろー
僕も
脚本家になれる
かもしれない
という希望を
与えてくれた

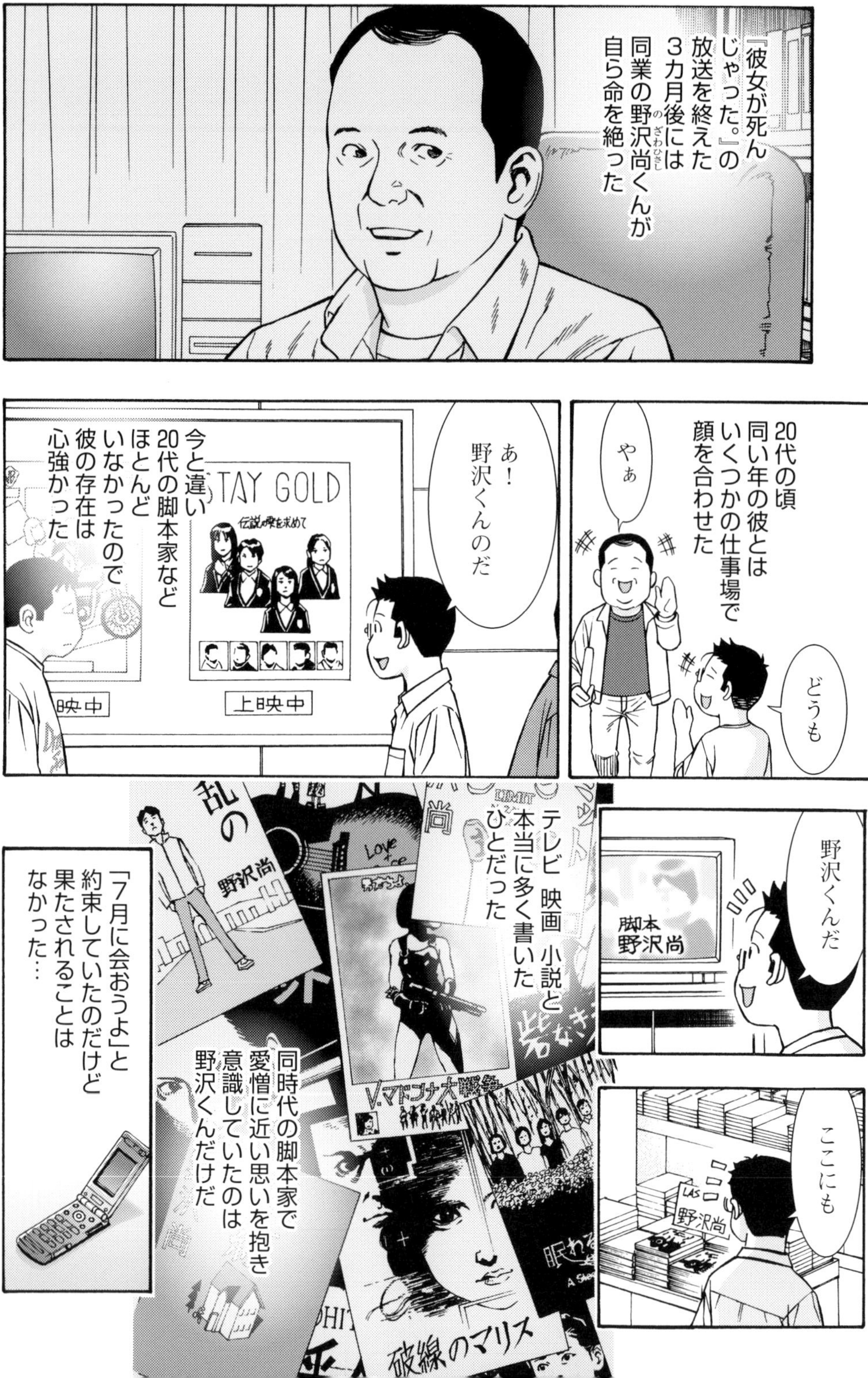
『彼女が死んじゃった。』の放送を終えた3カ月後には同業の野沢尚《のざわひさし》くんが自ら命を絶った
20代の頃 同い年の彼とはいくつかの仕事場で顔を合わせた
やぁ
どうも
あ！野沢くんのだ
STAY GOLD
伝説の愛を求めて
上映中
映中
今と違い20代の脚本家などほとんどいなかったので彼の存在は心強かった
野沢くんだ
脚本 野沢尚
ここにも
野沢尚
テレビ 映画 小説と本当に多く書いたひとだった
乱の
野沢尚
V.マドンナ大戦争
破線のマリス
同時代の脚本家で愛憎に近い思いを抱き意識していたのは野沢くんだけだ
「7月に会おうよ」と約束していたのだけど果たされることはなかった…

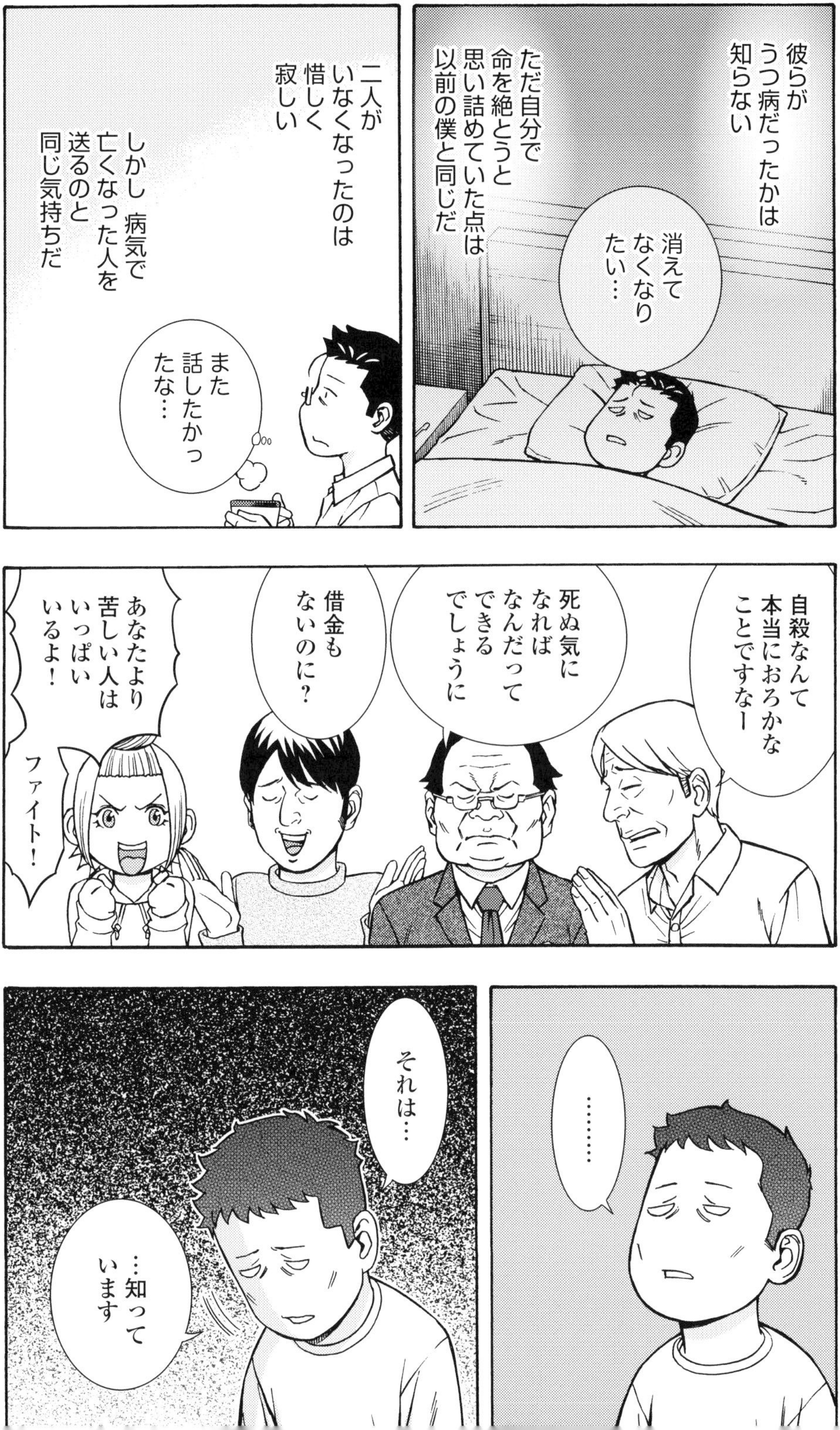

彼らがうつ病だったかは知らない
消えてなくなりたい…
ただ自分で命を絶とうと思い詰めていた点は以前の僕と同じだ
二人がいなくなったのは惜しく寂しい
しかし病気で亡くなった人を送るのと同じ気持ちだ
また話したかったな…
自殺なんて本当におろかなことですなー
死ぬ気になればなんだってできるでしょうに
借金もないのに？
あなたより苦しい人はいっぱいいるよ！
ファイト！
………
それは…
…知っています

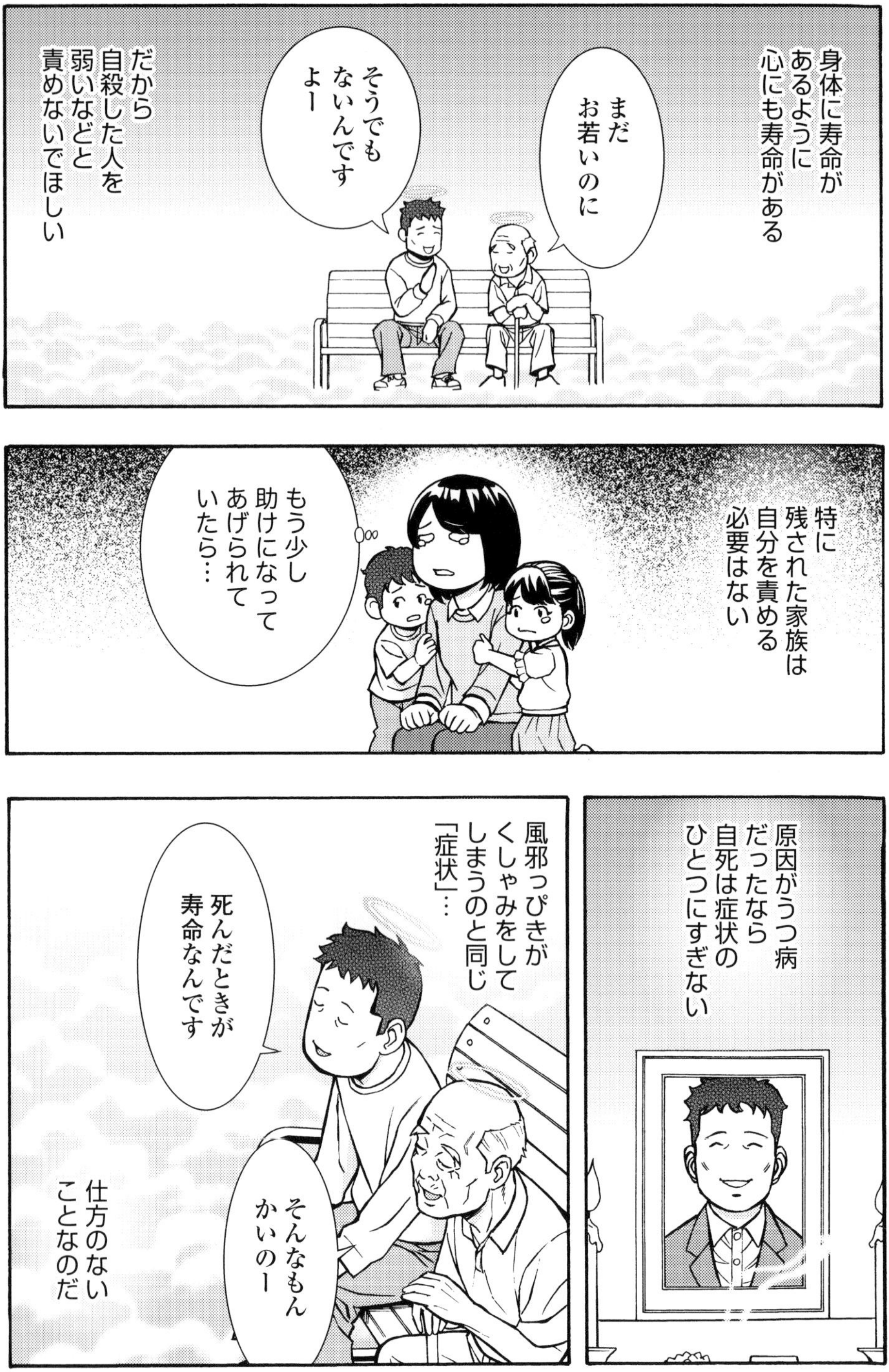
身体に寿命が あるように 心にも寿命がある
まだ お若いのに
そうでも ないんです よー
だから 自殺した人を 弱いなどと 責めないでほしい
特に 残された家族は 自分を責める 必要はない
もう少し 助けになって あげられて いたら…
原因がうつ病 だったなら 自死は症状の ひとつにすぎない
風邪っぴきが くしゃみをして しまうのと同じ 「症状」…
死んだときが 寿命なんです
そんなもん かいのー
仕方のない ことなのだ

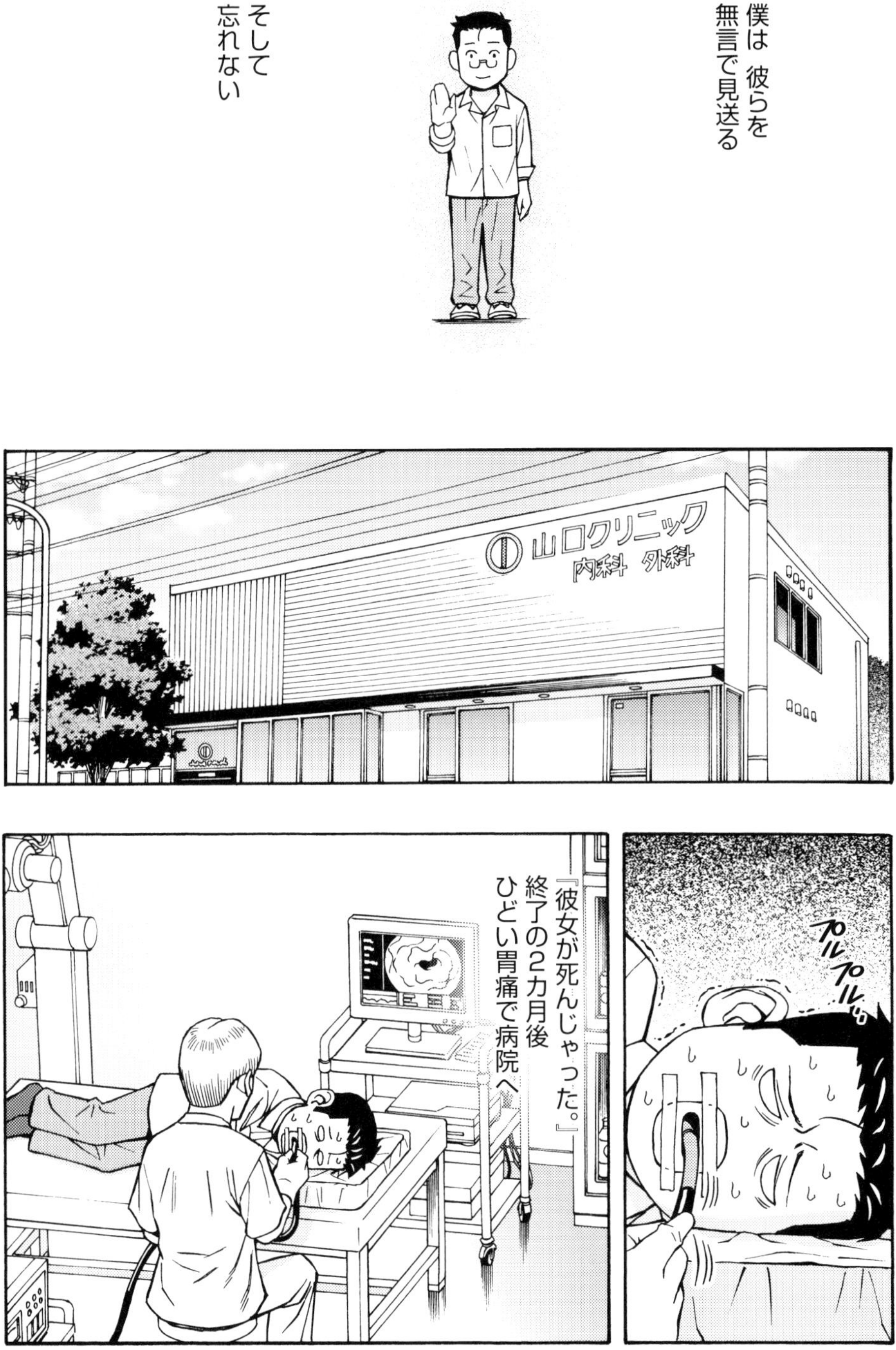
僕は 彼らを
無言で見送る
そして
忘れない
山口クリニック
内科 外科
プルプルル
『彼女が死んじゃった。』
終了の2カ月後
ひどい胃痛で病院へ

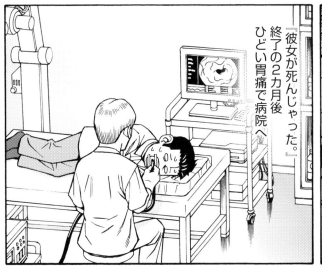

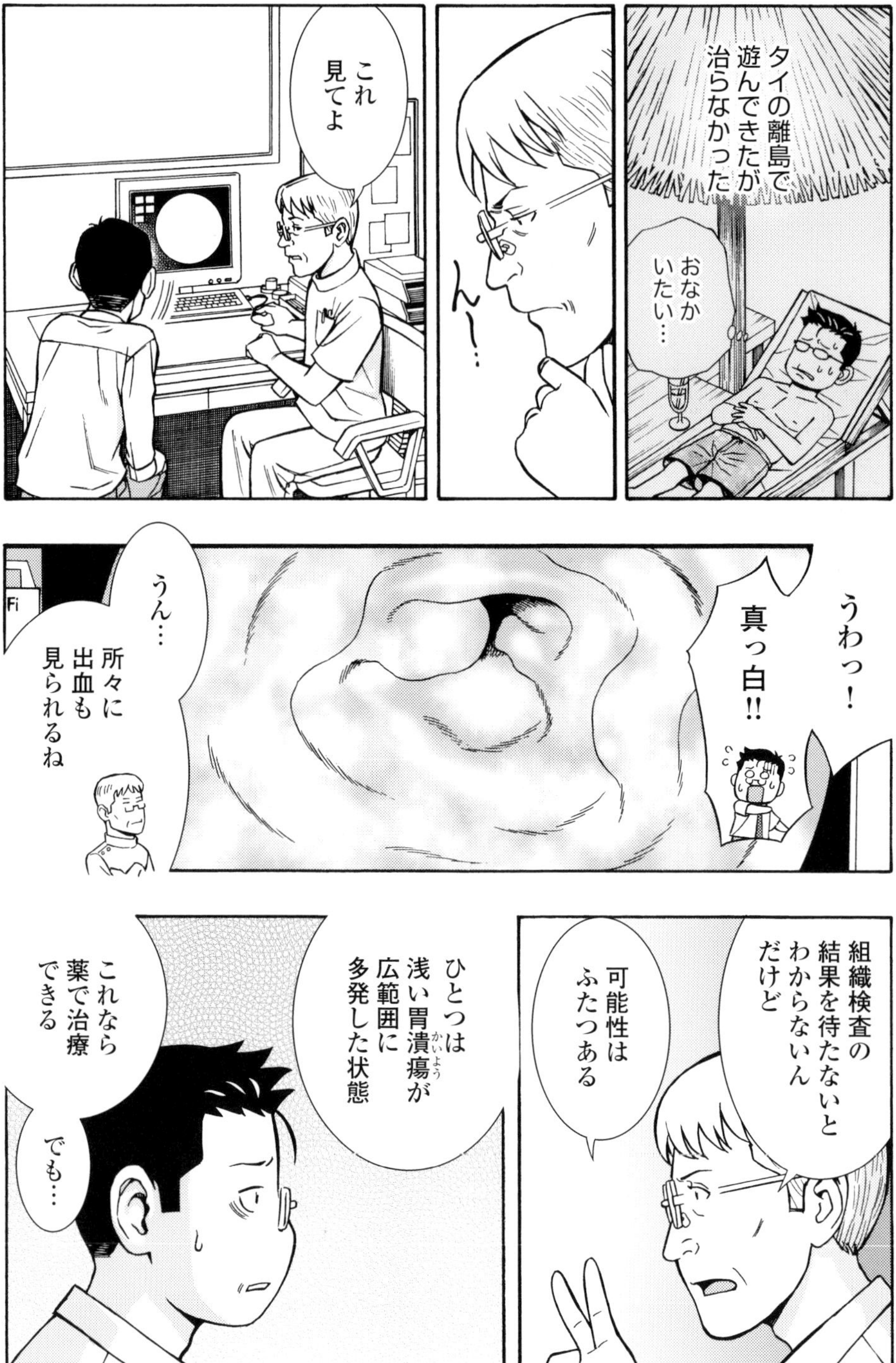
タイの離島で遊んできたが治らなかった
おなかいたい…
んー…
これ見てよ
うわっ！真っ白!!
うん…
所々に出血も見られるね
組織検査の結果を待たないとわからないんだけど
可能性はふたつある
ひとつは浅い胃潰瘍《かいよう》が広範囲に多発した状態
これなら薬で治療できる
でも…

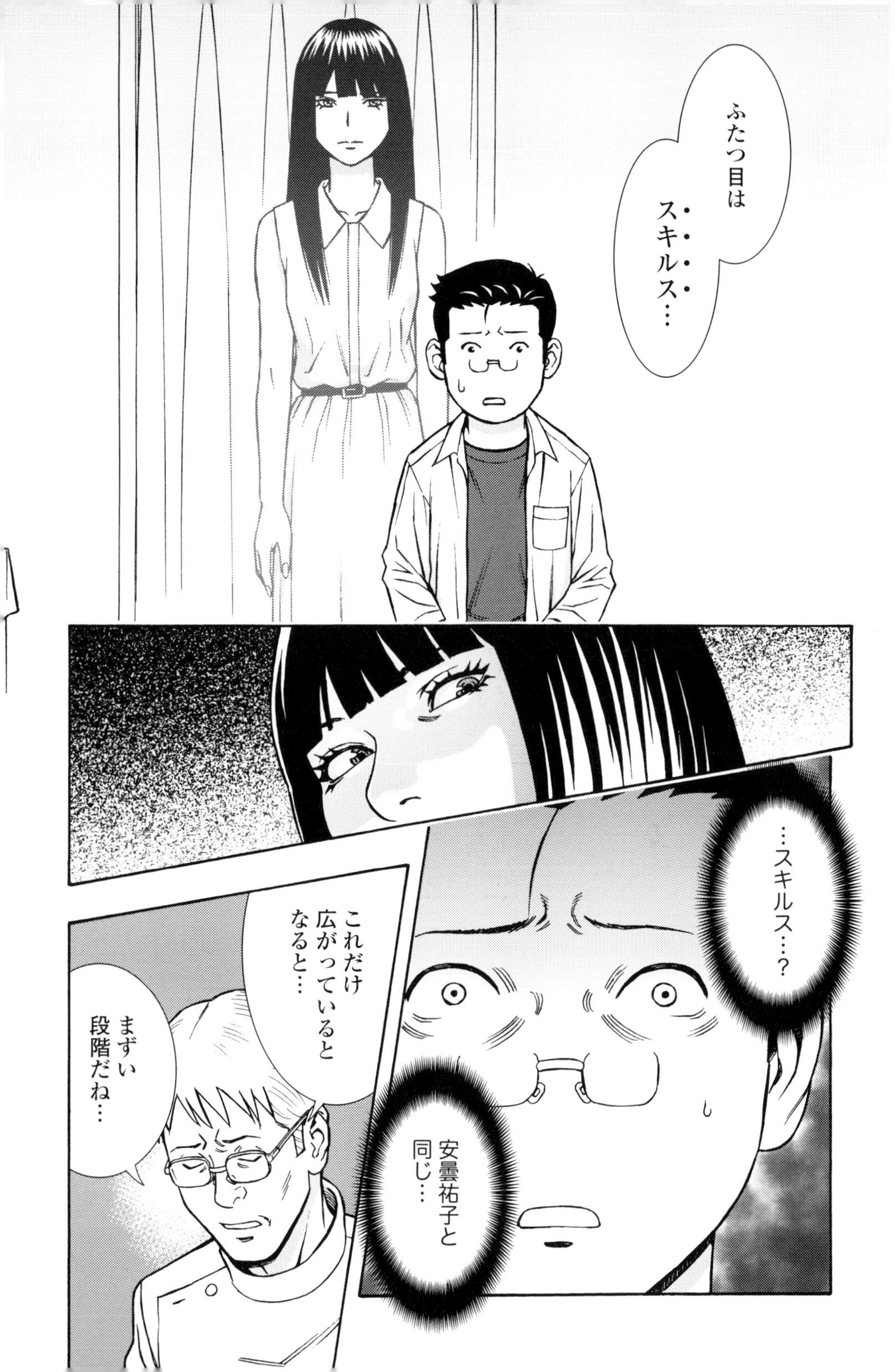
ふたつ目は
スキルス…
…スキルス…?
安曇祐子と同じ…
これだけ広がっていると なると…
まずい段階だね…

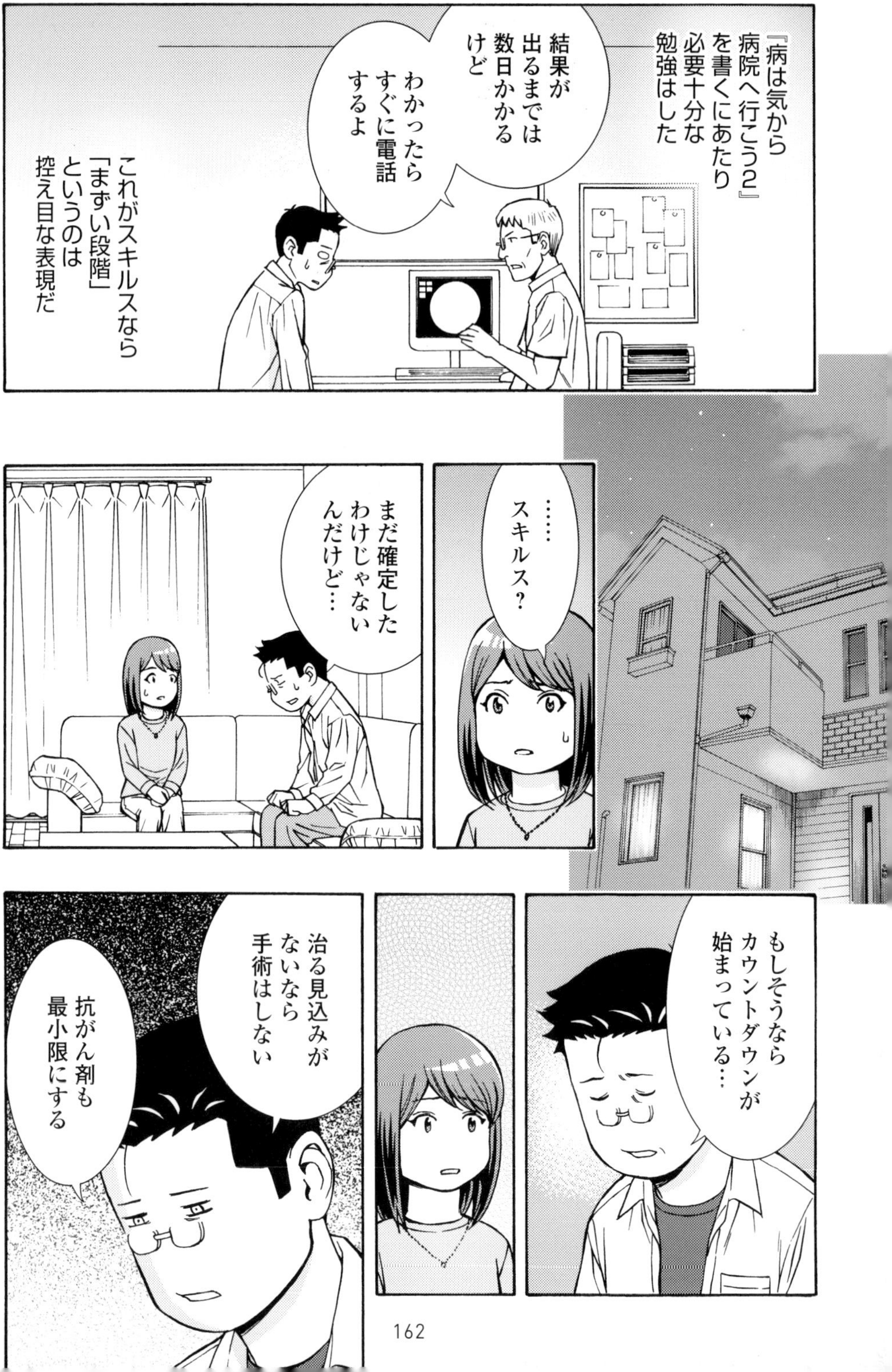
『病は気から病院へ行こう2』を書くにあたり必要十分な勉強はした
結果が出るまでは数日かかるけど
わかったらすぐに電話するよ
これがスキルスなら「まずい段階」というのは控え目な表現だ
……スキルス?
まだ確定したわけじゃないんだけど…
もしそうならカウントダウンが始まっている…
治る見込みがないなら手術はしない
抗がん剤も最小限にする

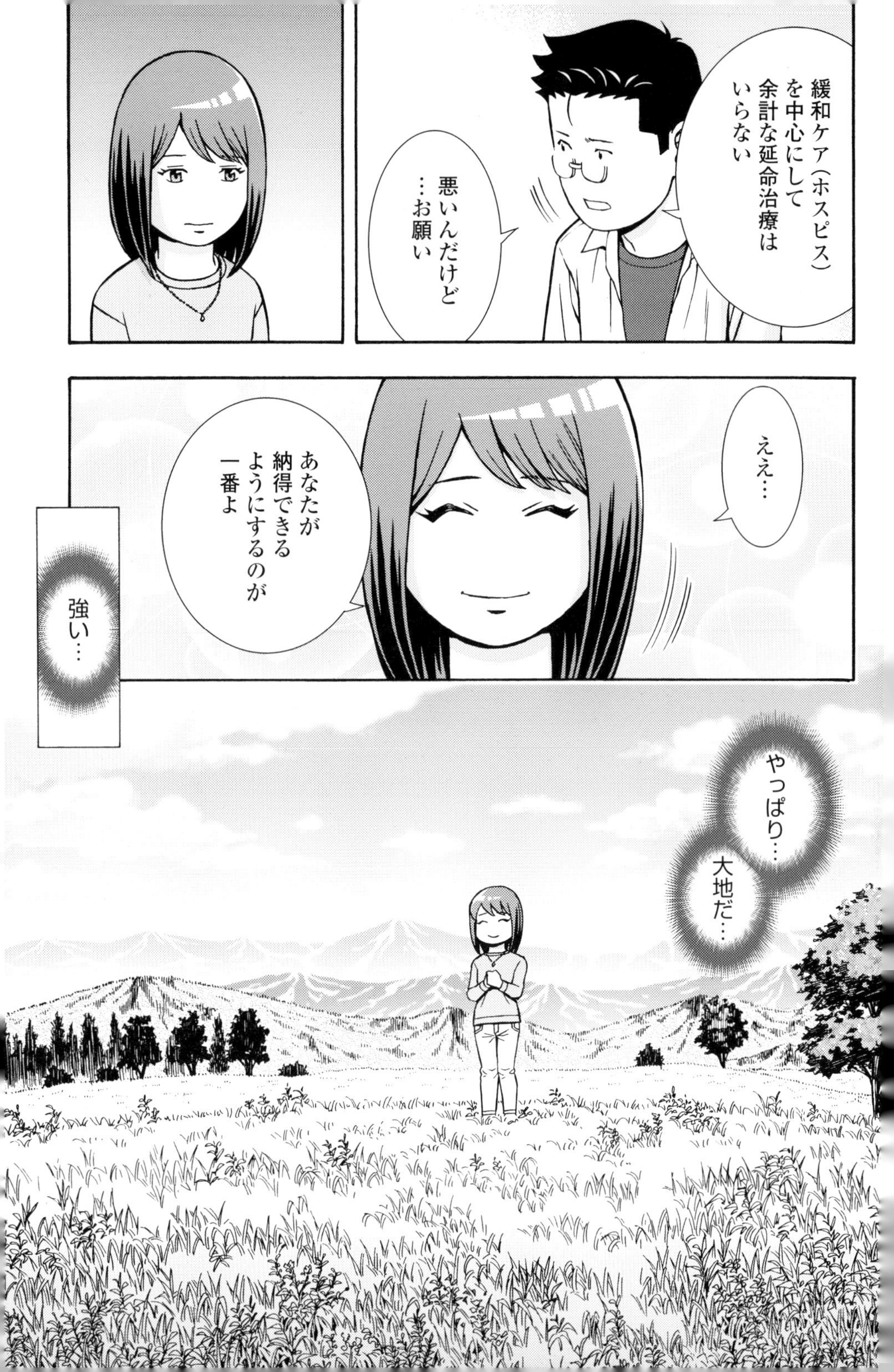
緩和ケア（ホスピス）を中心にして余計な延命治療はいらない
悪いんだけど…お願い
ええ…
あなたが納得できるようにするのが一番よ
強い…
やっぱり…
大地だ…

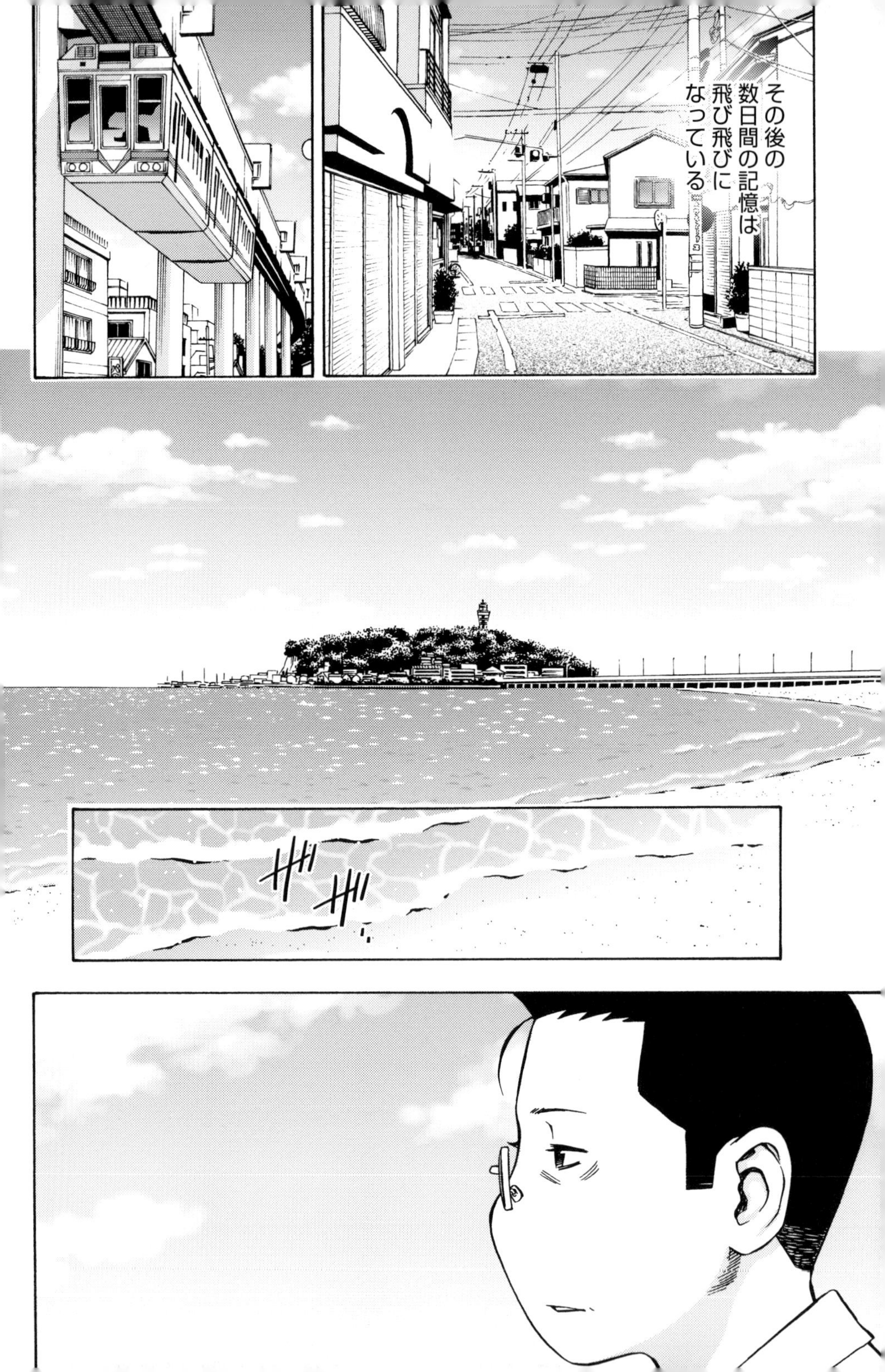
その後の数日間の記憶は飛び飛びになっている

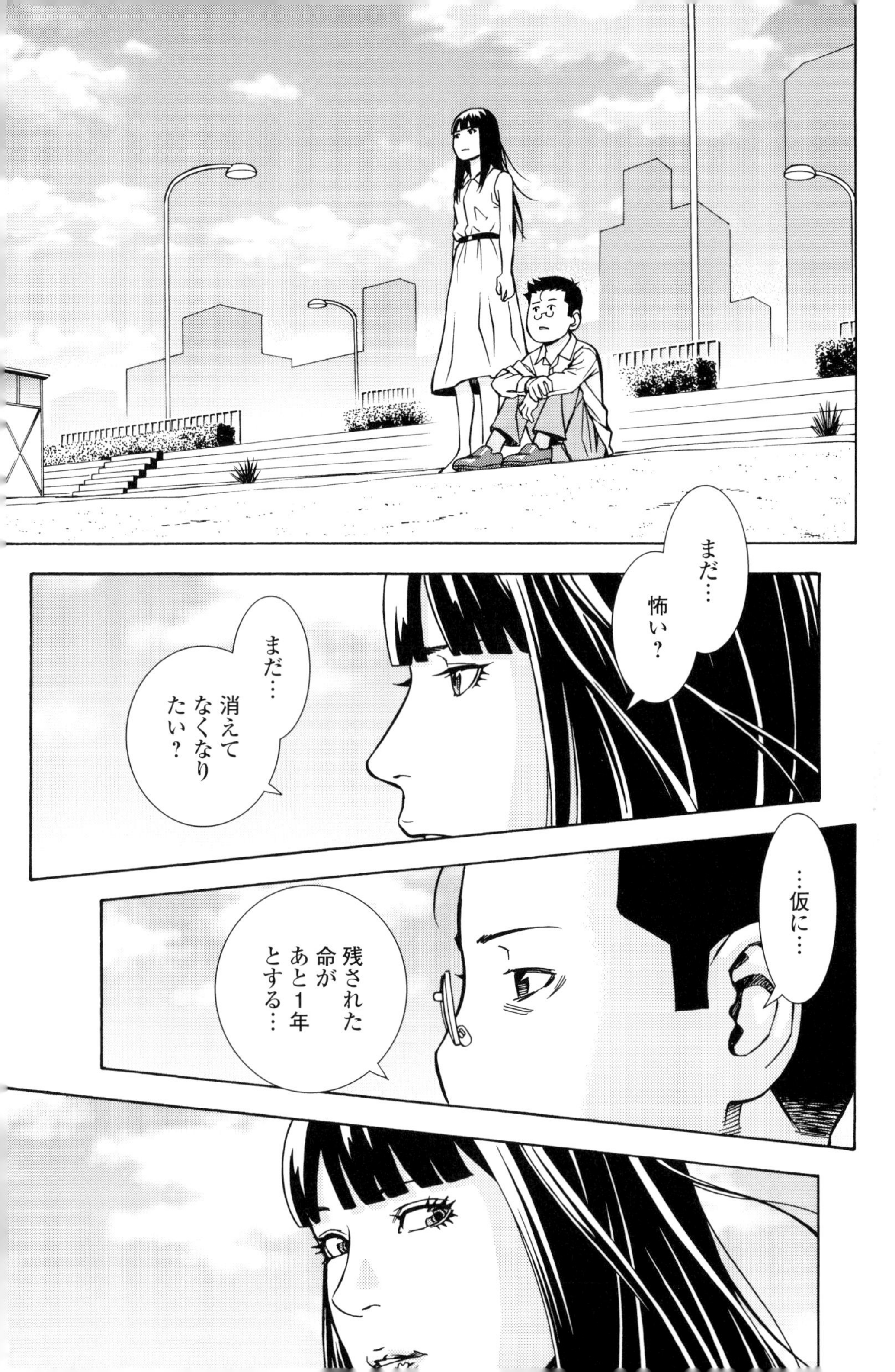
まだ…
怖い？
まだ…
消えてなくなりたい？
…仮に…
残された命があと1年とする…

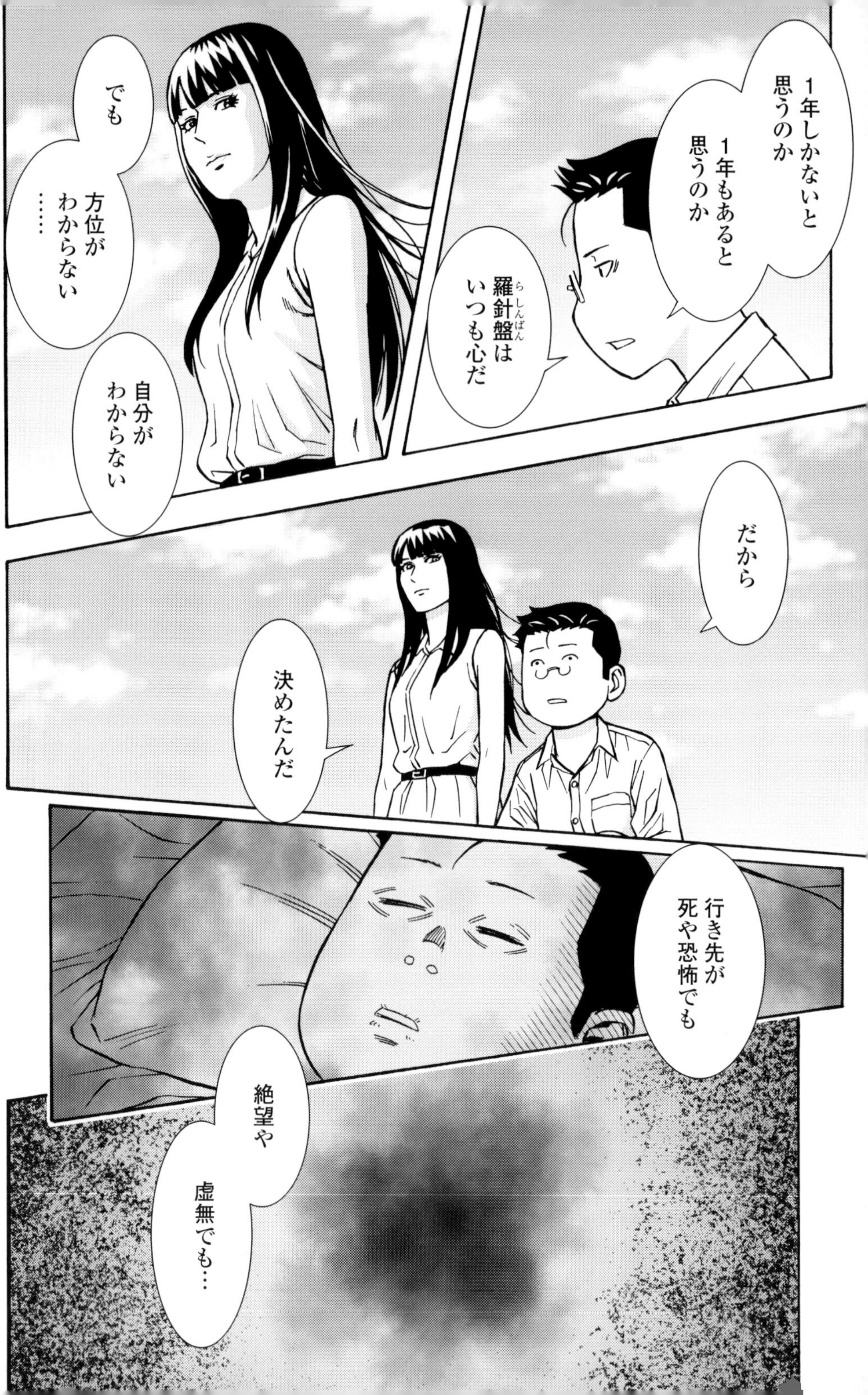
1年しかないと思うのか
1年もあると思うのか
羅針盤《らしんばん》はいつも心だ
でも
方位がわからない……
自分がわからない
だから
決めたんだ
行き先が死や恐怖でも
絶望や
虚無でも…

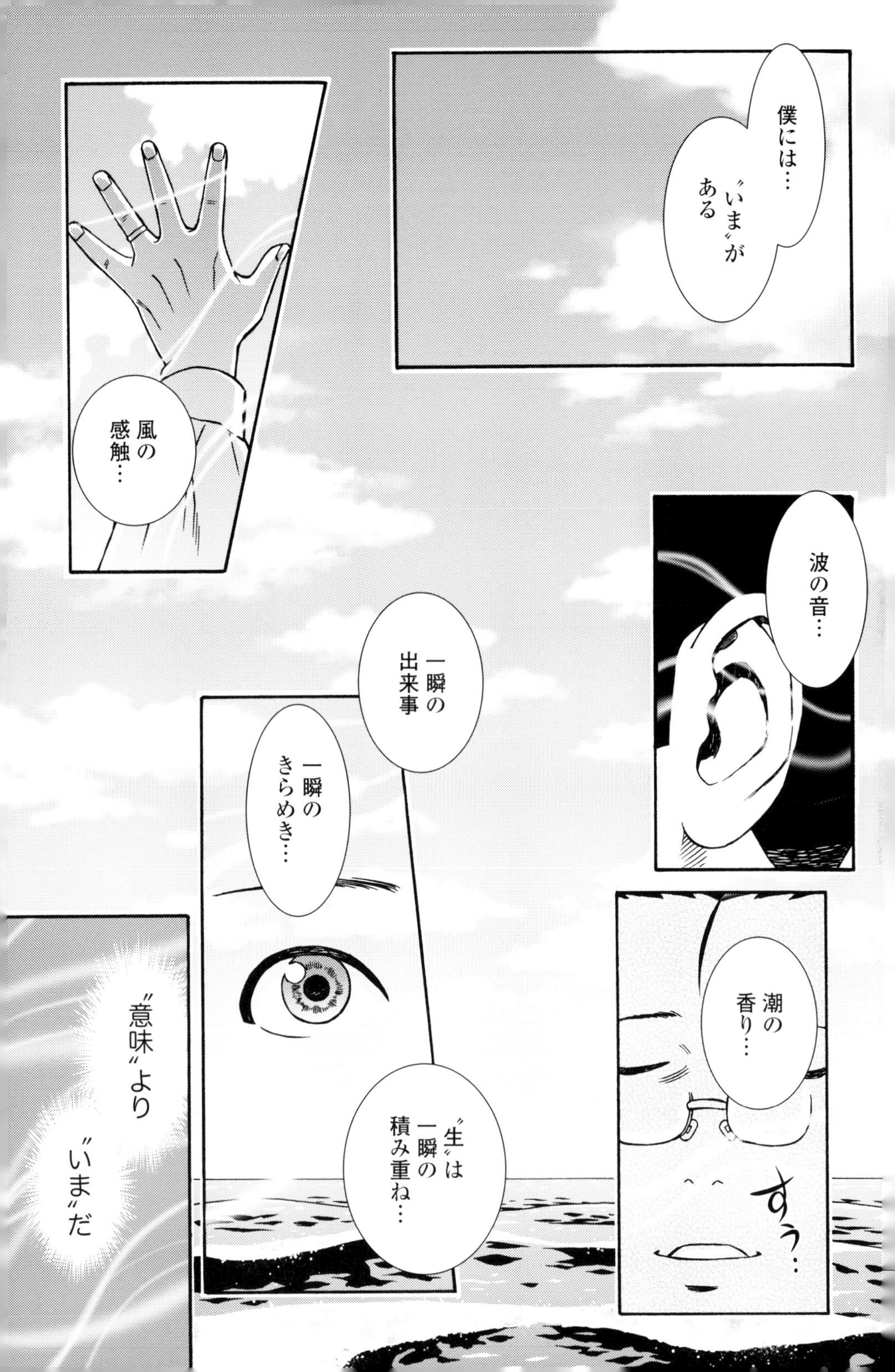
僕には…
〝いま〟がある
風の感触…
波の音…
一瞬の出来事
一瞬のきらめき…
潮の香り…
すう…
〝生〟は一瞬の積み重ね…
〝意味〟より
〝いま〟だ

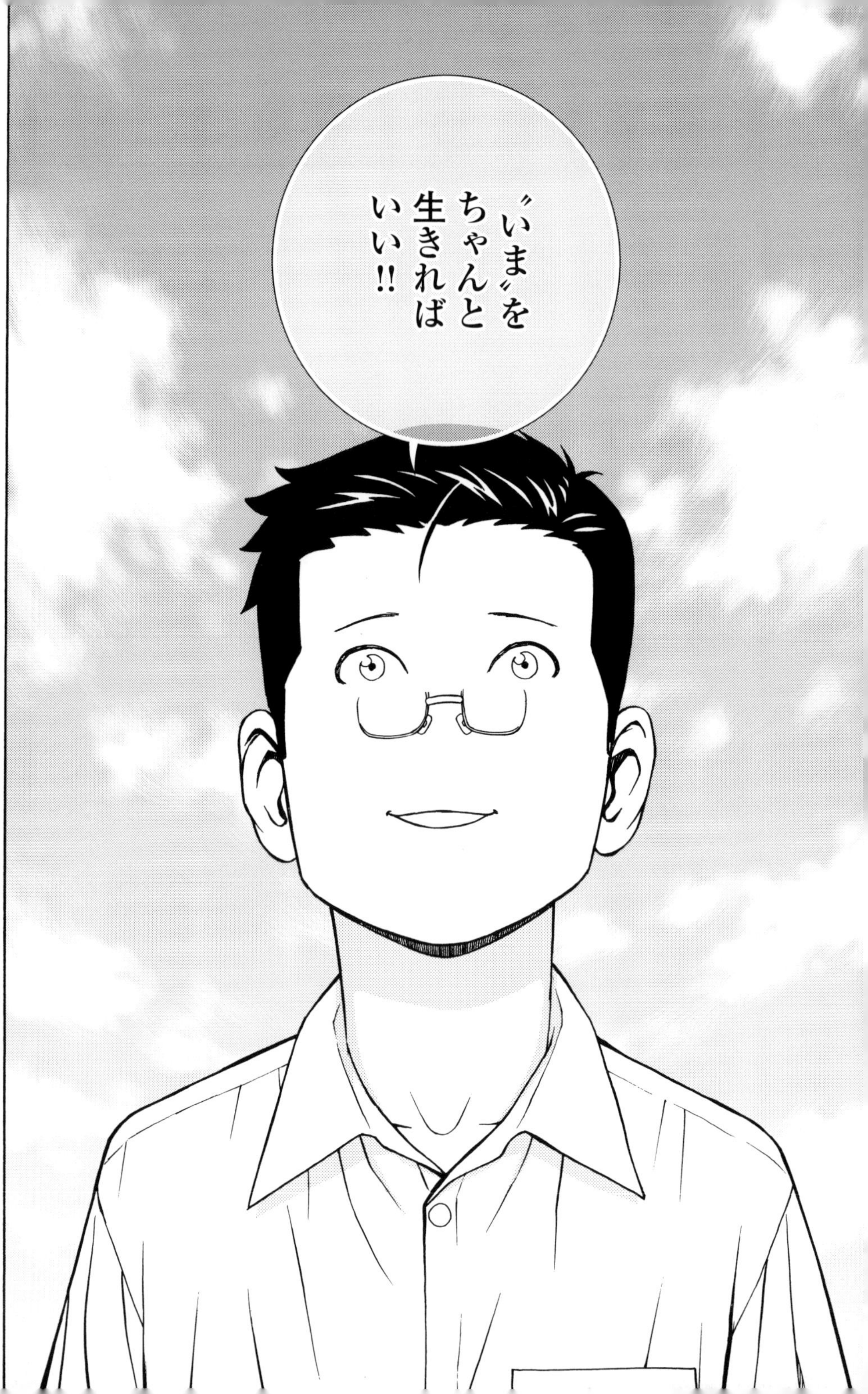
〝いま〟をちゃんと生きればいい!!

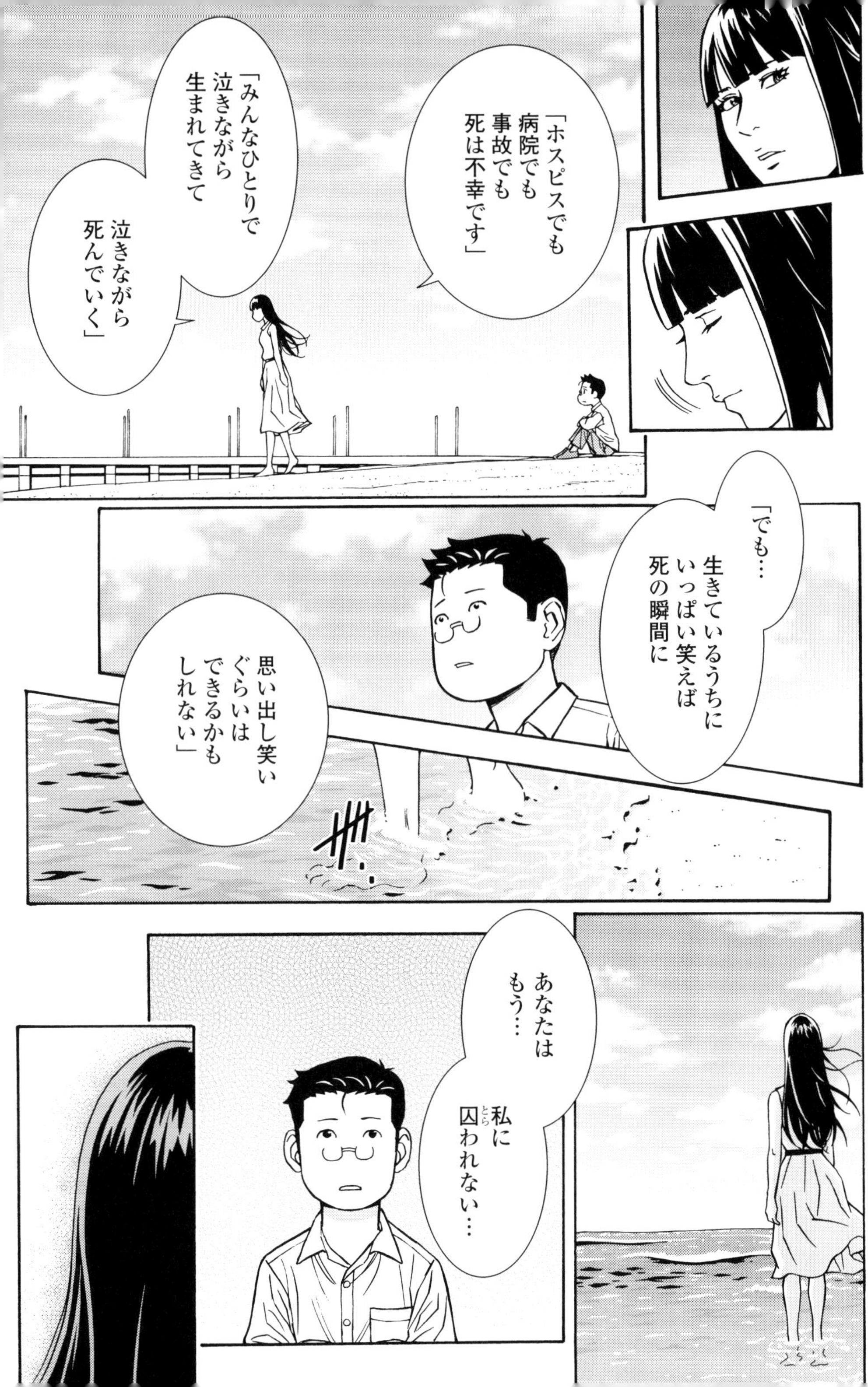
「ホスピスでも
病院でも
事故でも
死は不幸です」
「みんなひとりで
泣きながら
生まれてきて
泣きながら
死んでいく」
「でも…
生きているうちに
いっぱい笑えば
死の瞬間に
思い出し笑い
ぐらいは
できるかも
しれない」
あなたは
もう…
私に
囚《とら》われない…

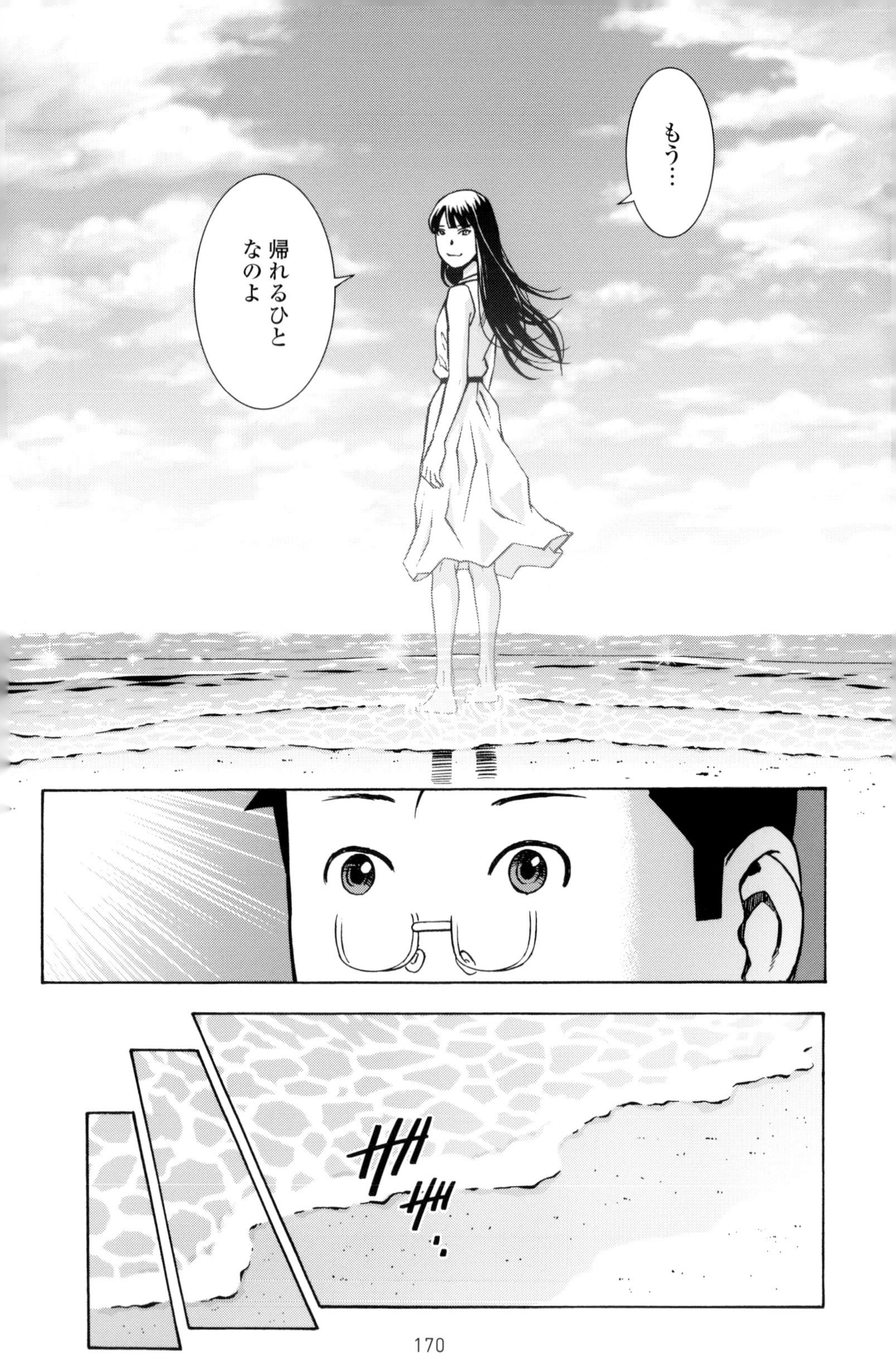
もう…
帰れるひとなのよ

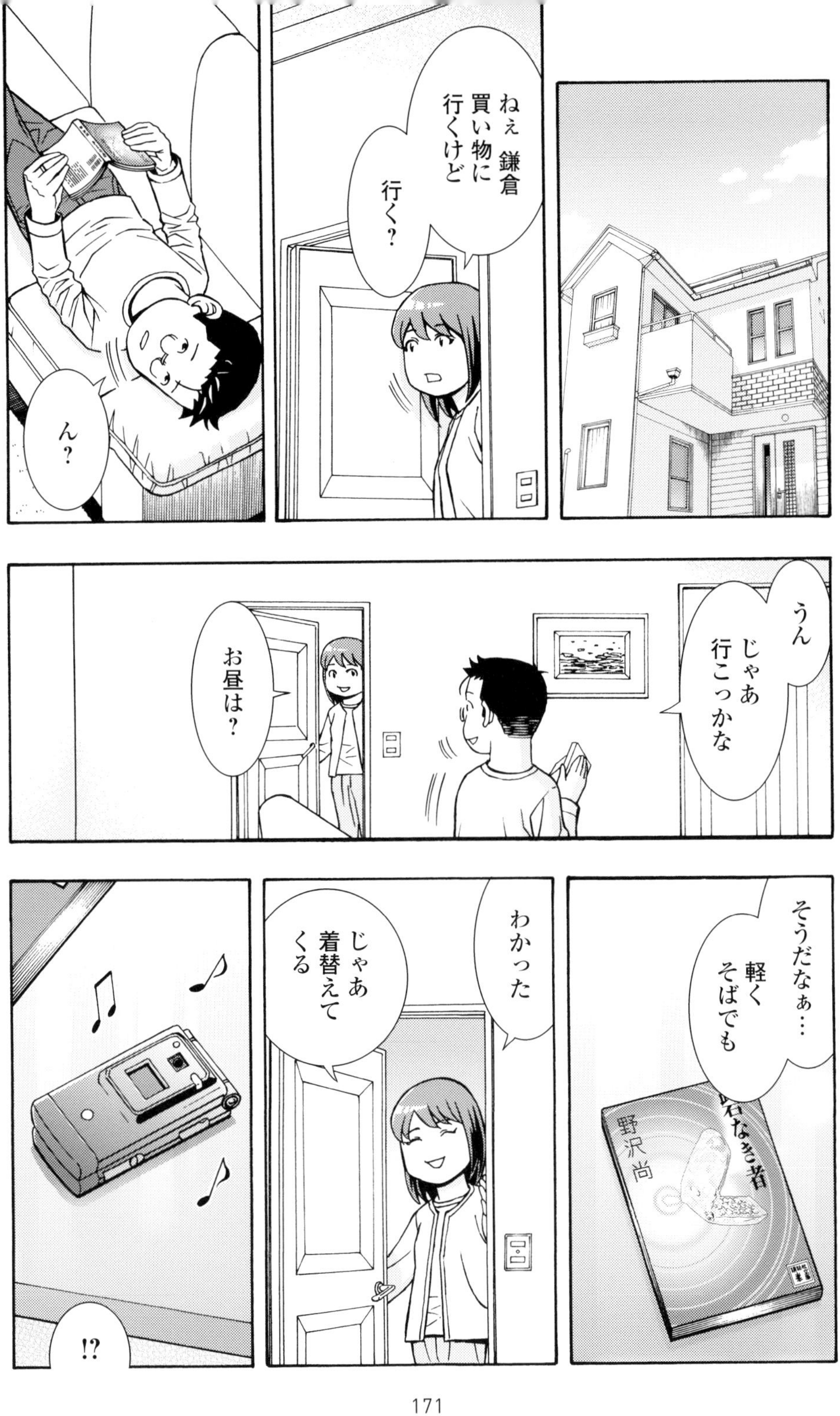
ねぇ 鎌倉 買い物に 行くけど
行く?
ん?
うん じゃあ 行こっかな
お昼は?
そうだなぁ… 軽く そばでも
野沢尚
わかった
じゃあ 着替えてくる
!?

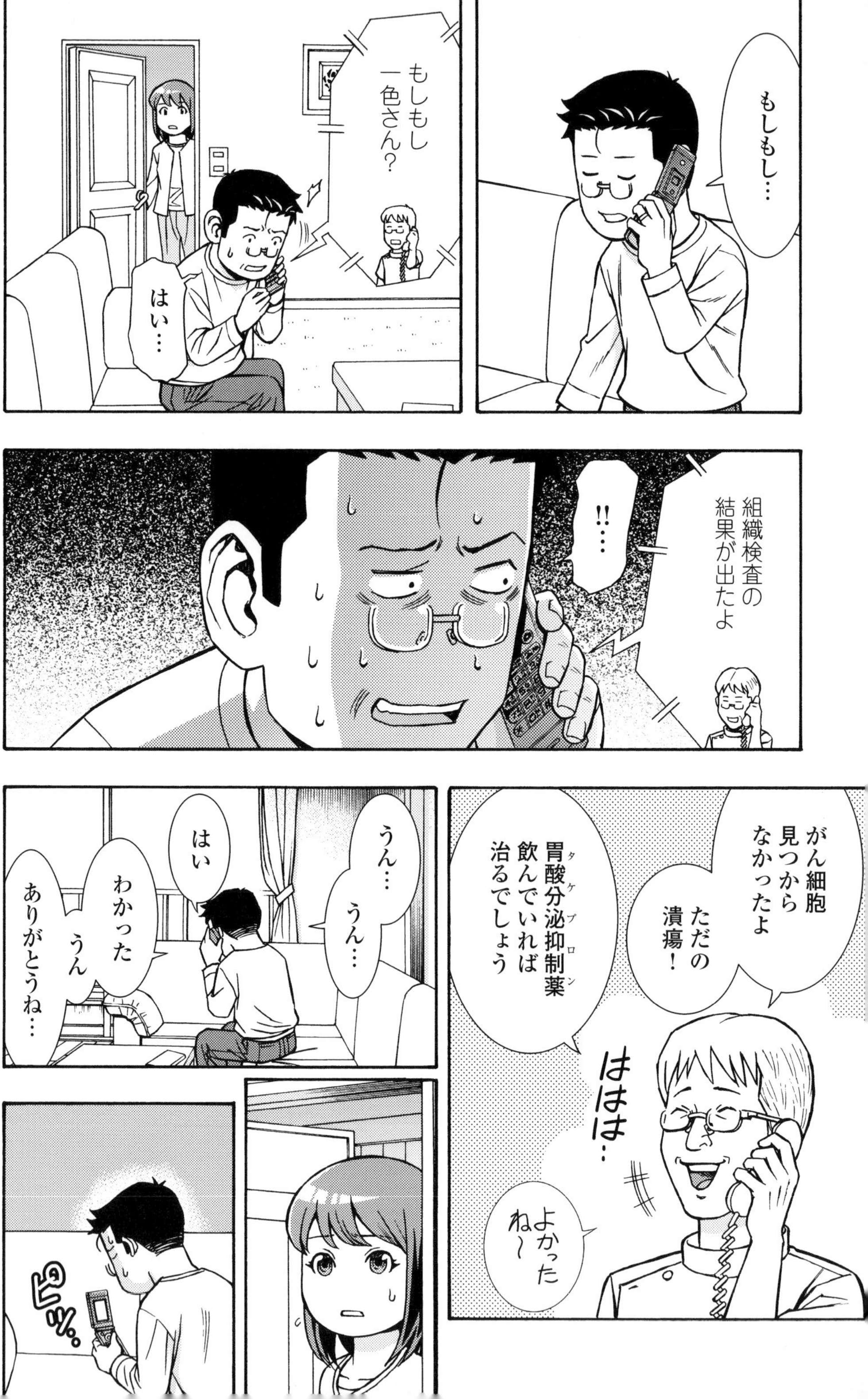
もしもし…
もしもし
一色さん？
はい…
組織検査の
結果が出たよ
!!…
がん細胞
見つから
なかったよ
ただの
潰瘍！
胃酸分泌抑制薬《タケプロン》
飲んでいれば
治るでしょう
ははは…
よかった
ね～
うん…
うん…
はい
わかった
うん
ありがとうね…
ピッ。

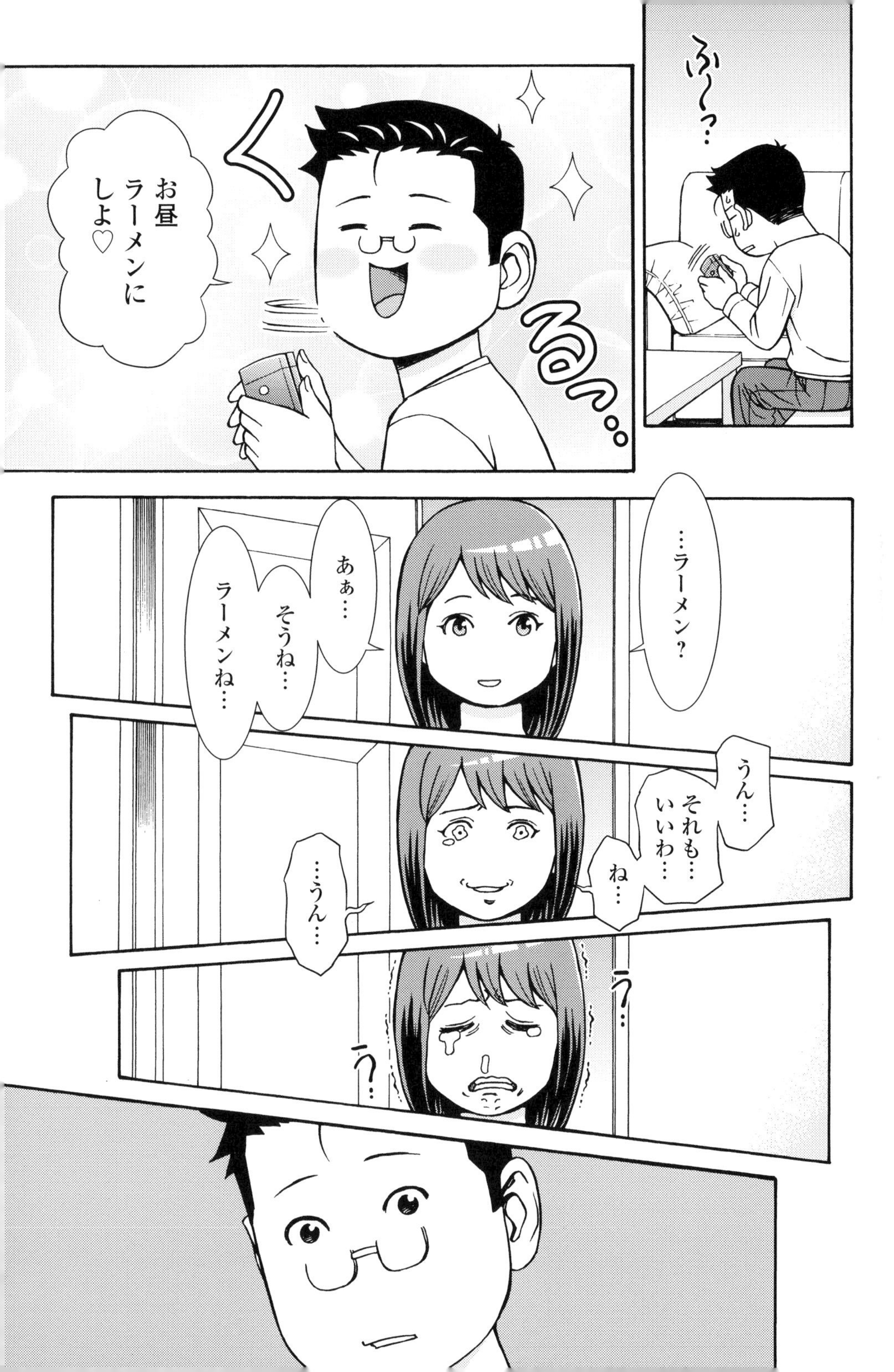
ふ〜っ…
お昼ラーメンにしよ♡
…ラーメン？
あぁ…
そうね…
ラーメンね…
うん…
それも…いいわ…
ね…
…うん…
う…
う…

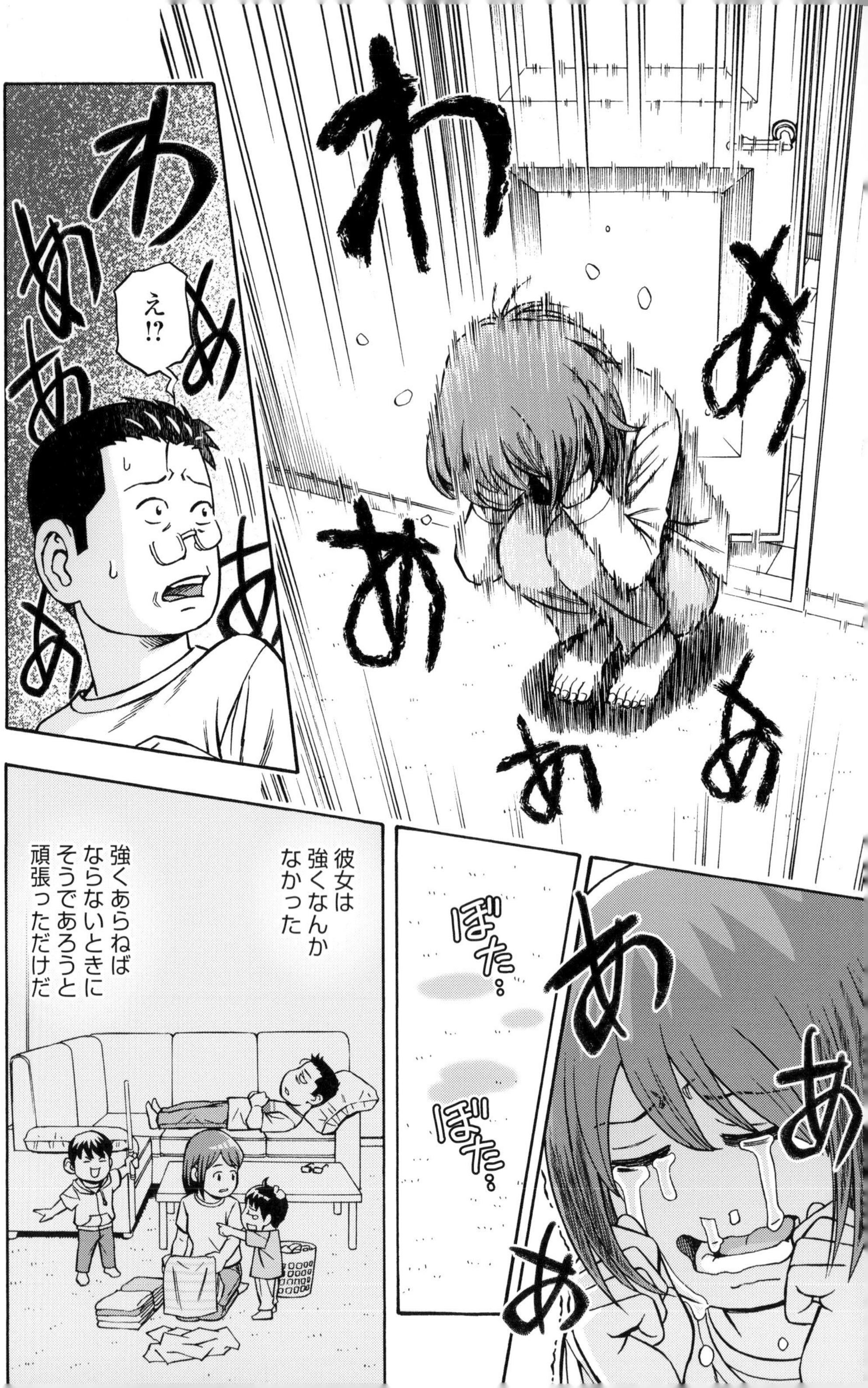
わあああああ
わあああああ
え!?
あああ
ぽた…
ぽた…
彼女は強くなんかなかった
強くあらねばならないときにそうであろうと頑張っただけだ

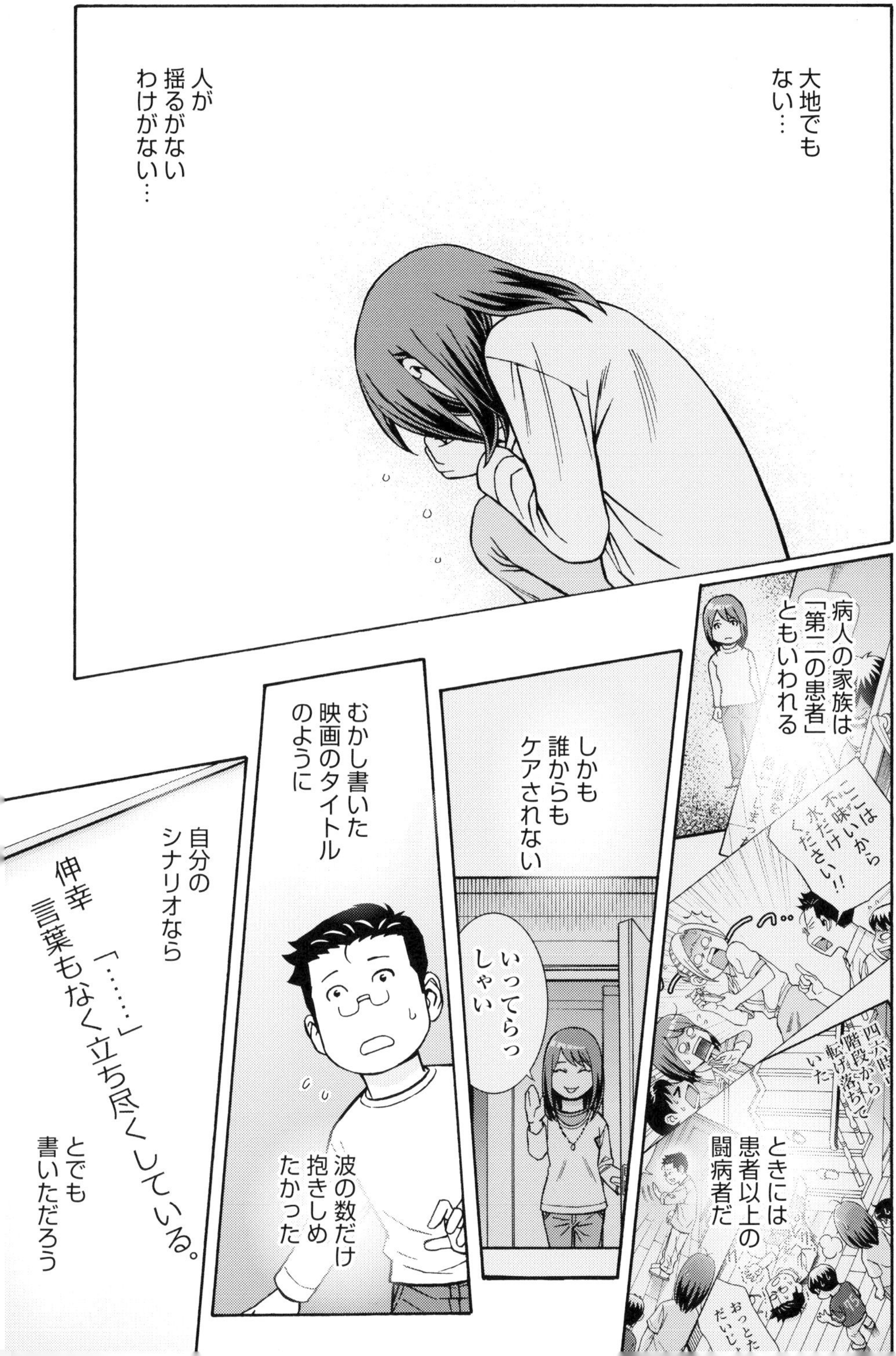
大地でも
ない…
人が
揺るがない
わけがない…
病人の家族は
「第二の患者」
ともいわれる
ここは
不味いから
水だけ
ください!!
四六時中
階段から
転げ落ちて
いた
ときには
患者以上の
闘病者だ
しかも
誰からも
ケアされない
いってらっしゃい
むかし書いた
映画のタイトル
のように
波の数だけ
抱きしめ
たかった
自分の
シナリオなら
伸幸
「……」
言葉もなく立ち尽くしている。
とでも
書いただろう

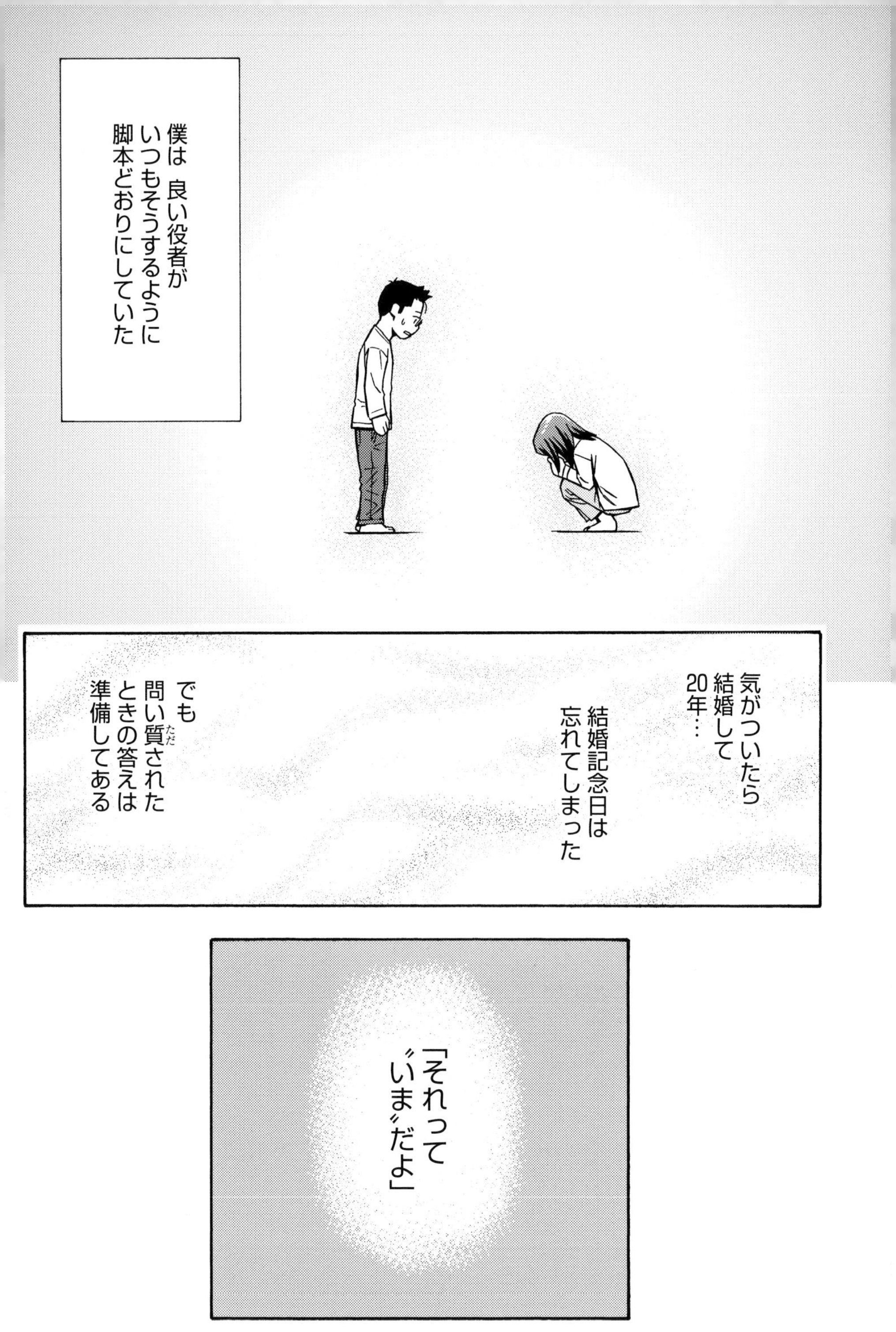
僕は　良い役者が
いつもそうするように
脚本どおりにしていた
気がついたら
結婚して
20年…
結婚記念日は
忘れてしまった
でも
問い質《ただ》された
ときの答えは
準備してある
「それって
〝いま〟だよ」

第7章
配達されたい私たち

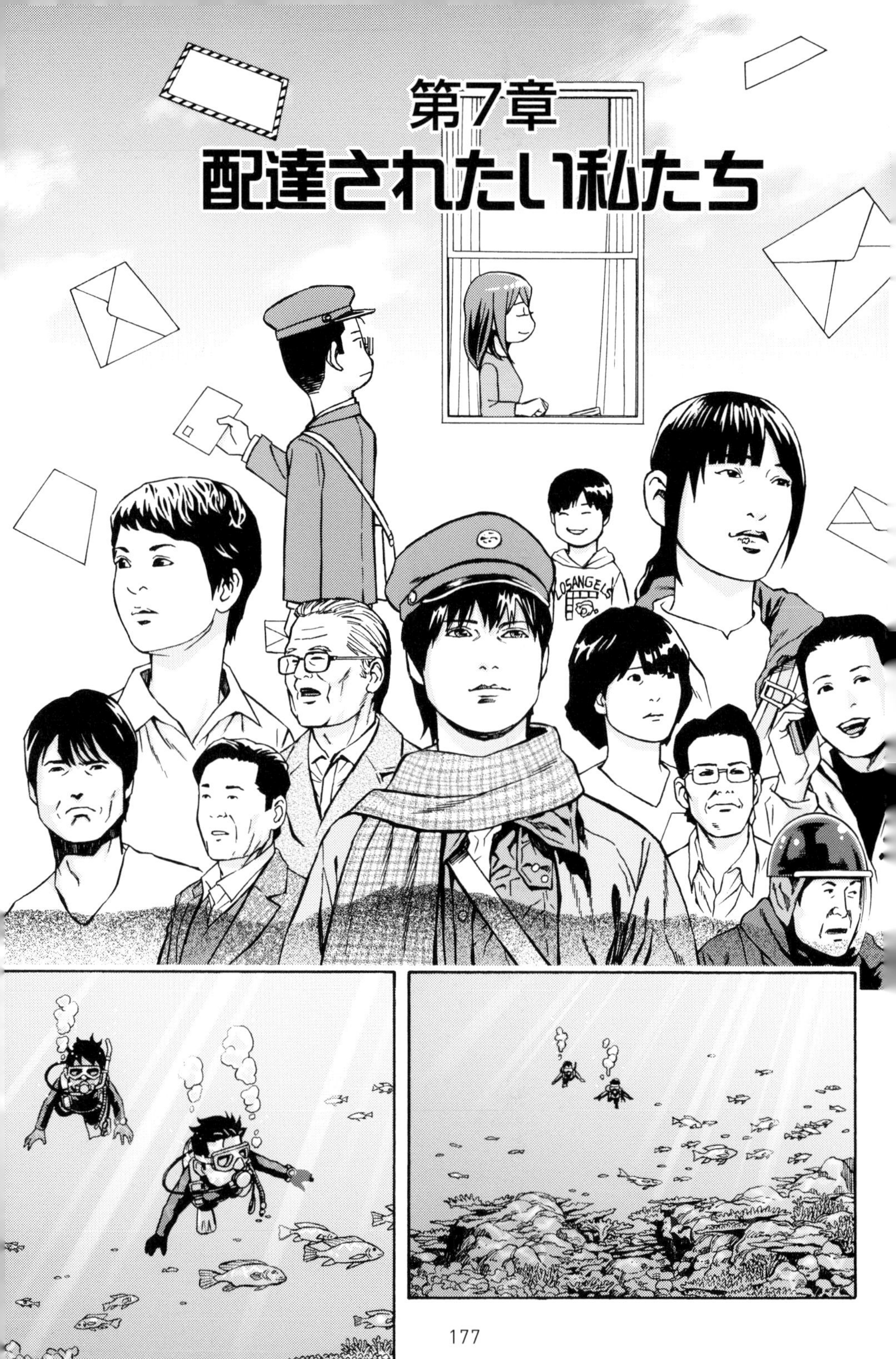

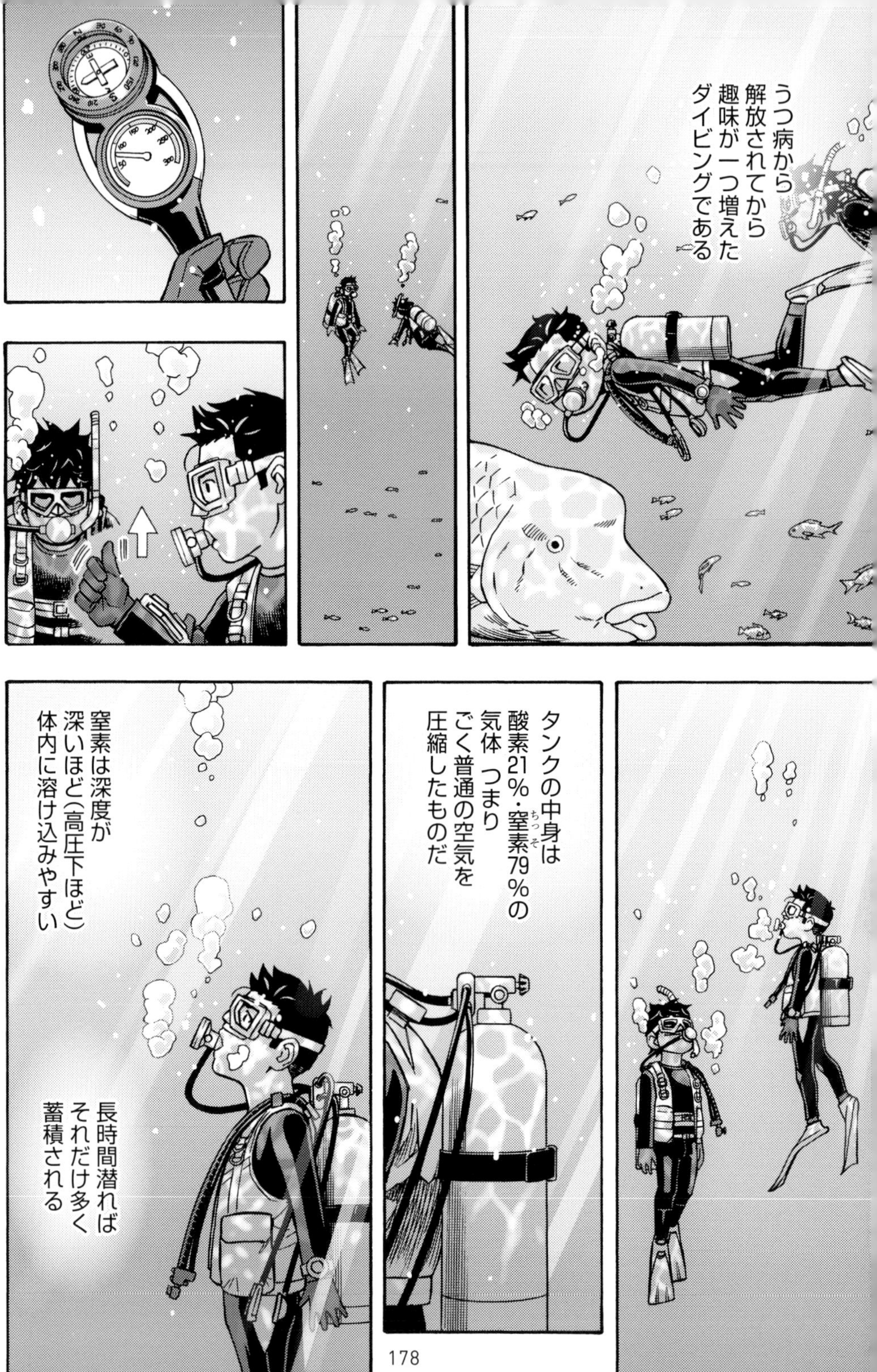
うつ病から
解放されてから
趣味が一つ増えた
ダイビングである
タンクの中身は
酸素21%・窒素《ちっそ》79%の
気体 つまり
ごく普通の空気を
圧縮したものだ
窒素は深度が
深いほど(高圧下ほど)
体内に溶け込みやすい
長時間潜れば
それだけ多く
蓄積される

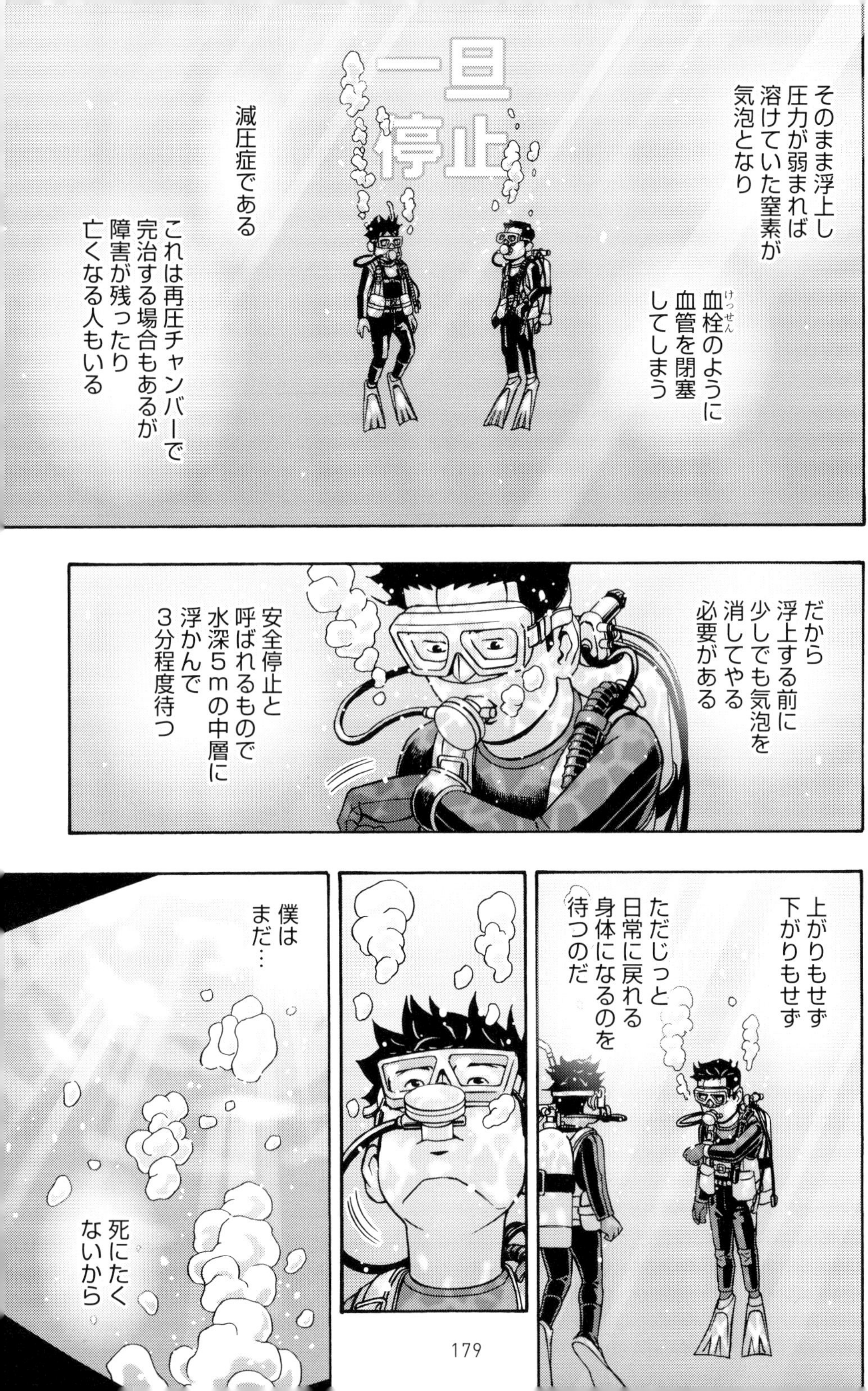
そのまま浮上し
圧力が弱まれば
溶けていた窒素が
気泡となり
血栓《けっせん》のように
血管を閉塞
してしまう
一旦停止
減圧症である
これは再圧チャンバーで
完治する場合もあるが
障害が残ったり
亡くなる人もいる
だから
浮上する前に
少しでも気泡を
消してやる
必要がある
安全停止と
呼ばれるもので
水深５ｍの中層に
浮かんで
３分程度待つ
上がりもせず
下がりもせず
ただじっと
日常に戻れる
身体になるのを
待つのだ
僕は
まだ…
死にたく
ないから

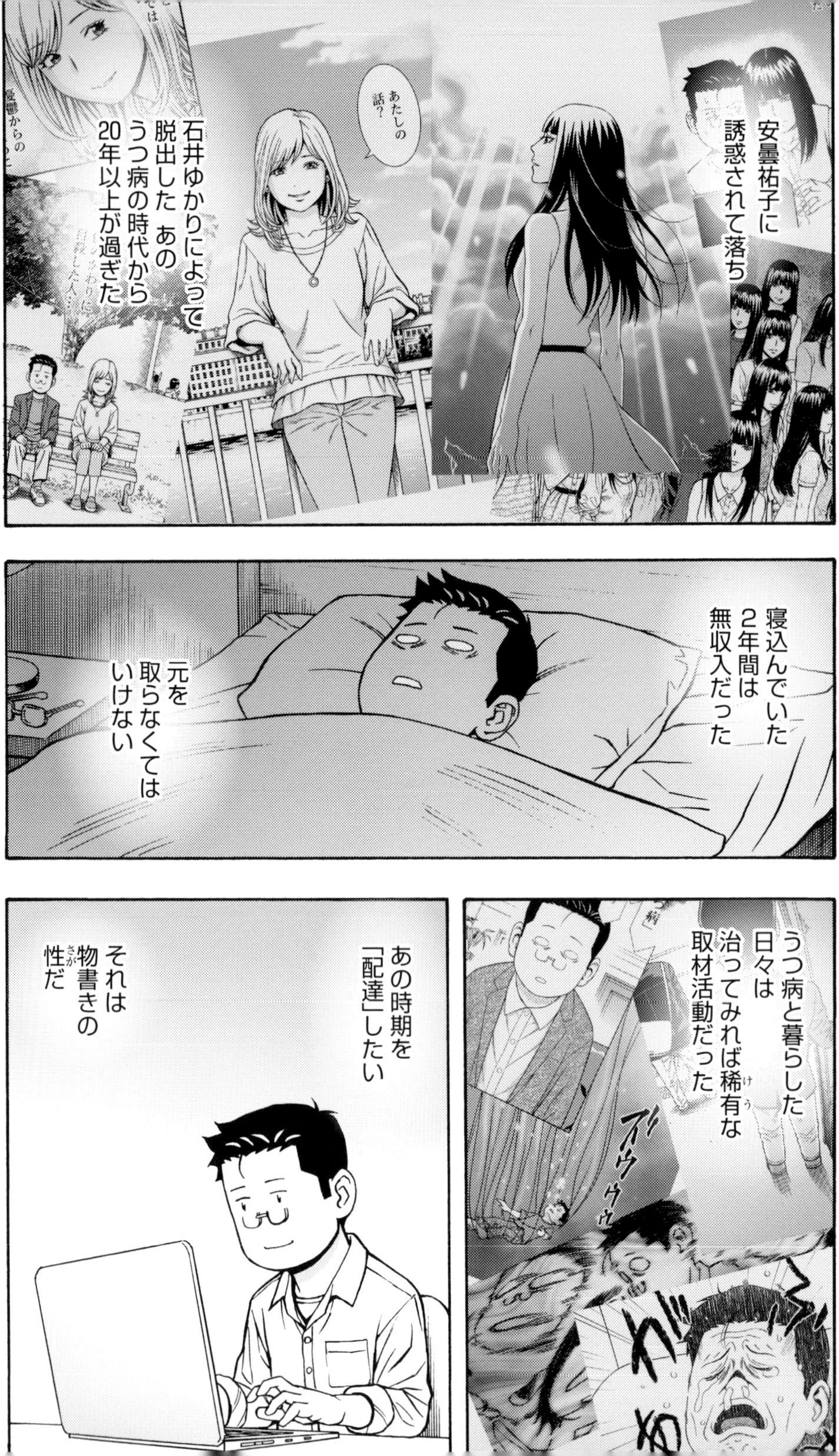
安曇祐子に誘惑されて落ち
あたしの話？
石井ゆかりによって脱出した あのうつ病の時代から20年以上が過ぎた
寝込んでいた2年間は無収入だった
元を取らなくてはいけない
うつ病と暮らした日々は治ってみれば稀有《けう》な取材活動だった
あの時期を「配達」したい
それは物書きの性《さが》だ

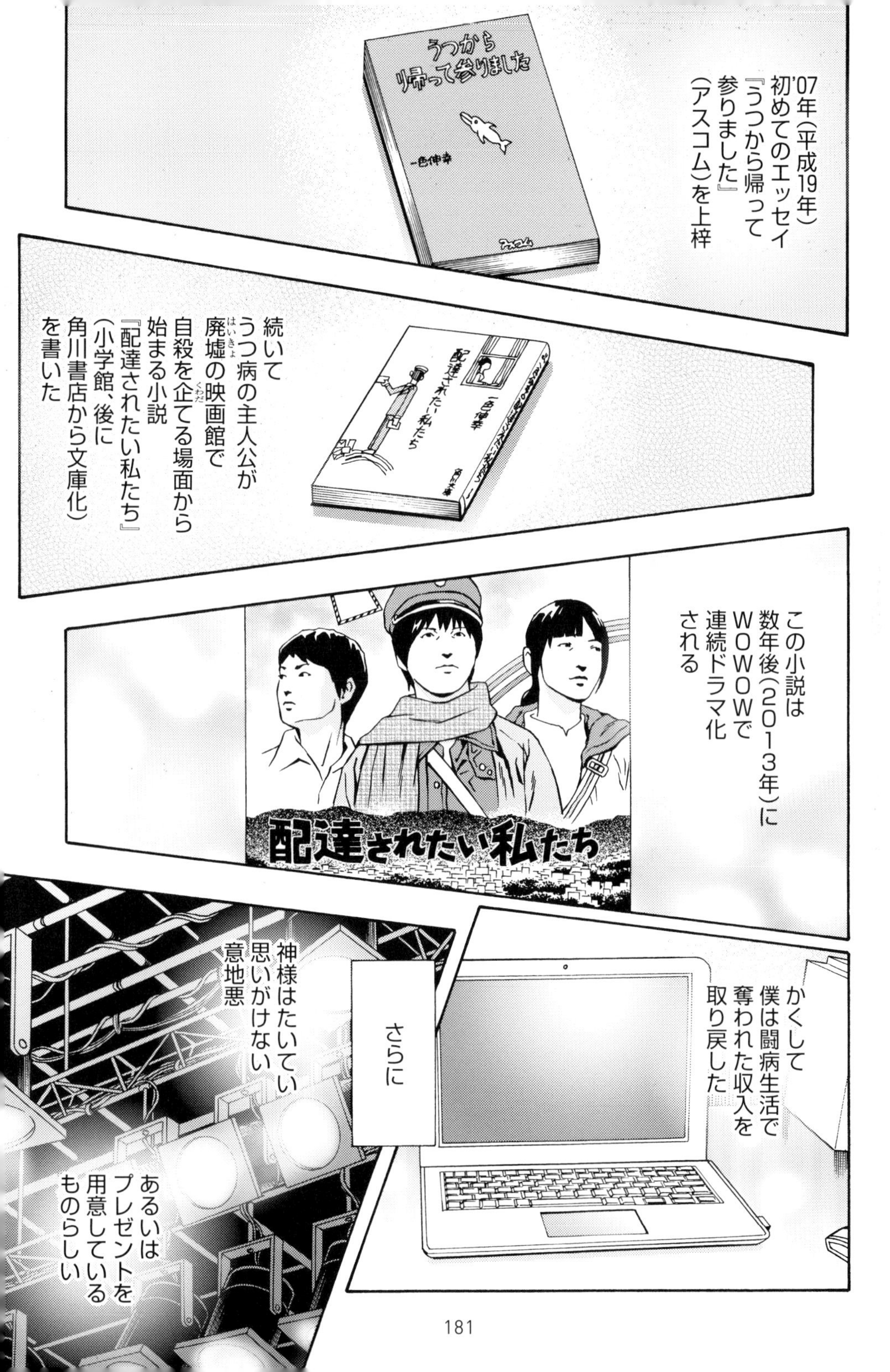

うつから帰って参りました
一色伸幸
アスコム
'07年(平成19年)初めてのエッセイ『うつから帰って参りました』(アスコム)を上梓
配達されたい私たち
一色伸幸
角川文庫
続いてうつ病の主人公が廃墟《はいきょ》の映画館で自殺を企《くわだ》てる場面から始まる小説『配達されたい私たち』(小学館、後に角川書店から文庫化)を書いた
この小説は数年後(2013年)にWOWOWで連続ドラマ化される
配達されたい私たち
かくして僕は闘病生活で奪われた収入を取り戻した
さらに
神様はたいてい思いがけない意地悪
あるいはプレゼントを用意しているものらしい

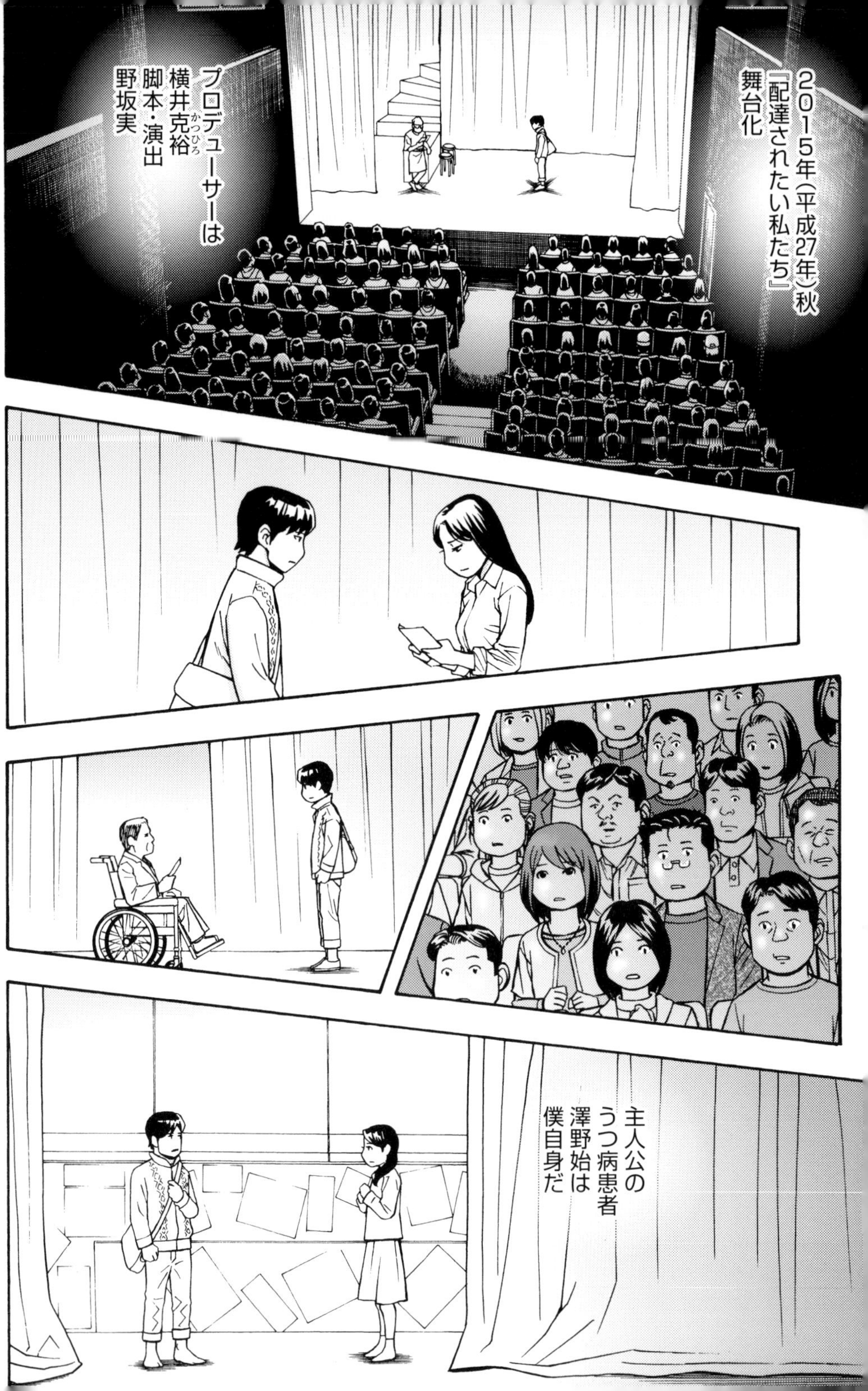

2015年（平成27年）秋
『配達されたい私たち』
舞台化
プロデューサーは
横井克裕《かつひろ》
脚本・演出
野坂実
主人公の
うつ病患者
澤野始は
僕自身だ

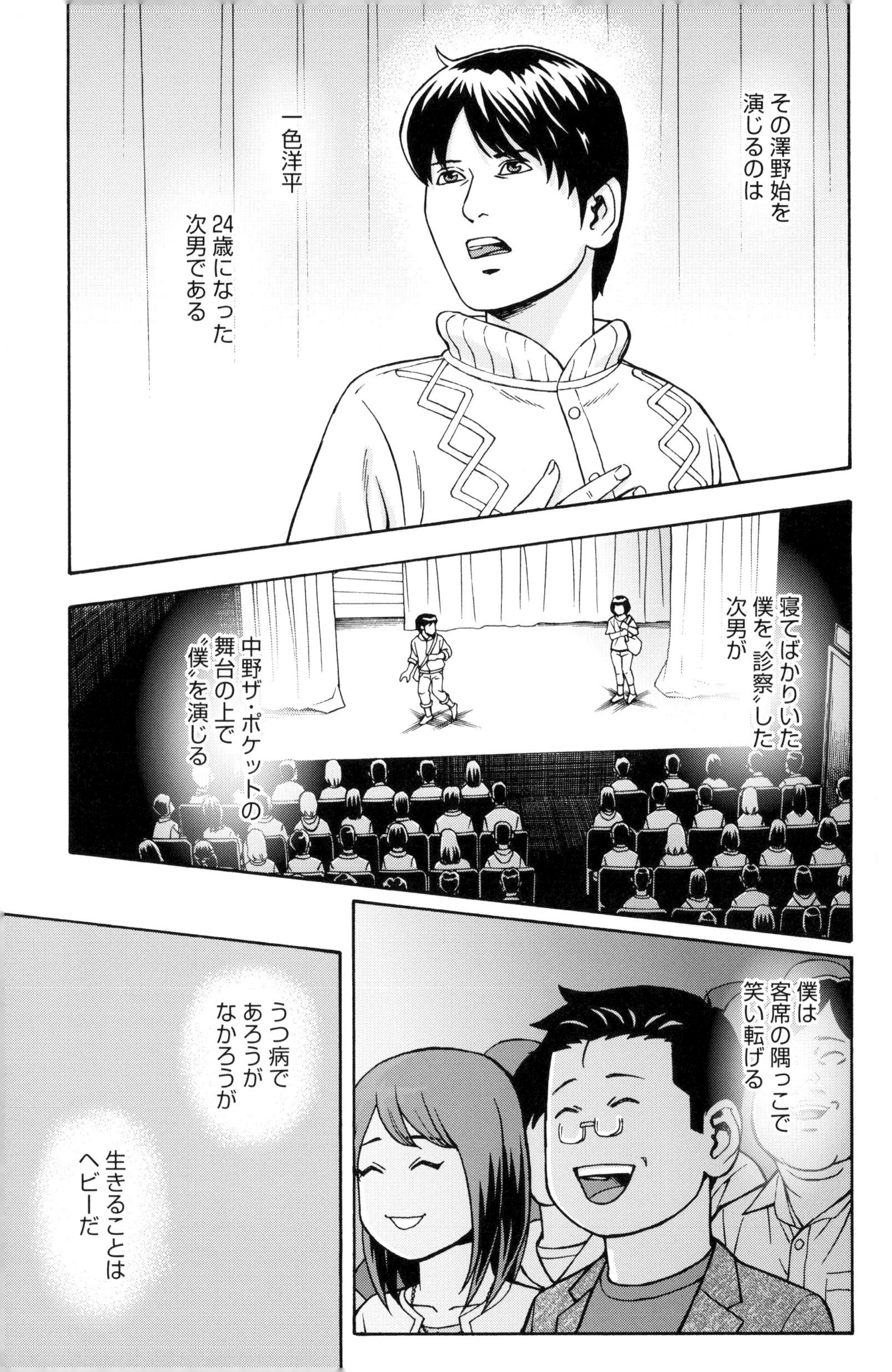
その澤野始を
演じるのは
一色洋平
24歳になった
次男である
寝てばかりいた
僕を〝診察〟した
次男が
中野ザ・ポケットの
舞台の上で
〝僕〟を演じる
僕は
客席の隅っこで
笑い転げる
うつ病で
あろうが
なかろうが
生きることは
ヘビーだ

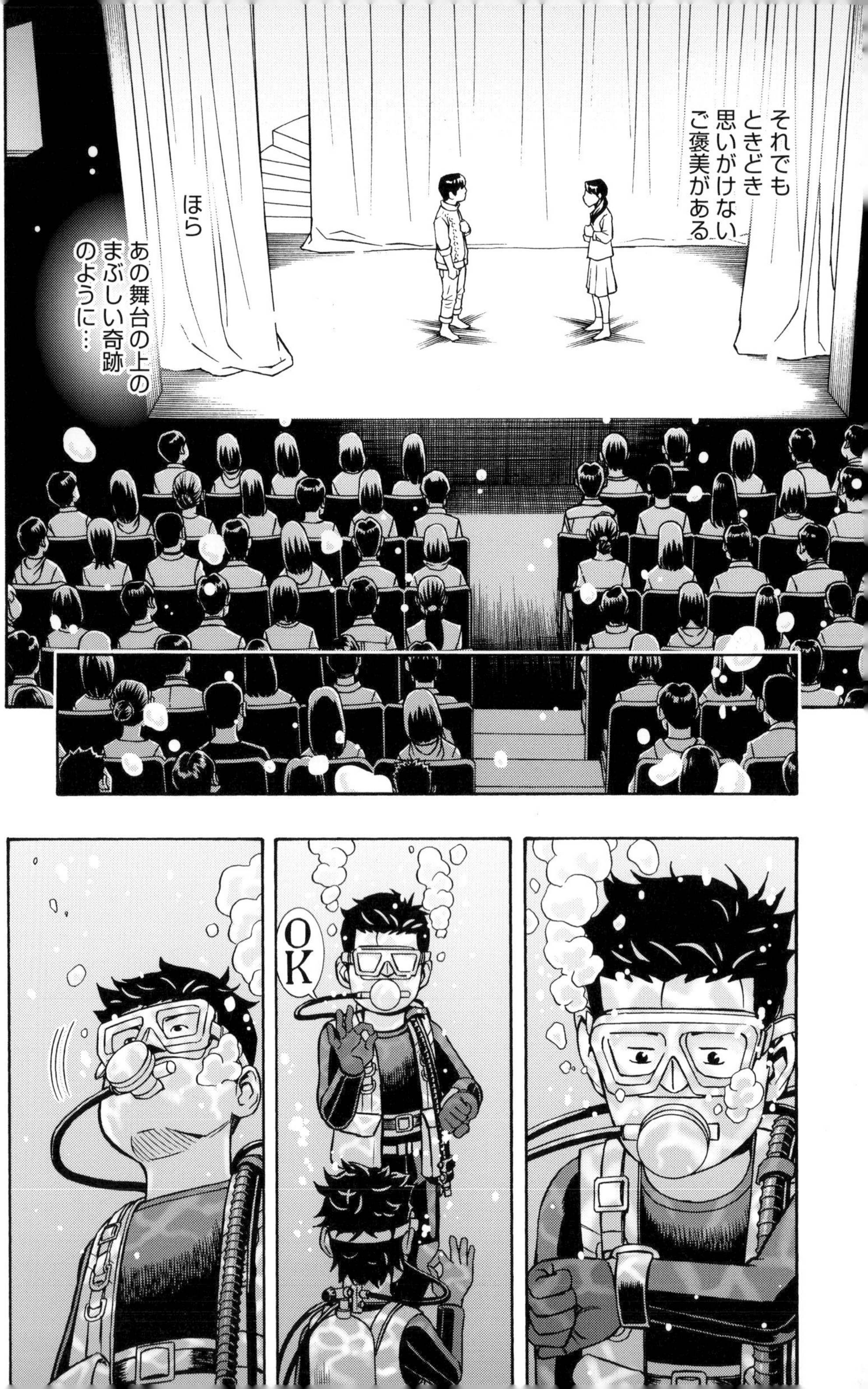
それでも
ときどき
思いがけない
ご褒美がある
ほら
あの舞台の上の
まぶしい奇跡
のように…
OK

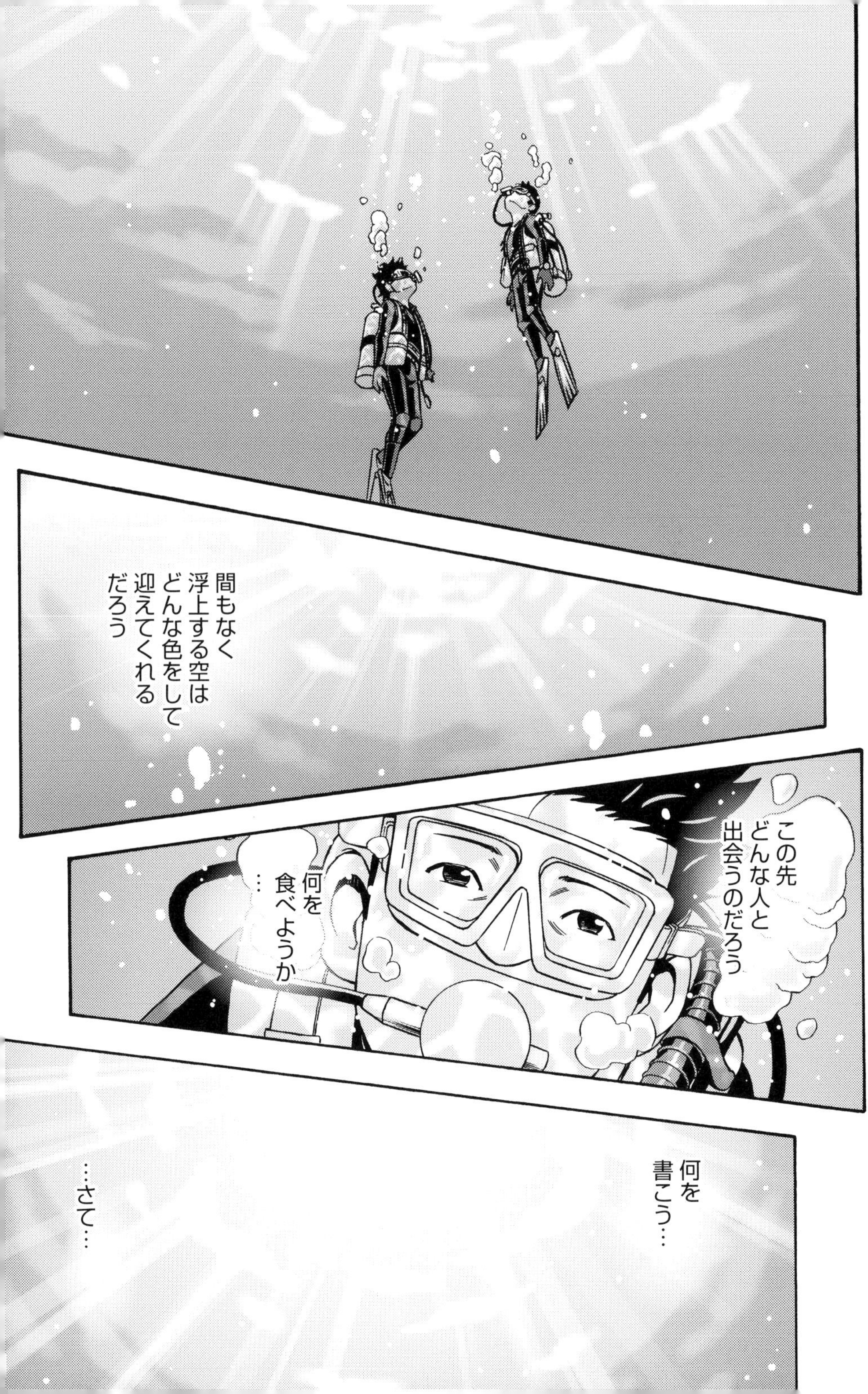

間もなく
浮上する空は
どんな色をして
迎えてくれる
だろう
この先
どんな人と
出会うのだろう
何を
食べようか
…
何を
書こう…
…さて…

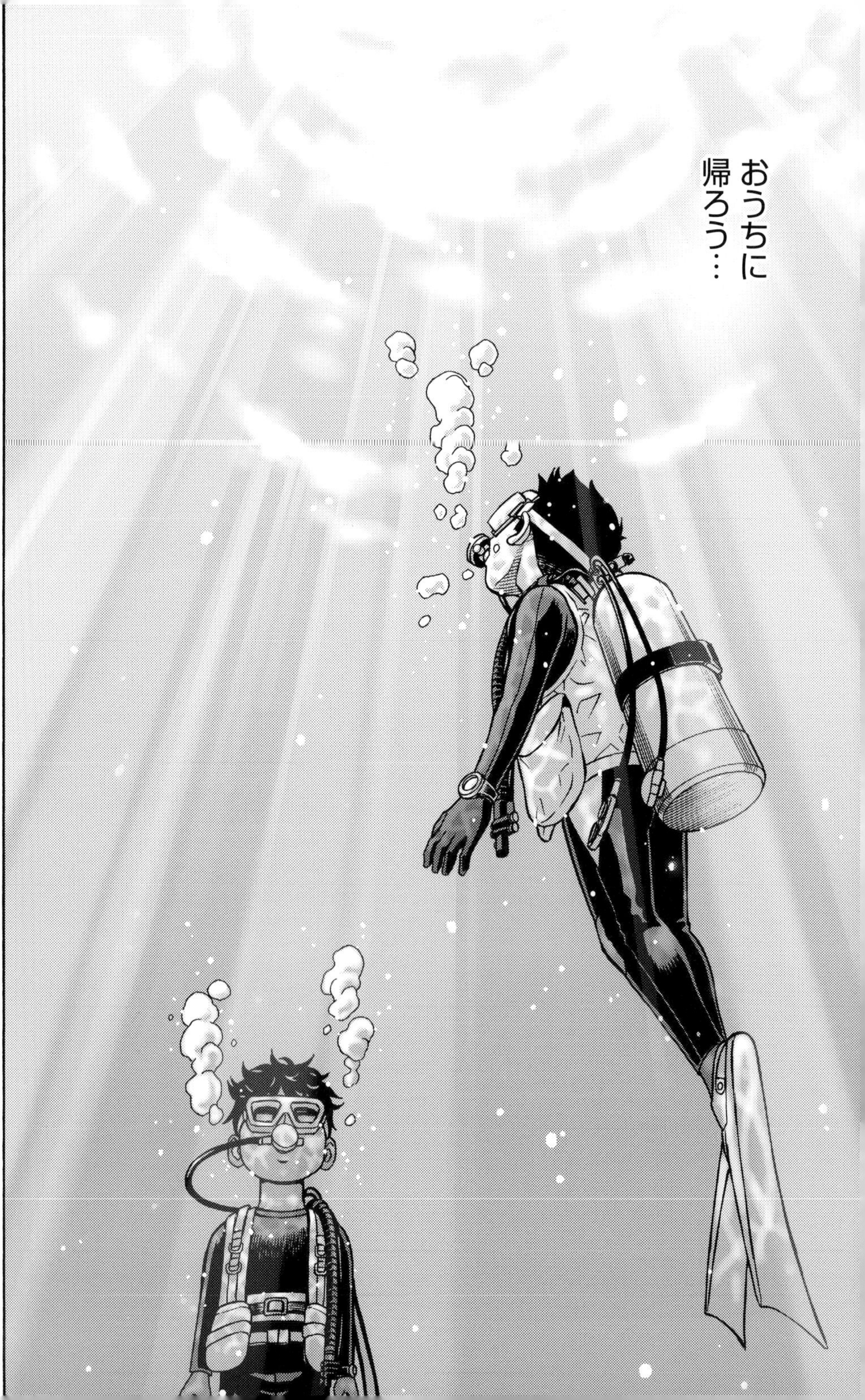
おうちに
帰ろう…

作画参考作品 一覧（登場順）

映像作品

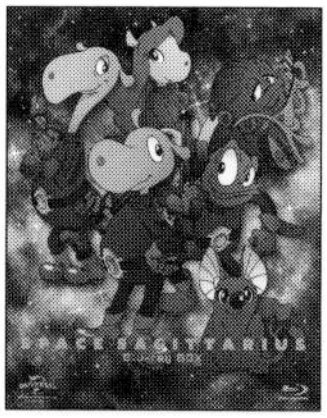

『宇宙船サジタリウス』
（1986-1987年 テレビ朝日系列）

Blu-ray BOX 発売中
発売元：NBCユニバーサル・エンターテイメント
価　格：本体68,000円＋税

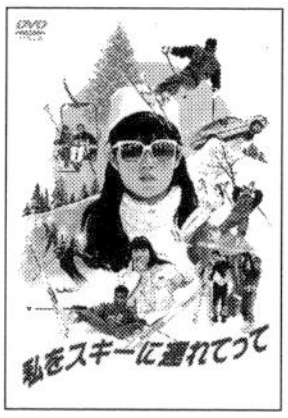

『私をスキーに連れてって』
（1987年 東宝）

DVD発売中
発売元：フジテレビ・小学館・ポニーキャニオン
販売元：ポニーキャニオン
価　格：本体3,800円＋税

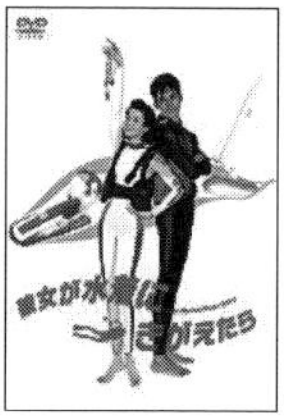

『彼女が水着にきがえたら』
（1989年 東宝）

DVD発売中
発売元：フジテレビ・小学館・ポニーキャニオン
販売元：ポニーキャニオン
価　格：本体3,000円+税

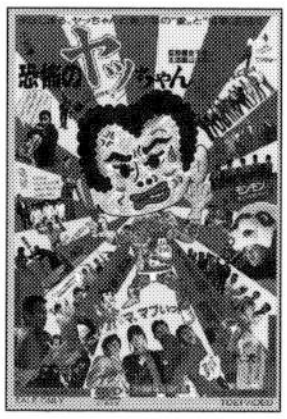

『恐怖のヤッちゃん』
（1987年 東映）

DVD発売中
発　売：東映ビデオ
販　売：東映
価　格：本体4,500円+税

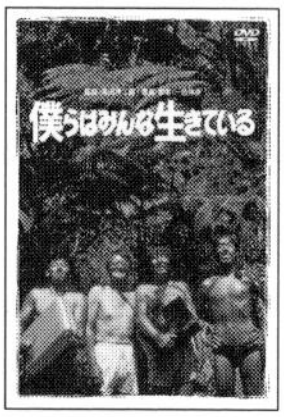

『僕らはみんな生きている』
（1993年 松竹）

DVD発売中
発売元：㈱フジテレビジョン
販売元：ポニーキャニオン
価　格：本体3,800円+税

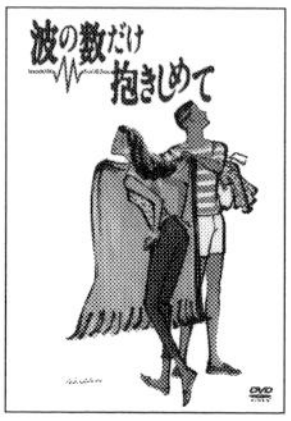

『波の数だけ抱きしめて』
（1991年 東宝）

DVD・Blu-ray発売中
発売元：フジテレビ・小学館・ポニーキャニオン
販売元：ポニーキャニオン
価　格：DVD　本体3,800円＋税
Blu-ray　本体4,700円＋税

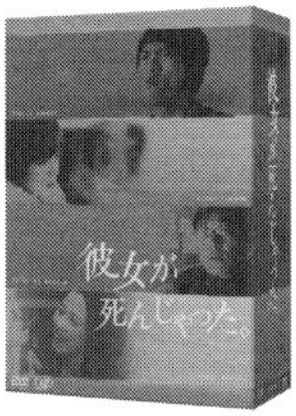

『彼女が死んじゃった。』
（2004 年 日本テレビ）

DVD-BOX 発売中
発売・販売元：バップ
価　格：本体 16,200 円＋税

監督：佐藤東弥、吉野洋、猪股隆一、南雲聖一
原作：一色伸幸・おかざき真里　脚本：一色伸幸

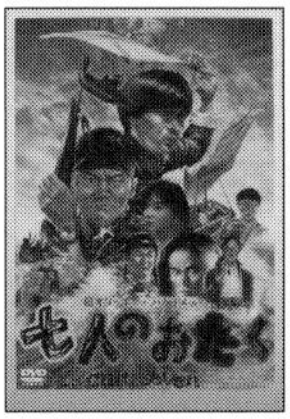

『七人のおたく』
（1992 年 東映）

DVD 発売中
発売元：フジテレビ
販売元：ポニーキャニオン
価　格：本体 3,800 円＋税

『ミームいろいろ夢の旅』
（1983 年 -1985 年 TBS系列　日本アニメーション）

『木村家の人びと』
（1988 年 ヘラルド・エース 日本ヘラルド映画）

『病院へ行こう』
（1990 年 東映）

『病は気から 病院へ行こう 2』
（1992 年 東映）

『卒業旅行 ニホンから来ました』
（1993 年 東宝）

『熱帯楽園倶楽部』
（1994 年 松竹）

『お受験』
（1999 年 松竹　DVD 発売中）

『LIVE! LOVE! SING! 生きて愛して歌うこと』
（2015 年 NHK）

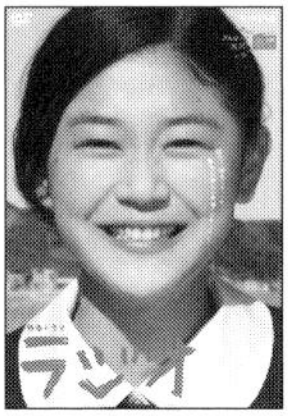

特集ドラマ『ラジオ』
（2013 年 NHK）

DVD・Blu-ray 発売中
発行・販売元：NHK エンタープライズ
価　格：本体 3,800 円＋税
問合せ：NHK エンタープライズ ファミリー倶楽部
電　話：0120-255-288

※ 2018 年 6 月現在

書籍

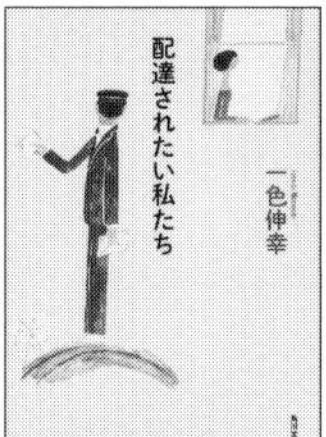

『配達されたい私たち』
（2013 年 角川文庫）

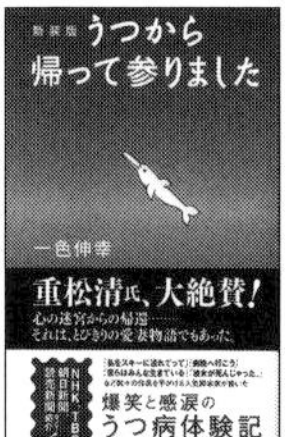

『新装版 うつから帰って参りました』
（2009 年 アスコム）

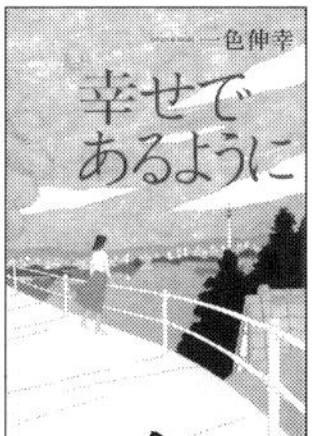

『幸せであるように』
（2015 年 幻冬舎文庫）

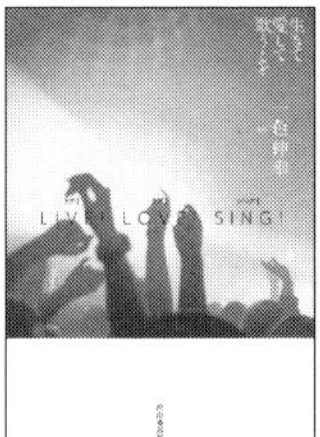

『LIVE! LOVE! SING! 生きて愛して歌うこと』
（2015 年 河出書房新社）

一色伸幸（いっしき・のぶゆき）

1960年、東京都生まれ、脚本家、小説家。
1980年前半から90年前半にかけて『宇宙船サジタリウス』『私をスキーに連れてって』をはじめ『七人のおたく』『波の数だけ抱きしめて』などアニメ、映画、ドラマ、マンガ原作など、幅広い分野で次々とヒット作を生み出す。『僕らはみんな生きている』『病院へ行こう』は日本アカデミー賞の優秀脚本賞を受賞する。
多忙を極める中、うつ病を患い仕事を中断。無気力と自殺願望に苦しむ毎日を送るが、家族の助けもあり、2年間の療養生活を経て復帰する。
2004年の連続ドラマ『彼女が死んじゃった。』（日本テレビ）や、2007年のエッセイ『うつから帰って参りました』（アスコム）、後にドラマ化、舞台化もされた小説『配達されたい私たち』（小学館、後に角川書店から文庫化）でうつ病患者の心情を表現するなど、復帰後は、人の内面に深く入り込んだ作風で、高い評価を受ける。
東日本大震災後の女川を舞台にしたNHK特集ドラマ『ラジオ』は、2013年に文化庁芸術祭大賞、ギャラクシー賞優秀賞、シカゴ国際映画祭テレビ賞金賞、菊島隆三賞など数多くの賞を受賞。2014年には、国際エミー賞にもノミネートされた。
『LIVE! LOVE! SING! 生きて愛して歌うこと』（河出書房新社）『幸せであるように』（幻冬舎文庫）など著作も多数。

感動コミックエッセイ

さよなら、うつ。

発行日　2018年8月5日　第1刷

作　**一色伸幸**
画　**橘山聡**

本書プロジェクトチーム

編集統括	柿内尚文
編集担当	高橋克佳、小林英史、中村悟志
デザイン	菊池崇、櫻井淳志（ドットスタジオ）
編集協力	ゆうが舎
校正	中山祐子
営業統括	丸山敏生
営業担当	池田孝一郎
営業	増尾友裕、熊切絵理、石井耕平、戸田友里恵、大原桂子、矢部愛、網脇愛、川西花苗、寺内未来子、櫻井恵子、吉村寿美子、田邊曜子、矢橋寛子、大村かおり、高垣真美、高垣知子、柏原由美、菊山清佳
プロモーション	山田美恵、浦野稚加
編集	舘瑞恵、栗田亘、村上芳子、堀田孝之、大住兼正、千田真由、生越こずえ
講演・マネジメント事業	斎藤和佳、高間裕子、志水公美
メディア開発	池田剛、中山景、辺土名悟
マネジメント	坂下毅
発行人	高橋克佳

発行所　株式会社アスコム

〒105-0003
東京都港区西新橋2-23-1　3東洋海事ビル
編集部　TEL：03-5425-6627
営業部　TEL：03-5425-6626　FAX：03-5425-6770

印刷・製本　株式会社光邦

Printed in Japan ISBN 978-4-7762-0991-1

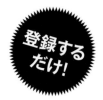